思想觀念的帶動者

文化現象的觀察者

本土經驗的整理者

生命故事的關懷者

思想觀念的帶動者

文化現象的觀察者

本土經驗的整理者

生命故事的關懷者

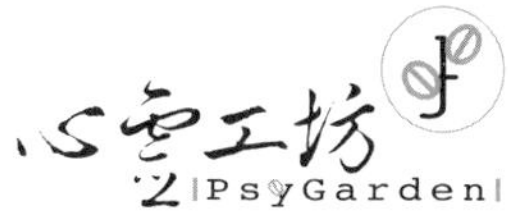

Holistic

探索身體，追求智性，呼喊靈性
攀向更高遠的意義與價值
是幸福，是恩典，更是內在心靈的基本需求
企求穿越回歸眞我的旅程

Neue Therapien mit Bach-Blüten 2

Diagnose und Behandlung über die Bach-Blüten Hautzonen

新巴赫花精療法

反應情緒的身體地圖

2

笛特瑪．柯磊墨（Dietmar Krämer）

賀爾姆．維爾特（Helmut Wild） 著

王真心、王雅芳 譯

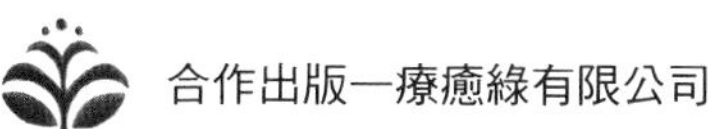

合作出版一療癒綠有限公司

【推薦序一】

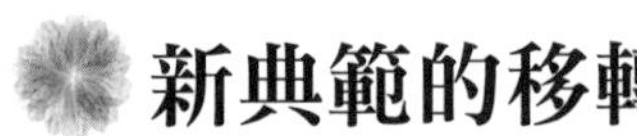

新典範的移轉

吳秉勝

花精療法始自英國的愛德華．巴赫醫師（Edward Bach, 1886-1936），他在1928年拜訪威爾斯時發現了第一朵花精——鳳仙花，到現在已經近百年了。綜其一生五十年歲月之中，共發現了三十八種花精，從十二種痊癒花藥（The Twelve Healers），到七種助癒花藥（The Seven Helpers），到十九種促健花藥（The Second 19）。日後花精開始流行與廣泛運用，到如今已發展出百千種花精，這是當初巴赫醫師所無法想像的。

花精是目前最能調適人類「情緒」的不平衡的工具。情緒是療癒創傷的入口，最困難處在於入、出口難尋！有入口才有出口，所以如何認出入口，找到適合的花精，讓我們去面對內在傷痛，與被遺棄的恐懼共處，並開始對生命臣服，進而找到出口，是最重要的。

花精作用方式超越身體物質面，是用振動的特質來穿透身體物質面。花精並不直接作用在身體物質面，而是作用在身體物質面外圍之能量場上，再由能量場來影響心智、情緒及物質身體的健康。它是根據訊息場共振（morphic resonance）原理運作。花精的勢能透過「共振」來轉換人的電磁場中的低頻能量狀態，把粗糙笨重、密度大的能量，轉化昇華成精細輕快、密度小、振頻高的能量，會影響整體生命勢能。花精的勢能具有相當高的頻率（Frequency），可以影響肉體的十二個系統分別或一起進行，也可以從能量體（情緒體、乙太體、星光體、起因體、甚至可以更高靈性能量連接）、能量中心（脈輪〔chakra〕）、經絡能量系統（Meridian）產生作用。

要找到入口最快的方法，就是運用「共振」（Resonance）及「全息律」（Holographic）。新巴赫花精充分運用了這兩大原理：十二花精軌道與經絡能量系統共振，身體地圖與全息律對應。我常把花精分爲三種：英國的巴赫醫師三十八種花精爲古典花精，德國柯磊默醫師的三十八種花精爲新古典花精，超過三十八種花精的爲現代花精。無論使用何種花精，能找到入口才有機會面對我們內在的傷口。人無法憑藉意志來拋棄過去經驗的影響力，當身體和感受面很多幽微的部分顯露出來，眞正的「釋懷」和「寬恕」會自然發生。生命中的重大創傷，也能轉化爲情緒、心理、乃至靈性的療癒機會。

運用新巴赫花精的軌道（經絡）花精與身體地圖，可以讓人快速上手，找到入口，重新面對受傷的內在小孩，協助我們發現自己的感覺、爲什麼這樣感覺，與自己是誰。當情緒的勢能與花精的勢能產生共振，達到緩和作用，身體便會平靜下來，意識則有機會檢視自己的感覺。它們幫助人們更有效率地學習和前行，協助我們採取下一步以成爲未來的自己。花精讓我們恢復爲自己所渴望的人，這就是個人發展與靈性成長。

讓新巴赫花精協助大家探索與發現療癒自我的過程。塵封的能量正等待我們準備好能夠接納，情緒正渴望接觸與連結的機會，讓我們一起來「剝洋蔥」（peeling the onion）吧！

新復生診所生物能訊息療法醫師
譯有《綻放如花：巴赫花精靈性成長的教導》

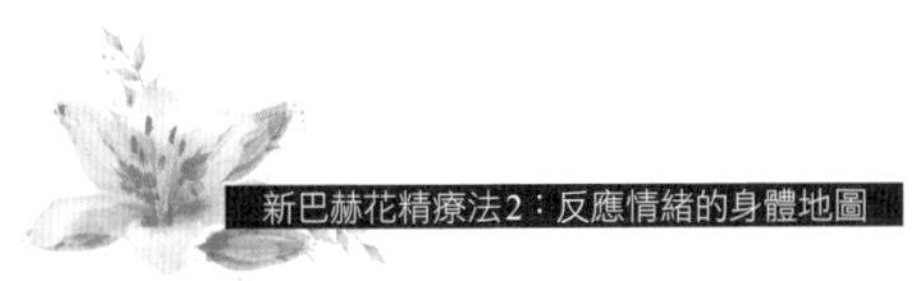

【推薦序二】

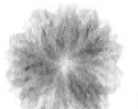感謝上帝，讓我們看到如此美好的創造！

林碩斌

德國新巴赫花精療法之所以爲「新」，其中一個重要的因素，是因爲這個學派發現了花精與情緒所對應的身體地圖。這意思是說，巴赫醫師發現人有三十八種原型情緒，可以藉由三十八種對應的花精來加以平衡，而新巴赫花精學派則發現，這些在情緒體（或是所謂的星芒體）裡的情緒，每一個都會對應到身體兩個以上的部位，而且全身上上下下都被這三十八種情緒所覆蓋。

這個發現，對想要自我療癒或從事花精療癒工作的人來說，有什麼樣的意義呢？如果我們自問或問人，在這當下有哪些情緒，我相信大多數的人大概只能說出兩、三種。但如果我請一個可以看到情緒體的人來觀察，他所看到的一定遠比我們感覺到的多。尤其當要幫助孩童處理情緒與因情緒所引發的疾病時，這狀況更明顯，因爲孩童常常無法意識與清楚說出自己的情緒。此時，情緒身體地圖就會是個好幫手。當我們有某個情緒失衡時，該情緒所具有的能量，可能會在其所對應的身體部位產生出徵兆，如長出痘子、紅疹或是疼痛等異樣。此時，我們可以在這本書中找出它所對應的花精，接著服用或外敷此花精，一方面協助自己意識到這潛藏的情緒，另一方面也可以將這外顯的身體症狀解除。

例如，有一次我去參加身心靈相關的課程，老師說我有心靈僵化的問題。我心想：「我哪有這樣？！」內心有些不以爲然。當時，我正埋頭翻譯一本書，覺得挑戰非常巨大，一天突然想到，這陣子頭頂的某個位置經常出現疼痛感，而這個地方所對應的皮膚反應區正是巴赫花精裡的「岩水」，其所對應的情緒是固著在某些規則與教條的情緒裡。使用岩水以後，翻譯似乎變得順暢了，比較不會執著在某些字面上的意義與文法規則，而在上身心靈課程的時候，也較能夠敞開心胸感受課堂內容的意義。

這樣說來，新巴赫花精療法的身體地圖似乎很神奇，但在應用上其實是有一些眉角要留心。首先，要注意「軌道效應」的問題。好好閱讀過《新巴赫花精療法1：療癒身心靈的12種花精軌道》的讀者，就會知道在柯磊墨醫師的研究中，巴赫的三十八朵花精裡每三朵花精會依照「溝通」、「補償」與「失調」的行徑軌道，形成一個所謂的花精軌道。當人在某個花軌的三朵花精的情緒全部失衡時，一定要優先處理位於最上層的「失調花精」情緒，否則會引發軌道效應。比方，若我們先給予溝通花精，那麼此人的補償與失調情緒會變得更加嚴重。所以，我在教花精療癒時，常常會讓人以外敷的方式體驗橄欖花精（身心疲累）。這時，如果有參與者在當時有橡樹（硬撐不休息）問題時，他們會覺得在橡樹所對應的皮膚反應區產生有不適症狀，而這就是所謂的軌道效應。也因此，當我們在以《新巴赫花精療法2：反應情緒的身體地圖》這本書作爲花精療癒的依據時，一定要先熟讀《新巴赫花精療法1：療癒身心靈的12種花精軌道》中十二花軌的意義，如此才能避免軌道效應這種不應該出現的副作用。

另外，當身體正面軀幹某些部位出現不適症狀，如果給予所對應的花精後，仍沒有療癒效果，這時查看此部位所對應的脊椎花精反應區，可能可以得知需要改用哪種花精。例如，當一個人出現胃痛問

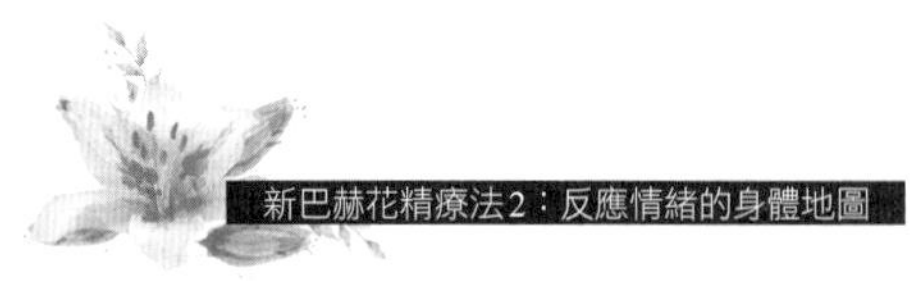

題，所對應的是松樹（自責），在松樹治療無效下，和胃部相對的脊椎分段所對應的是伯利恆之星（震驚不安）。此時，伯利恆之星很有可能就是處理胃痛的解藥。如果，伯利恆之星還是無法解決問題，那麼就會是中醫所關注的經絡問題。關於花精與經絡的關係，新巴赫花精療法也發展出令人驚異的研究成果，這個部分將會在即將出版的第三冊中披露出來。

最後，本書還介紹如何以花精來處理各種外傷，尤以伯利恆之星運用最廣泛。舉凡身體所遭受到的傷害是和「震驚」這個議題有關者，如撞傷、燙傷與燒傷等等，我們只要使用一點點的伯利恆之星，就可以減緩因此外傷所帶來的疼痛，並讓心情迅速安定下來。所以，花精在許多懂得新巴赫花精療法的家庭中，絕對是必備且價廉的寶物。

這本書容易閱讀，約有三分之二的篇幅像是字典，查詢便利。當自己或是周遭的親友，在身體某個部位出現徵狀時，就可以翻開書頁，查看一下所對應到的是什麼情緒。我們可以喝一點花精，也可以和自己對話，問問自己最近過得如何，有沒有出現這個花精所表達的議題。所以，這本著作也是一本可以幫助我們進行自我覺察的工具書。

感謝上帝，讓我們看到如此美好的創造！

2019年12月5日於台北

德國霧帕塔（Wuppertal）大學組織心理分析博士

現從事花精與情緒關係諮詢，以及相關教學工作

Contents 目次

Contents目次

Chapter. 7 新巴赫花精皮膚反應區—身體地圖定位方法 87

Contents 目次

獻給早我們離世的治療師海納・米勒

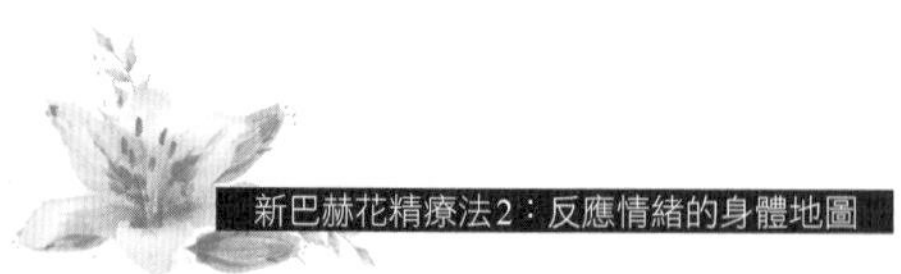

感謝詞

在此，我們想要特別感謝所有無私支持我們巴赫花精工作的朋友們。在此特別感謝拉達・班貝克（Radha Bambeck），他在我們工作出現困難的時候，給予我們十分有用的諮詢。感謝克內黎亞・班心葛（Cornelia Benzinger），她毫不懈怠的協助我們研發出巴赫花精皮膚反應區的身體地圖，也感謝小馬努爾（Manuel）提供我們有關氣場變化的無價線索，給予我們靈感進行這方面的研究。感謝賀爾姆・維爾特（Helmut Wild）幫我們把手繪的皮膚反應區身體地圖，繪成正式平面設計師的插圖。最後，我要感謝馬哈法特・芭芭葉（Mahavatar Babaji），如果沒有他賜予的靈感，以及時時感受到從他而來的協助，這本書是無法完成的。

缺乏知識諸事難成，心地純潔萬事亨通。——芭芭葉[1]

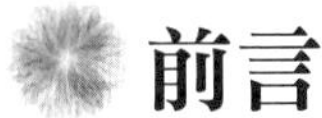 前言

身體與心靈並非兩種不同的事物，

只是以兩種不同的方式去知覺同一件事物。

——愛因斯坦

我們生活在一個靈性革命的時代，它讓我們有機會拓展意識，使全球性身心靈的研究，身心靈醫學和身心靈療癒成爲可能。整體觀給予人類得已經驗精神性的表達。因此，在這受到汙染、毒化、生活品質日益下降、免疫力低落以及威脅生命事件的世界裡，整體療癒觀使得療癒植物、動物與人類成爲一件有意義的現實。

現今全球人類陷入一個階段，在這個階段由於人類過度的介入大自然，導致千千萬萬的人受傷、生病、無家可歸、而且大自然的力量開始反撲。當務之急是培養身心靈整體性的觀念、以及全人的療癒方法，例如：巴赫醫師所研發的巴赫花精療法，可以幫助人類從驚嚇或負面情緒當中解脫出來，獲得全面性的療癒，使身體上的疾病與受到的傷害能迅速康復。

透過本書的兩位作者，巴赫花精療法有了新的進展，這進展指示我們有必要去解決自然界和人類陷入的困境。學術與靈性結合，聯手進行研究並證實，宇宙間蘊含著大量創造性的力量與能量，是我們以往所不曾認識的。現在，人類發現這些力量，並將它們有效地應用在醫學與療癒當中，達到很好的療癒效果。

雷斯・迪娜（Dina Ress）

CHAPTER 1

基礎篇

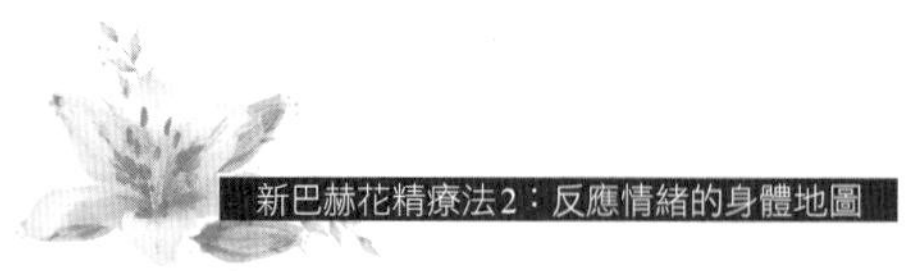

1.導言

愛德華・巴赫醫師（Dr. Edward Bach）的主要思想：療癒整個人，而非治病。這如同一條紅色的絲線貫穿了他畢生的工作。他工作的重點在於消除負面的情緒狀態，他認爲這是導致疾病發生的主因：「如同我們的療癒方法所說明的，讓你的病人從這樣或那樣的情緒變化中釋放出來，病人自然會好起來。」[2]

巴赫醫師觀察到情緒狀況與疾病的關聯，並會隨著病情而改變；情緒改變的現象經常發生在初期症狀出現之前，他寫到：「相較於其他的生活面向，生病的時候情緒狀況會因此而改變。如果我們仔細觀察便會發現，這些改變通常在我們感知到自己生病前出現，有時甚至是早早在疾病發作之前。因此，我們可以透過療癒情緒，即時阻止病症出現；如果疾病已經持續一段時間，受到病痛折磨的患者所處的情緒狀態，同樣可以幫助我們找到正確的療癒處方。」[3]

這一段引述隱藏著一個明顯的線索，指引預防疾病發生的可能性。然而巴赫醫師的工作重心在——如他在諸多文獻中提到的個案——他的確只療癒生病的病患。他關心該如何使用一種簡易無害的方法，來幫助受苦的人類，可惜這個重要本質，近年來漸漸退居第二線。

今日巴赫花精通常與新時代連結在一起，它被當成是克服內心衝突的助力、當成是一種在自己身上下功夫的方式、當成靜心冥想的輔助、當成潔淨心靈的方法、或甚至是作爲心靈的衛生保健。巴赫醫師的初衷是：在他研發的病理腸道細菌之外，再找出一種植物作爲藥劑選項。基本上植物除了比較容易製成藥物，也可以發揮更好的療效，並且用來療癒至今仍然難以治癒的疾病。

皇天不負苦心人，他果然成功地配置了剛開始是以注射形式呈現的藥方，可以緩解關節炎以及嚴重頭痛，在當時的醫學界是件很難得的事。

他配置的同類療法製劑被稱爲是「巴赫病理製劑」。這製劑不但在當時造成了轟動，同時也成了同類療法歷史上的一大盛事；巴赫醫師因此享有赫尼曼（Samuel Hahnemann，同類療法的鼻祖）第二的盛名。因此，非常令人難以想像的，巴赫醫師後來居然放棄了這麼有療效的同類療法，再去尋找可以提升全體人類健康與福祉、並幫助人類心靈和諧的療癒方式。

他的目的在於除去心靈上的病因，好使病由心生的身體疾病得以消失。爲了達到這個目的，他使用花精時不只採用內服法，在身體生病的部位，他也使用敷布作爲外用，或使用塗抹的方式；他寫道：「有疼痛、僵硬、發炎或任何局部的不適時，可以額外使用乳液。我們也可以從花精儲存瓶中取出幾滴花精，滴入一碗水中，然後將一塊布浸泡在此花精水裡，並將此敷布覆蓋於身體相關部位。根據需要，可以不斷地重新潤濕這塊敷布。」[4]

我們這裡有一個例子可以說明巴赫醫師的使用方式：「在他發現馬鞭草的療癒力量不久之後，巴赫醫師被邀請去探視一位病患，這位病患在人行道上滑倒，腳踝扭傷得很厲害。當巴赫醫師大約在晚上十點到達時，這個人的腳踝關節腫脹不但十分嚴重，而且呈現僵硬的狀態，引起病人非常巨大的疼痛。」

這位患者年約五十，是個孔武有力、極度沒有耐心的男人，他自己猜想，受傷後，大約要花三個星期的時間才能完全康復，而且他確信在休息這麼長的時間後，他將無法再勝任他的工作。他活力充沛、熱情無比，工作的時候也是全身投入，是個道地的拚命三郎；他覺得自己很難放鬆，在他需要休息的時候，他的強烈工作意識，使得他堅

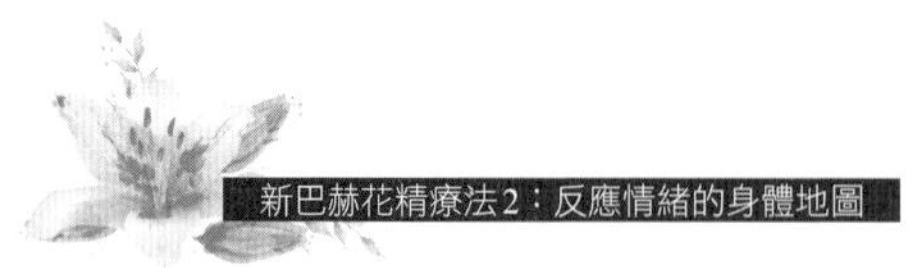

持不斷地繼續工作下去。

患者缺乏耐心，因此我們要開立鳳仙花花精。另一方面，針對他的內在緊張，以及工作狂熱和持續不斷活動的驅力，我們要給予馬鞭草花精加以療癒。

於是，給了這位先生這兩種花精的處方：鳳仙花花精、馬鞭草花精各兩、三滴，放到盛滿溫水的碗裡，然後再將一塊浸入花精水的紗布墊，裹在患者的腳踝，醫生指示他只要紗布墊乾了，就趕緊再將它潤濕敷上。

第二天，他已經可以回到職場，克盡職守。同一天晚上，他可以正常走路了，旁人還看到他用那隻受傷的腳跺腳。他自己也說：「這不是眞的吧！我可是扭傷了我的腳踝！」[5]

如同娜拉・維克（Nora Weeks）撰寫的巴赫傳記中所記載，巴赫醫師用類似的方式療癒了許多嚴重的病症，例如：氣喘、風濕、白血病等等。

巴赫醫師闡述自己研發的新療法，是由同類療法延續發展而來。在一段提到同類療法的談話中，他表達了對於同類療法發明者的看法：「赫尼曼的研究貢獻龐大，他在這條路上跨出了一大步，並以身爲人的短暫一生，奉獻於此；現在輪到我們，將在他手中暫停的研究工作接手進行下去。他功勳卓越地爲同類療法、這個完美療癒，奠下基石，我們則要繼續擴建它的架構。」[6]

同樣的新巴赫花精療法，這個透過臨床工作和運用敏感度測試方法所研究出的新療法，也延續了巴赫醫師的工作，是一項進階的發展，這個新療法同時也是巴赫醫師口中「更高等植物」知識的補充與延伸。新療法不是質疑發現者樹立的原則與方針，也不是反對他的學說。我僅僅想要以他的知識爲基礎，繼續建立新知識，並且在巴赫花精療法的鑲嵌工筆畫上添增幾塊小拼圖。在過去的五十年當中，巴赫花精療法幾乎沒有新的進展，但是同一段期間內，同類療法的知識，卻有長足的進步與增益。

我非常確信，當時巴赫醫師的學說也不是要樹立新的教法，他在一封描述有關星座、行星、身體系統與花精的系統歸類的信中指出：「……我的任務似乎在於給出一個通則，像您一樣具備詳盡知識的人便可以藉此通則，發現偉大的眞理。因此，**在我還不是很確定之前**，我不願意斷下結論。」[7]

在另外一封信中，他寫道：「所有眞實的知識都只來自我們內在，當我們在靜默中與自己的靈魂溝通的時候。

理論與文明奪去了我們的安靜時刻，也奪去了這項知識：我們的內心明白一切。

我們受到他人的影響並相信必須有人指引我們，因此，我們的精神自我便被壓抑了下來。」[8]

巴赫醫師的方法，不受醫學細部知識與智性包袱所羈絆，而是盡可能的簡單可行：「我想要將它變得簡單可行：像是我餓了就到花園去，採一盤沙拉。如果我感覺到害怕，我就喝一口溝酸漿。」[9]

使用巴赫花精皮膚反應區的療癒方法，讓療癒變得更容易了：我們可以從當事者身體有病痛不適的位置，讀出需要的花精。相較於透過談話方式，從衆多花精當中找出適用的花朵，或是透過器官語言詮釋症狀來篩選花精，皮膚反應區診療法更加簡單。這是一種再度簡化的方法，更能對症下藥；能夠運用療效豐富的花精療癒身體病痛，一如巴赫醫師的初衷：簡單可行。

體質敏感的人研發了這套巴赫花精皮膚反應區療法作爲新的診療形式。本書的目的，是想讓所有不敏感的人也能使用這個方法。對敏

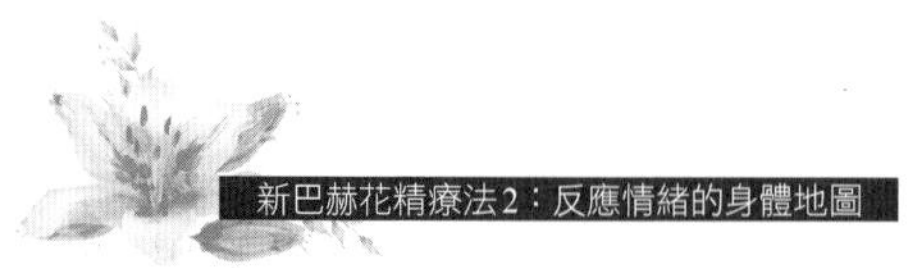

感者來說，這個療癒方法，除了延伸他們既有的靈敏的敏感力外，還可以提供他們實際機會運用自己能力。這個原則也適用於巴赫花精療法，巴赫醫師本身也是個體質敏感者，他只要把一片植物的葉子放在舌尖上，就能感知這株植物可以療癒何種症狀。他將花精與症狀作出歸類——仰仗他的敏感度發現——使得每一個人都能夠依照他所制定的花精圖象，做出必要的療癒。

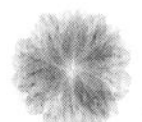 2.人類的氣場

自古以來，就存在著有關人體能量層的知識。人體能量層就是所謂的氣場，在吠陀書、德基安之書、埃及的象形文字的文本等等經典當中，都有關於氣場知識的描述。幾千年來，印度瑜伽的行者針對氣場中的能量中心——脈輪——進行冥想。

德國神祕學家約翰．葛利果．吉須特（Johann Georg Gichtel），是亞各伯．波瑪（Jacob Boehme）的學生。西元1696年，他出版了《神智學實踐法》（*Theosophia Practica*）一書，也有關於能量中心的描述。在他死後，這本書才增添了吉須特所親自繪製的圖片，圖片清楚指出身體上各個脈輪所在。

奧地利男爵，卡爾．馮．賴興巴赫博士（Carl von Reichenbach, 1788-1869年）曾經嘗試系統性地研究人類能量場的擴散。

神智學協會的創辦人布拉瓦茨基（H. P. Blavatsky）與其繼承人安妮．貝贊特（Anni Besant）和愛麗絲．貝利（Alice Bailey）在他們共同發表的文章中，將此被視爲「祕密」的知識首次介紹給一般大衆。

在魯道夫．史坦納（Rudolph Steiner）創立的人智醫學當中，將人體能量場的知識帶入了自然療法醫學的領域。在史坦納倡議之下設立

的一家製藥公司所發行的資訊小冊子中，我們可以看到被氣場光環所圍繞的眾多植物。

1964年《可見的與不可見的人類》首次以德文出版，作者賴碧（C. W. Leadbeater）在書中展示了由藝術家在靈視者指導之下所繪製出的氣場光環插圖。

上個世紀初，一對俄國夫妻謝苗和瓦倫蒂娜·克里安（Semjon und Walentina Kirlian），首次成功地以電子儀器拍攝出氣場光環的照片，讓我們可以清楚地看見氣場。他們把受測的物品放到金屬盤上，並將高壓電場的高頻率啓動器連結在此金屬盤，因此產生電火花的放電，而能透過受測物質與金屬盤之間的底片捕捉到照片。這些照片顯現出的氣場與能看到氣場光環的人對氣場的描述十分類似。

此方法的原理是：人體放電的強度是根據皮膚電阻而來，而氣場會隨著皮膚電阻的改變而變化；因爲人體皮膚電阻的差異，使得氣場光環可以間接地被拍攝下來。

根據這一對夫妻的家族姓名來命名的「克里安攝影法」，在1960年代的超心理學界掀起了一波熱潮，一開始它們被稱爲「氣場光環攝影法」。很可惜那些拍攝下來的照片中顯示的能量放射樣貌，雖然某些部分與靈視者描述相近，但卻不能完全符合：施予的高壓電量不同，拍攝出來的照片也會有所不同。

然而，同樣令人吃驚的另一個事實是：因爲外在刺激引起的氣場光環變化，也可由克里安攝影照片中顯示出來。如果，氣場光環在某處斷裂，此處不會有電火花放電。而如果氣場光環在某個地方有擴大的現象，我們在照片上也可以看到一個擴大的能量放射狀態。只是能量放射的詳細模樣以及顏色，無法符合靈視者的觀察。以上描述的事實，讓我們做出以下結論：當今我們已經可以用儀器拍攝出氣場光環。

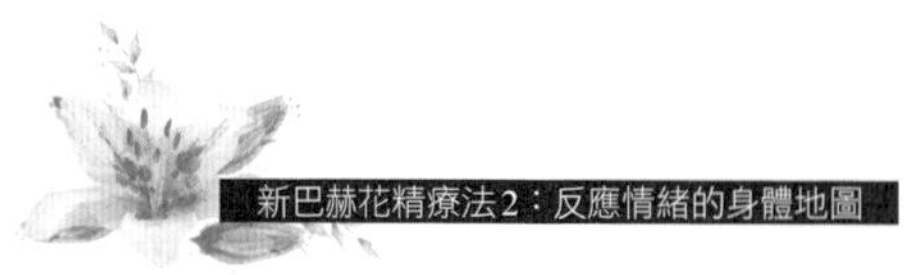

如果我們將植物的葉片切下一小片，這一小部分雖然從葉片上被切下來，但是在短時間內，在克里安照片上還是會呈現出完整葉子的能量放射狀態；有些人在截肢後，依舊抱怨已經不存在的身體部位有疼痛的現象，也就是所謂的幽靈痛。這個現象可以解釋，切斷部位的氣場（以及體驗感受的能力）依然如以前一般存在著。

德國的自然療法醫生彼得．曼德爾（Peter Mandel）發現，克里安攝影拍攝出來的能量放射狀態，與針灸經絡能量系統有關，也就是與中國人所謂的「氣」，有直接的關係。

五十年來，爲了研究克里安攝影而成立的研究中心，已經有系統地研究出，如何將克里安攝影技術運用在醫學上；目前這個技術已經成熟，成了自然醫學領域裡頂尖的診斷方式之一。

什麼是氣場光環？我們可以把它設想成一種能量場，它圍繞著人類的身體，如同磁力場包圍著一根磁棒一般；氣場光環看起來像是一顆發光的蛋，而人類的身體就處於蛋的內部。

當人的身體健康、充滿活力時，它會擴大到極致；如果身體是處在虛弱的狀態，譬如生病、或是在過度工作之後，氣場光環就會縮小；越欠缺能量，氣場就越小，當人在死亡前幾天，整個人的能量場幾乎瓦解，只有超出身體約一至兩公分寬。

灰暗的顏色代表較低的情感與本能，明亮的顏色則代表高貴的性格特質，如：愛、寧靜、樂善好施、宗教虔誠等等。例如：溫柔的玫瑰色指向充滿奉獻的愛，而憤怒以猩紅色至暗紅、骯髒的紅色等不同的顏色光譜表現出來。憎恨會以稠密黑色的烏雲呈現，他們散布在整個氣場、籠罩了整個身體。

在氣場光環之內，則會依情緒的強度產生不斷的變化。沸騰的情感看起來似流動的漩渦，害怕的情緒則像是氣場正在顫抖，爆發的憤怒宛如霹靂閃電從氣場噴出並且射向當事者憤怒的對象，有些時候還眞的會射中該人。因此，憤怒的情緒確實會傷害他人，如同俗話說的：「怒氣沖天」，怒火也會沖人。

看見氣場光環的能力通常是與生俱來的，幼兒們常常具有這種能力。他們會跟大人敘述他們所看到的，但是大人經常無法理解；小孩們對氣場光環的描述，通常會被當成是想像力豐富的童言童語，甚至被當成童話故事。由於沒有人嚴肅的看待這項能力，造成了小孩與周遭大人之間的相處困難。一般說來，在這個狀況之下，小孩的靈視能力通常在童年早期就萎縮了。

克里·斯克特（Cyril Scott）在他出版的《小男孩的光眼》（*Der Junge mit den lichten Augen*）一書記載一個小孩的日記，這個小孩打從出生就有靈視能力，他在寫這本日記時，還不知道他周遭的人無法看見這些光芒。因此，當他天眞無邪的告訴旁人他所見到的，旁人的反應常常讓他無法理解。我們節錄書中的一段日記，幫助我們了解他所面對的困難：

「在媽媽告訴爸爸所有有關可憐艾太太的故事之後，我問她，為什麼她的光（氣場光環）在教堂裡是較深的藍色？媽媽答案是什麼呢？媽媽說：『我問我自己，這個小男孩的眼睛是哪裡不對勁啊？』爸爸回答道：『可能是肝臟出了問題。』

為什麼媽媽不回答我的問題呢？我真的很想知道為什麼爸爸頭上圍著黃光，好像是蒲公英一般。而媽媽的頭上只有藍光，可是當她緊緊擁抱我的時候，她的光又變成玫瑰色。

我也很想要知道，為什麼米德特的光亂七八糟的，看起來好像是個骯髒的雞蛋。當我告訴他們這些事情時，他們說：『喔，不要再講了，你瘋了嗎？』」[10]

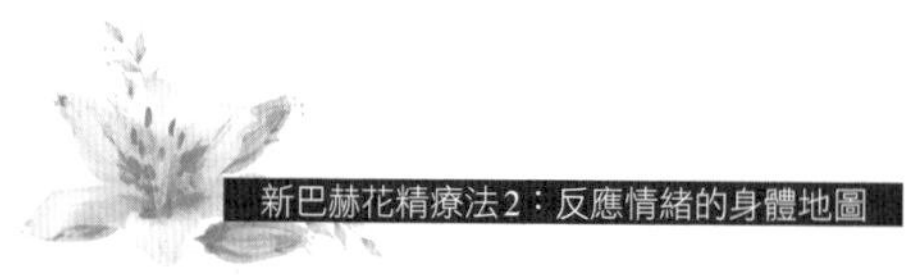

第二天，這個小男孩就被送到眼科醫生那裡做檢查，醫生當然找不到任何視力上的毛病；而另一個死硬派的對抗療法醫生，也沒有辦法在小男孩身上診斷出任何差錯；爲了安全起見，他還是開給他一個藥方。之後，他們又再去同類療法診所作諮詢，那個醫生立刻否決了那個處方。這個小男孩在日記上，記錄了這一段療癒的嘗試過程，日後他又加上了自己的註解：「這位新的醫生只建議我到海邊去呼吸不一樣的空氣，並做水療，這完全是多此一舉的建議，因為這方法也沒治好我的靈視。」[11]

小女孩蕾雅的身上也發生類似的事情，這個小女孩問：「阿嬤，為什麼這些顏色這麼漂亮？」阿嬤回答道：「不要跟別人講這些包圍著人們的彩虹，其他的人都看不到，妳會讓他們很難過。」[12]

如果這些小孩能和了解氣場光環的專家見面，或許有機會訓練他們靈視能力，讓他們在長大之後，繼續保有這項能力。

克里．斯克特書中描述的男孩，就找到這樣的專家作爲他的老師，他在日記中寫到：「帕老師說我看到的那些光芒，叫做氣場光環，他還教我如何拼出這個字來。下課時，我們會討論很多有關氣場光環的事，老師好像很喜歡這個主題，因為他提出一大堆的問題問我，我告訴他，有一些人的氣場光環好像一團骯髒的東西，另外有一些人卻被明亮顏色的美麗光環所包圍著，也有一些人的光環突然到盡頭了（意思是：他們的氣場光環，有一個銳利的輪廓），就好像媽媽的光環一樣。然而，有些人的氣場光環邊緣，看起來很虛弱、有點像雲霧一般。」[13]

漸漸地，這些孩子學會詮釋他們所看見的顏色，並能夠「第一眼」就看穿其他人。

蕾雅寫道：「文帝叔叔是綠色的，他喜歡畫畫。大人們說他是個很有創造力的人。所以，美麗的碑綠色，意味著這些人很喜歡創造一些東西。還有其他綠色的人，例如委內叔叔，他總是擔心錢不夠，他的綠色介於某種綠與棕色之間，我不太喜歡這顏色，雖然我很喜歡這個叔叔。[14]

阿嬤的彩虹是最漂亮的，她擁有許多代表創造力的綠色，好像文帝叔叔有的那種顏色……當阿嬤寫詩的時候，這是她常做的事，綠色的光就會在她的周圍流動，這綠色的光一直延伸到地板上……

阿公的顏色是藍色，他比家裡所有的人擁有更多的光，阿公認為，所有的事情都要以特定的方法去完成，如果我們沒有這樣做，他的彩虹就會變色，變得非常非常的紅，那時候阿嬤就會說：『唉！約翰啊！你生氣之前要好好的想一想啊！』於是，這小女孩很快學到：原來紅色是代表憤怒，這是一種非常不舒服的感覺，就是當別人生氣、不快樂的時候。不過，當星期天鄰居盛裝來拜訪我們時，他們會坐在客廳。這時，我的阿公就會說：『每一個人都該幫助其他的人。』這時候，一股柔軟的藍光，洶湧地由阿公的心窩處流了出來。」[15]

我們認識一個擁有靈視能力的小孩，在他兩歲半的時候，他看著一個正在抽菸的男子，在看了一陣子後，他驚慌失措的說：「他抽菸的時候，他的氣場光環整個都變黑了，他自己都沒注意到嗎？」

他也告訴他的爸爸，當爸爸打坐完，他的氣場看起來是亮綠色的，爸爸回答說：「這是當我正確的打坐時。」隨即，這個小男孩又開口說：「當你打『錯』時，你就變成黃色的。」黃色是思想的顏色，顯然爸爸在打坐時失神了，沒有把念頭安頓下來。

還有一次，爸爸狠狠的罵他，因為他做錯了事，並問他是否承認自己的錯誤？這小不點回答說：「但是你剛才整個人都是暗紅色

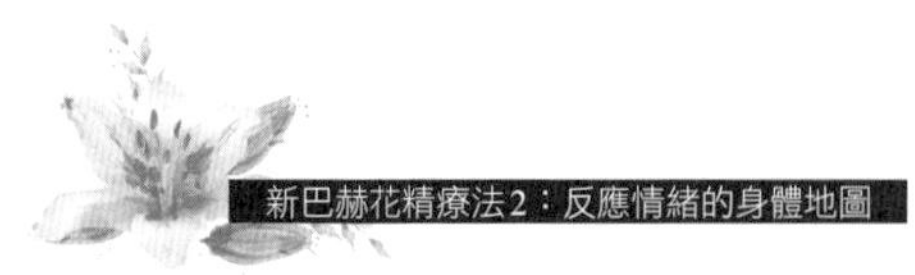

的。」這句話要表達的是，他的爸爸在罵他之前，就已經有滿腹怒火，他顯然是藉著一個外在的小事件，讓他的憤怒有個出口。

有些大人會感到不好意思，當他知道這麼一個「笨小孩」居然可以感知到他的內心，甚至是他不為人知的喜好與天分、他的弱點與祕密的惡習。

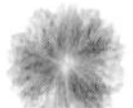 3.發現巴赫花精皮膚反應區

來到我們診所的靈視者啓發了我，讓我開始研發巴赫花精皮膚反應區的療癒方法。由於他們有能力看見氣場光環，因此在事先不知道「診斷」結果的情況下，他們告訴我所觀察到的患者情緒狀態。對我而言，這些觀察十分寶貴。

我特別感興趣的是，與他們一起幫助那些對任何療癒方法都起不了作用的患者。當靈視者在描述這些療癒毫無進展的個案時，我們發現這些人的氣場幾乎都出現一種典型的現象。以下是他們觀察到引人注意的狀態：

- 基本上患者的氣場光環都有很深的顏色，大部分都是暗紅色、暗棕色與黑色的組合。
- 氣場光環有破洞。

根據相關文獻的說法，黑暗的色彩出現在憎恨與心酸的情緒狀態下，當我針對這個問題向當事者提問時，他們通常會回答，以前有人重重地傷害了他們，儘管這早已事過境遷，但是直至今日，他們還是無法寬恕。而在其他個案中，有些人覺得受到不公平的對待，甚至覺得自己是命運的犧牲者，他們當中有幾位，覺得委屈不已的同時，放棄了自己。在接下來幾年的經驗中，我也確實證實：楊柳與野薔薇狀

態是療癒上最大的障礙。

一開始我並不知道該如何著手處理我所觀察到的氣場破洞。直到幾年以後，在花精療癒試驗中，那些給我印象是心酸悲苦的人，我在他們身上滴上楊柳花精——在我感覺到氣場有破洞的身體部位。在滴上花精之後，這些人立刻表示，他們的眼睛好似電燈通了電一般，周遭一切都變得明亮了。

幾個月之後，我和我當時的助理賀爾姆．維爾特（Helmut Wild），開始在我的診所著手進行首次有目標的嘗試：有一位五十歲的女患者，因爲薦骨與右髖關節疼痛來做療癒，她在另外一位醫生那裡進行了多次的注射與電療，但是沒有絲毫成效。

我們首先在她的薦骨滴上幾滴松樹花精，然後等著她的反應，過了大約十分鐘之後，她表示突然有一種放鬆下來的感覺，這種感覺擴散到整個背部。之後有一種拉力，將此感覺從背後延伸到她前方的太陽神經叢區，再往上到達肺部；原來堆積在太陽神經叢的壓力解除了，取而代之是一種輕鬆與放鬆的感覺。

隨後，我們將幾滴馬鞭草花精滴在頸部甲狀腺區域。患者並沒有抱怨此處疼痛，我們卻在這個地方看到氣場光環的強烈變化，很快地她又告訴我們：她感覺到頭部變輕了，思路變得清晰自由了。在過去的幾個星期，她的頭部一直有一種沉悶、眼前起霧的感覺，這種感覺現在也完全消失了。

再接下來的十分鐘，我們將幾滴野燕麥塗在右髖關節的疼痛部位，疼痛立刻緩解，只剩下極少的壓力還停留在那裡。同樣的，小腹麻木的感覺也消失了，此時這位女患者表示：她有找回一種正常的身體感覺。

十分鐘之後，她從診所的病床上起身，不再全身疼痛。以下兩張

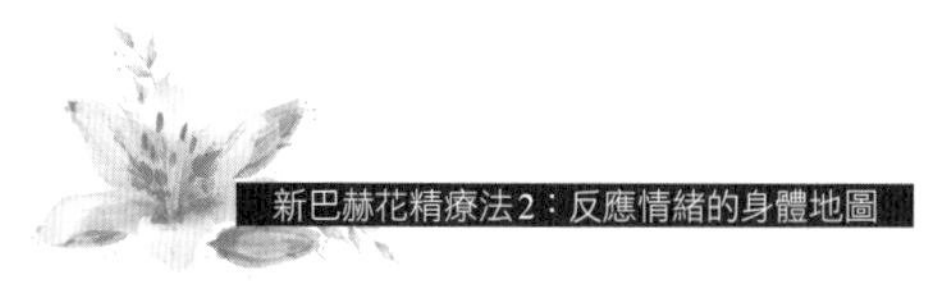

克里安攝影照片，是療癒前與療癒後所拍攝的，我們可以看到能量的流動以及巨大的轉變。

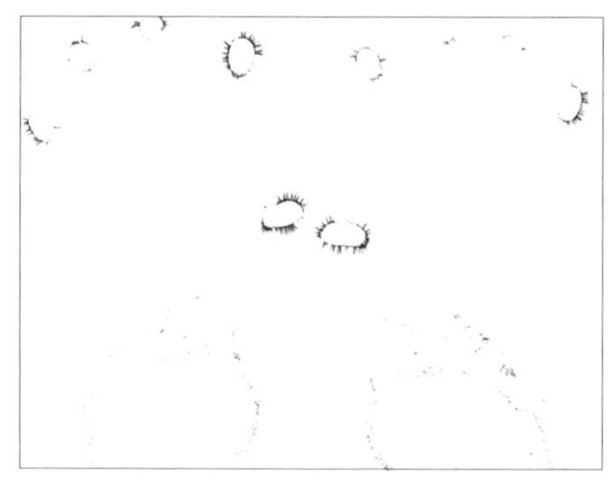

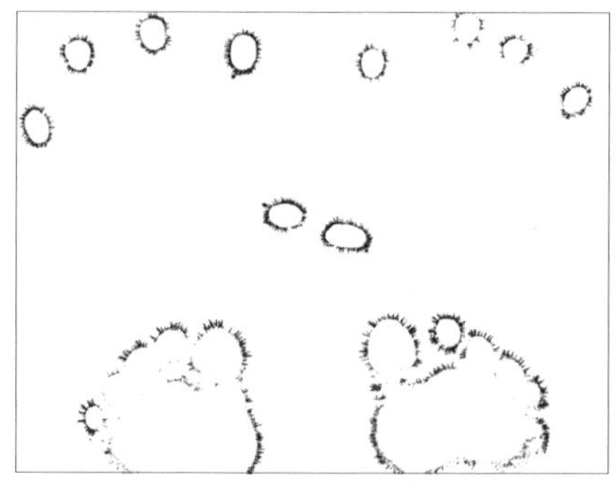

在第二張圖當中，她的腳型已經明顯可見，這表示身體中能量阻塞的狀況已經解除，手部部位的能量場——原先顯示賀爾蒙失調——也恢復正常。我們因而百分之百確信：罪惡感可以引起下腹器官的賀爾蒙失調；罪惡感極有可能是這些年來造成身體不適的主因。一星期後，這位女患者回診時，再也沒有其他病痛。從此以後，我們依據同樣的模式，建立起巴赫花精皮膚反應區人體地圖。

由於全神貫注的觀察氣場變化，我們也變得越來越敏感——當患者靠近我們身邊時，我們的身體可以感受到患者身體不舒服的部位；例如，毫無理由的，我們右手手肘處開始有灼熱感，於是，我們將心智專注於這個區塊，試著理解這個右手臂上的灼熱感要傳達的訊息後，選出幾個可能的花精——在這個案例是野薔薇花精——擦在不舒服的皮膚上。當我們選對正確的花精，不舒服的現象頓時退散。同時，造成我們身體不舒服現象的患者也需要這個花精，他的氣場絕對忠實地反映他身體上的病痛。

我自己（柯磊墨醫師）的敏感度也越來越強，即使我待在另一個房間，仍可以感受到診療室裡患者的狀態。我的同事賀爾姆則是因爲工作時密集地觀察氣場以及大量使用巴赫花精，後來他也能看到氣場。我們倆人常常在患者踏入診療室的那一刻，就可以開始作出診斷。

除此之外，我們也能感受到不舒服的皮膚區塊所散發出來的負面情緒狀況。後來，我們也能察覺自己皮膚和情緒的對應狀態。當我們憤怒時，對應冬青花精的皮膚區塊會出現刺痛感；當我們因某些情境而不耐煩時，對應鳳仙花花精的頭皮區塊，會非常不舒服的癢了起來（有趣的是，許多人在焦躁不安時，也會下意識地搔這塊頭皮）；當我們輕易讓步時，胸口則會感到壓力。透過刺痛、搔癢、發癢、灼熱、悶等等這些不同的感受，我們可以找到隱藏在皮膚反應區下面的情緒特質。

此外，我們也學到負面情緒不僅造成氣場的顏色的改變，同時也造成形狀的改變。例如：憤怒時氣場會呈現暗紅或黑色，肝臟區域也會內縮變小。情緒的強度會影響氣場的狀態，它可能會在氣場上形成一個小洞，或是凹陷。當事者情緒平靜下來時，氣場也會恢復正常。然而，長期的怒氣會造成持久性的影響，它會在對應的身體區域形成病徵。

我們依據中醫裡器官與情緒的關係，劃分特定的巴赫花精皮膚反應區塊。可是，大多數的皮膚反應區塊無法按此模式進行，它自有一套運作的規則。

對具體事物的恐懼會在右腎部位產生變化，相對地，急性的恐慌會在左下腹肚臍下方造成變化。左腎臟對應內在不潔淨的感覺，在此，巴赫花精皮膚反應區顯示，一般人認爲腎臟主恐懼的想法是不夠週全的。由於腎臟不僅是淨化廢物與排泄的器官——按照《黃帝內經》的說法——它同時與淨化身體不純的能量有關，食物被消化後製造了能

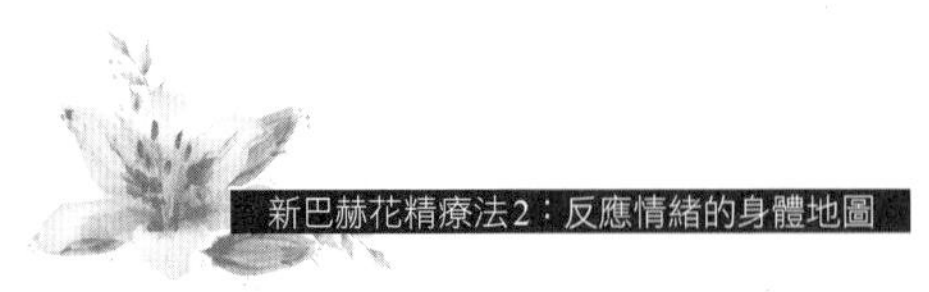

量，能量由胃部經過所謂的「下焦」進入到腎臟，如此左腎與酸蘋果的相關性就很合理。

爲何左腎正好符合這個原則，而右腎臟就符合中醫裡腎臟對應恐懼的說法，這一點可以請參見《新巴赫花精療法1：療癒身心靈的12種花精軌道》中，身體器官語言的診斷法。但是，爲什麼左腎臟和右腎臟會對應不同的花精呢？很有可能是腎臟和左右腦一樣，左半邊的腦是知性之所在，對應積極原則（陽），右半邊的腦是情感之所在，因此代表被動的原則（陰）。

將不同的巴赫花朵歸類於特定的皮膚反應區，這反應區是根據負面心靈概念在身體不同部位造成了失衡，如同我們在上面引述的案例，我們只能歸類出部分是符合器官語言，有一大系列的皮膚反應區無法以這種方式加以解釋，它們顯然遵循自己的法則。

當賀爾姆離開我的診所獨立開業後，我繼續與女助理科妮莉亞・本傑辛格（Cornelia Benzinger）進行皮膚反應區的研究，由於她的敏銳敏感度，她有能力爲我針對皮膚反應區所作出的歸類加以複查，非常多的皮膚反應區要歸功於與她的合作。

基本上，我是根據自己的雙手去測知那儲存於不同皮膚反應區的情緒，藉此找到皮膚反應區的位置與它們的邊界，至於如何歸類這些部位與哪些巴赫花朵相對應，進行的方法是根據我在此體驗到的症狀或透過與巴赫花精的振動頻率加以比對。

我們無法在氣場中看到皮膚區域的邊界，只能夠感知受到的干擾。

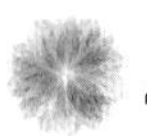 4.使用巴赫花精塗抹於皮膚上所造成的氣場變化

隨後所描述的觀察紀錄是出自於前章節所提及的有靈視的男孩——除了文體上的調整之外——我們毫無保留地忠實呈現內容。

在氣場有破洞的那塊皮膚部位，塗抹幾滴與此部位相對應的花精之後，下述反應會在幾秒鐘或最多不超過兩分鐘之後出現：

首先，氣場的顏色在凹洞的邊緣開始混合，新的顏色會按照混色定律出現，如藍色加黃色成了綠色，紅色加藍色變成紫色，以此類推。但是，也可能出現一些色差。

皮膚被塗抹了花精的主要部分邊界處——沒有被花精所潤濕的皮膚——會在混合的顏色中劃出一條細的虛線。

接著，在氣場破洞邊緣最薄的地方會開始形成黏黏的、泰半是紫色的、比周遭氣場更稠密的大量氣流，宛如火山熔岩流，緩緩地流入、填滿氣場破洞。

氣場破洞填滿後，會形成如皮膚般的表層。這個表層的顏色較爲輕盈，也像是防水布，布滿了整個區域，保護它不被外在環境影響。這個表層及其顏色會一直持續不散，直到負面情緒在意識層徹底移除後才會消失。這個階段有時會持續幾個星期，有時得花上數個月才會完成。一旦負面情緒消失，原本的破洞區域會融入氣場周圍的顏色，消失不見。

按照情緒失衡的複雜度，氣場破洞常在療癒後的數小時或數天之後再度出現，因此單單一次的療癒是不足的。若是使用錯誤的花精

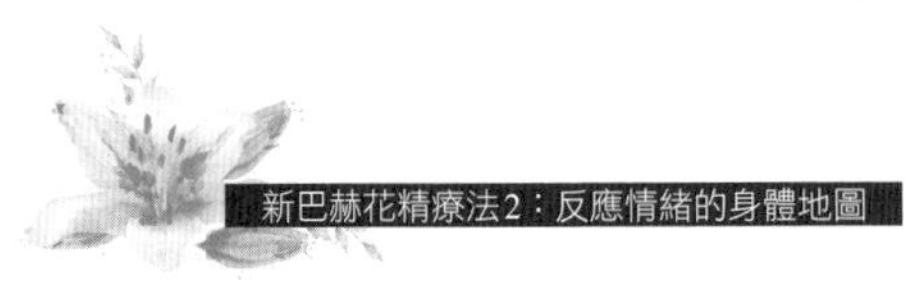

進行療癒時，氣場顏色也會混合，然而在數秒之內，氣場顏色又會散去，回歸成原本的狀態。

除此之外，每個人都有兩支特別的巴赫花精：急性體質花精和個人專屬的體質花精。這兩支花精能夠在每個身體反應區起作用，如同它們作用在相對應的皮膚反應區一般。

急性體質花精暫時關閉氣場中的所有凹洞，它會隨情境有所變化，在數天或數週後改變。急性體質花精代表最表層的情緒，在急性的身體不適症出現時，它代表著個案所抱怨的症狀背後的起因。舉例來說，在假期之後，我們經常可以觀察到忍冬是急性體質花精，會持續數週之久。度假地點如此美好，讓人忍不住要懷念一下。

在任何時候，個人專屬的體質花精可以關閉氣場上所有的凹洞，但卻沒有療癒上的意義；個人專屬的體質花精的議題，伴隨著當事人走過一生，但卻不是個案最需要、在療癒上最突顯的巴赫花朵。體質花精像是一幅油畫的底色，造成其上顏色有一層輕微的色差。例如：患者看起來有點傲慢，這引導我們找到水堇。然而，當我們測試相對應的水堇反應區時，反應區並沒有起反應；也就是說，在人體氣場上沒有凹洞，如果我們使用這朵花將會毫無作用。

當然也可能出現這樣的狀況，這朵花還是有可能被需要。以剛才的水堇爲例，經過測試，相對應的反應區確實受到干擾，而且巴赫醫師所描述的花朵適應症也確實非常明顯，也很符合。但是，服用此一支花精完全與體質花精的功效無關，只是剛好在此一時刻，個案所需的花精與體質花精是同一支。如果長期服用它，負面反應會出現。這是因爲在評估表上*，體質花精的位置甚至比基礎花精——落葉松——

*參考《新巴赫花精療法1：療癒身心靈的12種花精軌道》附錄四。

更底層，這朵位於最底部的體質花精會將所有在其上方的花朵症狀往上推移；也就是，症狀會因此變得更劇烈。

這種現象在巴赫花精花軌上是很常見的。舉例來說，如果我們先給矢車菊花精，並服用它較長的時間（通常四個禮拜或更久），位於它上方的冬青或松樹症狀會變得更加劇烈。如果我們太早給予患者基礎花精——落葉松，基礎花精也可能導致位於其上的三十七朵花的負面症狀變得更加劇烈。因此，我建議大家，當我們根據從上而下的療癒順序，來到了位於深層的花朵後，最後才可以使用落葉松，並加上所有個案需要的花朵，一併放入花精複方當中。由於體質花精比落葉松更深層，可能會造成病患使用的每一種花精所代表的負面情緒症狀，都變得更強烈，包括落葉松的症狀也會加劇。然而，在我們長期持續不斷地服用花精時，體質花精效應會出現在第七次複方之後。一旦我們不服用它，這個情況在短時間內會平撫下來，每個不同花朵所代表的症狀在加劇之後，也會漸漸地消失。

體質花精與急性體質花精只能透過敏感測試來加以確定，這兩朵花同時會在所有的反應區上起作用，因此，人們可以利用這兩朵花的好處。但是，這個檢測方法不容易執行，得要先參加研習課程才能學到其中精髓。

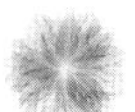 5.對身體與心理的影響

如果氣場破洞補起來後，且維持一段時日都不再出現，那麼當事者可能會出現下列反應：

a. 身體上或是情緒上的諸多抱怨幾秒鐘之內頃刻消失，尤其是那些敏感的患者，有時藉由敷布法或是施予花精乳霜，可以永遠消除他們

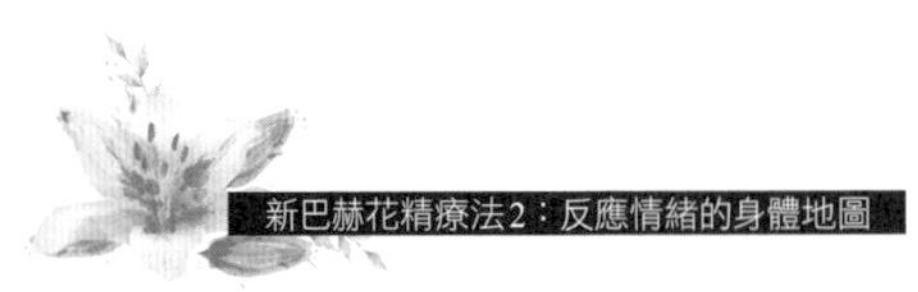

身體不適的症狀。對於此類患者，就不需要再施行其他的自然療法或輔助療法。這裡有兩個案例：

二十七歲女患者的左下腹劇烈疼痛。過去她的卵巢曾經發炎，所以她擔心自己以後再也無法生育。我們使用岩玫瑰花精，並按摩該區塊，彈指間，她的腹痛消失，不再復發。

六十歲女患者告訴我們，她過去幾周來個性毫無理由地轉變，變得好鬥，有時候她自己也不理解爲什麼會對著他人大吼，她說這些事從未發生過，她非常擔心自己性格上的轉變，她也陳述自己對最近的生活感覺了無生趣，覺得跟一切都「離得很遠」。我們滴三滴冬青在她後腦勺的冬青反應區上，並滴一滴矢車菊在她舌下，以關閉她的氣場。療程後沒多久，她覺得自己完完全全恢復正常；兩年後，一切如常，那些「新個性」再也沒有出現過。

b. 患者當下並沒有立即感受到療效，但是如果每天定時使用花精，幾天或幾周後，抱怨會逐漸減少。

c. 患者持續使用仍然沒有好轉。

患者的病情嚴重，已經進入到器官粗身體。在此種情況下，心靈上的動能已經不足，無法除去傷害。因此，要改以其他療癒方式，如同類療法、針灸、自然療法，療癒時再繼續輔以花精療法，這會加速療程的進展，也會徹底消除因情緒困擾造成的疾病病因。

另外一些個案，氣場破洞只是短暫關閉，即使重複療程，肉體病徵也沒有消除。造成此現象的原因可能是：

a. 患者在心理上尚未準備好做改變，或放下負面情緒。如果是此類個案，巴赫花精療法少有成功案例。

b. 身體能量場主要阻塞的區塊位於他處。眞正的「病灶」是沉默的，也就是沒有帶來不適。

就算沒有靈視能力，我們依然可以採用《新巴赫花精療法1：療癒身心靈的12種花精軌道》中所教導的花精軌道法來篩選適合的花精，以及在皮膚反應區上使用這些花精。大多數的個案在療程後都有正向回饋，不論是當場就立即改善身心不適現象，或是個案在進行數次療癒後，在療程現場主觀陳述自己的身心反應。因此，我們在施予巴赫花精皮膚反應區療法後，可以觀察到下列可能發生的感官感受的現象：

- 輕鬆的感覺，好像移走千斤重擔。
- 心裡頭覺得放鬆了、自由了。
- 覺得看到的各種事物都比以前更清楚、明亮。
- 有種放鬆和休息的感受：肌肉不再緊繃、臉部肌肉開始放鬆、有時會綻放微笑。
- 覺得比以前更清醒、也更清晰，特別是在使用橄欖花精或野薔薇花精之後。

某些個案會有一些特別的生理反應——尤其當這個反應區並沒有出現明顯的身體疼痛——此時，部分非常個人化的體驗會讓個案意識到，自己因爲負面的心靈概念而造成的能量阻塞。如下例：

二十七歲的女患者抱怨自己有強烈的罪惡感，總是不斷地自責。我們在她的薦骨區域上施予松樹花精之後，她經驗了以下的反應：首先，她感覺在療癒的皮膚反應區上有股強烈暖流，接著她感受到一股能量的流動，這股能量往前進入女性生殖器區域，之後再繼續向上，最後來到位於太陽神經叢的松樹區域。

緊接著，她覺得腦袋煩亂不安，只在單邊左邊頭部，一波又一波的亂流，出現之後又消失。背部下半身的暖流變得越來越強，往兩邊散開，延伸到前面的身體部位。之後，她感覺一股暖流流向她的臉，流到她的左臉頰（顴骨）正上方，就在這時候，那股頭部的煩亂不安感消失了。在薦骨部位的溫暖感受漸漸增強，變得灼熱。在此同時，她感到越來越疲憊，療程結束時，她已經筋疲力竭了。

一個年輕人回饋：在右手臂塗抹完野薔薇花精的剎那間，他覺得自己身上好像有個活閘門被打開了，所有的負面情緒都從此閘門逃走。再來，他覺得自己無論內在或外在，都感到無與倫比地輕鬆，相較之下，過去好像籠罩在一股負面力量之中。一年後，他告訴我，那一次療程的成效一直持續著，在塗抹花精後，他再也沒有過那種陰沉的感受。

上述的例證，都是在巴赫花精皮膚反應區上塗抹相對應的花精時，所觀察到的反應。如果在受干擾的部位，施予不正確的花精，並不會出現立即正面的反應，只會有因爲花精從皮膚上蒸發，所產生「涼涼的」反應。

如果我們給予適用的花精，卻放錯了反應區；在持續使用之後，個案仍會有長足的進步。在這種情況下，成功的療癒要歸功於所使用的花精對於此人有相容性。只要花精和身體接觸，就會帶來療癒的效果，即使在身體的其他部位使用這個花精，也將獲得相似的成功效果。

通常這些花朵所相對應的反應區，只有一個或是兩個會出現很大的變化，雖然這些部位原來可能完全沒有任何身體上的疼痛。如果我們療癒這些部位，會帶來最大的成效。然而，如果是採用「急性體質花精」處理身體的反應區，效果會與使用適合的花精塗抹在相應反應區上的相同，急性體質花精帶來的反應，通常不會如同使用正確的花在相對應的反應區上那麼的強烈，相較之下，復元的速度較爲緩慢。

不過，也有些個案是因爲使用急性體質花精，而有突破性的發展。但這些是特例，鮮少發生。下面是使用急性體質花精的成功案例：

六十三歲的女患者在右大腿龍芽草皮膚反應區上，感染了手掌般大的皮膚癬，因而苦不堪言，皮膚呈現紅腫、結疤。平時使用治療癬的藥膏完全無效，導致感染區域擴大，她的家庭醫師因此開立了類固醇藥膏。

但是，她因爲不想小題大作，因此尋求比較溫和的另類醫療方式，由於我知道她的急性體質花精是哪朵，因此先使用了這個花精，而不是與此部位對應的花精。我滴了數滴菊苣花精在感染區上後，紅腫的狀態很快減輕，這名婦女按照指示，直接取用花精儲存瓶中無稀釋的花精做療癒，在感染的皮膚上一天擦兩次。*

在持續療癒幾個星期後，感染區的硬皮逐漸變軟，但是紅斑還在。當死皮屑完全脫落時，皮膚發紅的狀況也消失了。這些症狀顯示，當身體在對抗黴菌時皮膚會發炎，所以出現紅斑。當黴菌沒了，身體不再發炎的同時，紅斑也因此消失。相較之下，腎上腺皮質激素藥膏只會壓抑發炎的現象，掩蓋病症，黴菌的菌根仍殘宿在身體裡，自然醫學非常清楚使用腎上腺皮質激素藥膏可能產生的後果。經過四星期的療癒，女患者的右大腿痊癒了。

---

*我們只在作研究時使用不加以稀釋的花精，塗抹在個案身上，參考第三章「療癒者可能有的反應」一節。

CHAPTER 2

尋找皮膚反應區

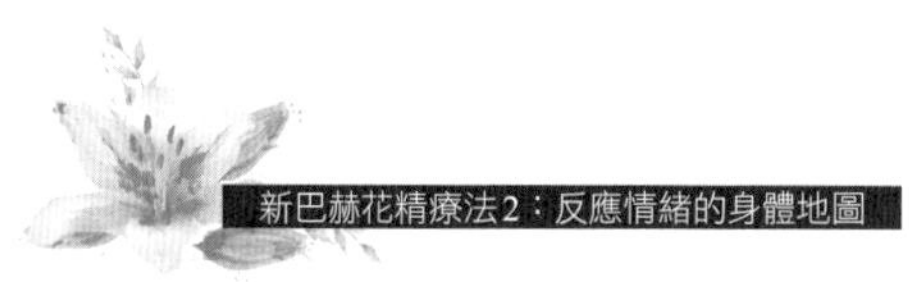

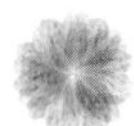 1.活躍與沉默反應區

A. 活躍反應區

所謂的活躍反應區是指：身體的某個部位出現不適，通常需要接受療癒。該區塊呈現出不舒服的現象，可能是以下列形式出現：

- 疼痛
- 感官上的障礙，如：刺痛、搔癢等
- 施予壓力時，會很敏感
- 皮膚疹
- 各種局部性的皮膚病變

我們可以從身體地圖皮膚反應區的部位辨識出，不適的部位需要哪一種花精來療癒。

B. 沉默反應區

這些身體部位也同樣出現了紊亂現象，我們可以根據氣場的變化判斷出來。相較於活躍反應區，沉默反應區尚未出現任何明顯的不適症狀。以下是可能發生沉默的原因：

1. 潛在的心靈衝突引發的失調狀況，尚未在身體的反應區上表達出來。

透過使用對應的花精療癒這些身體皮膚反應區，基本上會比內服法更快地解除失調的狀況。

2. 身體的另一個部位出現明顯的能量阻塞，但是真正的「病灶」卻是沉默的。

a.在多數情況下，沉默的部位和出現能量阻塞的部位屬於同一朵花，有時也會是與它有關聯的花，這種情況下，我們可以很明顯的看到這兩朵花是出於同一個花精軌道。

b.在極少數的情況下，不適症狀出現在一個完全不同的部位，此時，使用敏感診斷法會有很大的幫助。

c.另外一種可能性是，嘗試那些從個案會談中得知最符合當事人性格的花朵。

3. 能量阻塞的根源發生於過去的情緒衝突事件，縱然該事件已經解決，但負面情緒的信息卻仍然滯留在身體的部位上，一直要到細胞中的「記憶」被刪除，負面情緒阻塞能量的狀況才會完全的消失。

然而某些沉默反應區，一如解剖學上的明顯特徵，人體皮膚表面就能提供線索，我們發現這些區塊有下列特徵：

- 有許多胎記
- 特別多毛
- 與其他的部位相較，有較少的體毛覆蓋
- 皮膚有特別明顯的發紅或褪色

沉默反應區的現象顯示，只是改變意識不足以排除心靈的問題，負面的情緒會以錯誤的信息保存在能量體上。在療癒上，沉默反應區比活躍反應區有著更大的療癒上的阻礙。

如果只是辨認出問題，且針對此改變自己的行爲，這無法根除根植於人格與高層自我之間的衝突。相反地，反而會造成負面的情緒被壓擠進入潛意識的危險，而後出現更明顯、更強烈的身體病症。

2.尋找沉默反應區

A. 身體上的不適

如果療癒活躍反應區無法產生療效，就要懷疑主要被阻塞的能量

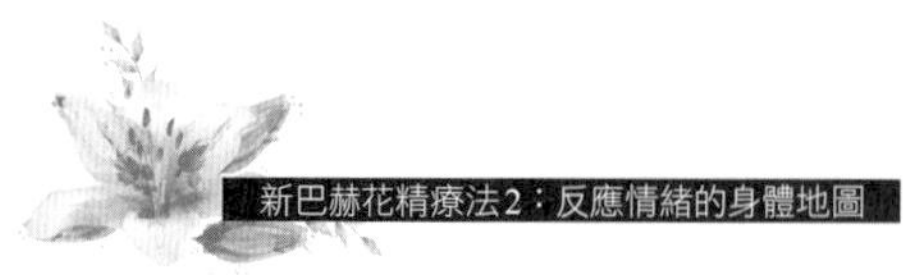

是不是在其它的部位：沉默反應區上。如果連敏感診斷法也不能釐清這個問題時，我們建議進行下面的方法：

首先，我們應該透過處理同一朵花的其他反應區部位，試試看是否有正面的反應。根據我們的觀察，軀幹的區塊通常最有反應，在我們療癒原本的活躍反應區失敗之後，可以將療癒限定在軀幹上的沉默反應區。

為了不要發生在療癒幾天之後才發現療癒無效的情況，我們在此建議使用花精敷布法，因為敷布的療效，基本上會比使用乳霜的效果還要迅速。

只要病痛獲得了輕微的緩解，就可以得知所處理的反應區是正確的，但是請不要期待奇蹟立刻發生，因為療癒終究需要一些時間。只要是正確的區塊，在使用幾次外敷法之後，必然會感覺到療效。此時，持續堅持進一步的療癒，就會帶來我們所期待的療效。

如果還是不見改善，我們就要處理該花所屬的花精軌道上的其它花朵反應區，尤其是軀幹部位的反應區（請參考本書第二章第三節「根據花精軌道作診斷」）。

如果，連上述方法都無法獲得正面的結果，我們就要從談話當中，篩選出當事人最需要的花精，然後療癒其對應的反應區。

最後，如果所有的方式都無效，極有可能是因為有療癒上的阻礙存在（請參考第一冊第八章「服用後的反應」一節）。也許是因為生病帶給當事人很多好處，骨子裡他根本不希望恢復健康。也很有可能是在一連串的療癒失敗與打擊後，當事人已經不再相信自己會康復。在這種情況下，我們會療癒金雀花的反應區部位，這絕對是值得一試的好方法！金雀花反應區的軀幹部位，位於左肩邊緣，對壓力極度敏感，我們可以嘗試療癒這個區塊，並最好以杯水法——口服金雀花花精作爲輔助。

諸多個案中，在使用松樹花精療癒薦骨後，會消除薦骨區塊阻塞的能量，賀爾蒙也會重新調整、恢復正常。患者通常沒有意識到這些罪惡感，或者出於宗教教義，覺得罪惡感是「正常」的。罪惡感是最常出現的病灶，它們反應在身體上的位置是：太陽神經叢、後腦勺，特別是薦骨。罪惡感的出現會干擾到身體的整個內分泌以及能量調節系統，薦骨同時是骨盆器官的反應區，這個區域會製造影響情緒平衡的重要賀爾蒙；下丘腦、垂體、松果體和胼胝體的反射點，也是位在松樹花精的反應區塊。基於這個理由，我們在療癒時，如果松樹花精是療癒選項之一時，請務必優先使用它。

對一些不明確的病症，當我們無法確定它的反應區時，可以使用情緒症狀來做判斷。比如：如果是一個慮病症患者抱怨他們心痛，就要處理心臟部位的石楠區；如果一位心臟病患者有強烈的思鄉病，就要療癒他的忍冬區。最後，我們要強調，療癒活躍反應區通常會出現最大的療效，但是大前提是，花精的療效足以治癒相應的身體病痛。如果身體已經出現大規模器質性的變化，那麼花精只能做爲其他療癒方法的輔助（參考本書第一章第五節〈對身體與心理的影響〉。）

上面所描述的療癒步驟，只是幫助我們在療癒時沒有出現療癒效果時的權宜之計，而不是當成慣例。

B. 心靈上的問題

如果想純粹地透過皮膚反應區來療癒心靈上的問題時，我們會建議，從最強烈的失調花精開始。如果沒有機會測試所有的反應區，那就將這一朵失調花精先使用在軀幹以及頭部的皮膚反應區上。如果有好幾朵失調花精都適用的話，那麼最多可以同時使用三朵花精。

此後的療程，可以進入到病人最迫切需要的花朵，療癒此花精的相對應皮膚區塊。但是，這只是個選項，也不是非得如此。因為，一旦失調的狀況去除之後，通常只要使用內服法服用花精，就會有良好的療效，不必再透過皮膚反應區療法做為輔助。因此，我們以花精療法療癒情緒問題時，通常只有在療癒的初期會額外使用外用法加強。

另外，當花精內服法遇到療癒的瓶頸時，也很值得試用皮膚反應區療法。尤其是嚴重的情緒失調以及內在衝突的問題。至於日常生活的困難、考試的恐懼、聽到噩耗後的驚嚇、憤怒等等狀況，採用花精內服法就綽綽有餘了。

3.根據花精軌道作診斷

如果在相對應的皮膚反應區上使用適用的花精，卻無療效時，可能是因為病人的狀況，已經處在花精軌道的補償狀態、或是失調狀態上了。[16]在這裡我舉一個例子：

有位中年的女患者抱怨她頭痛，我們使用岩水花精塗抹在相對應的部位，但是她沒有感覺到疼痛有任何改善。然而，在我們使用少量的酸蘋果花精貼敷在這朵花對應的脖子部位時，疼痛就立刻減緩了。很明顯的，這位女患者已經處於失調的階段，否則岩水花精就足以讓她產生正面的反應。

我再一次強調：透過皮膚反應區療癒，只是巴赫花精療法一個部分的面向。在每個療癒之前，原則上都要進行詳細的訪談，藉此釐清當事者目前的狀態，他的病痛可能是因為表層的補償狀態或失調狀態所引起的。

療癒時，處方中適用的花精，除了輔助的外用花精外，還要開立內服花精；因為我們要打從一開始就避免因心靈上的阻塞而導致的失敗療癒。另外，要特別強調：必須避免給予同一條花精軌道上的所有花朵，這會引起非常強烈的反應，而這個反應在這裡不能單單只以花精效應作解釋（參考《新巴赫花精療法》第三冊，德文版p.169）。

在一些先決條件下，可以針對特殊的情況使用整條軌道的花精，這會提升花精效果，但是我們必須遵守特定的規則（參考本書第六章〈其他可能的展望〉）。

如果，同時開立同一條軌道的三朵花精，而不適症狀出現在溝通花精的所屬部位時，我們會建議使用下面的方法：

首先，我們會給予溝通花精與失調花精作為內服花精，同時再外用溝通花精。當失調狀態解除之後，則可以給予他們內服補償花精，並持續外用溝通花精。我要特別舉出下面這個例子：

假設患者抱怨胸腔的矢車菊反應區有疼痛現象，另外也存在著強烈的罪惡感，此時除了同時內服矢車菊花精與松樹花精外，還要以矢車菊花精外用敷布或乳霜塗抹在疼痛的部位。如果療癒狀況還是沒有進展，就要額外再使用松樹花精在相對應的皮膚反應區。這個狀況，要先考慮療癒最靠近太陽神經叢的松樹反應區，因為此區塊最靠近患者主訴的胸腔——矢車菊反應區。

在罪惡感漸漸消除之後，則內服冬青花精，取代松樹花精。如果，身體上的不適還沒有完全消失的話，就要持續外用矢車菊花精進行療癒。否則，採用內服法就夠了。

4.根據氣場作敏感性診斷

使用氣場光環診斷法來選擇個別的巴赫花精，並且運用在皮膚反

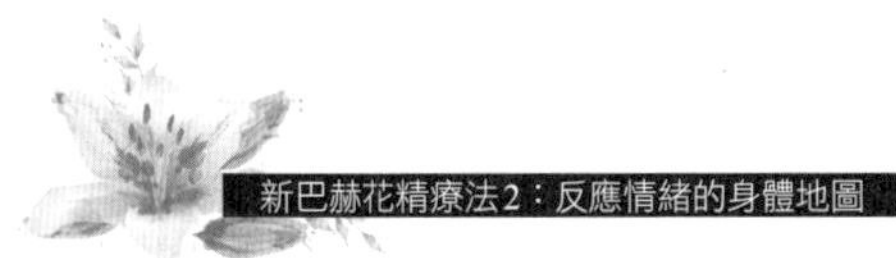

應區上，這方法是到目前爲止唯一的**客觀**檢測法（然而，經由特別的皮膚表面壓力點來篩選花精，則是將花精軌道當成整體來做觸摸，而不是選擇單一的花精。此節可與本書第六章做比較）。

氣場光環不只可以顯示，當事者需要什麼花，也可以顯示身體何處需要這朵花。透過氣場光環的幫忙，可以同時發現沒有意識到的心靈衝突，以及潛伏的身體失調。它很直接地顯示出負面心靈概念與身體失調的相關性，有時候甚至可以明顯地看到整條花精軌道，例如：氣喘（矢車菊區），膽結石（冬青區）與胃潰瘍（松樹區）。

出於這個理由，敏感診斷法是很值得學習的一件事情，特別是因爲觸摸氣場光環是很多人都擁有的一種潛在能力。我在研討會與講座中一再地發現到大約三分之二的參與者，在正確的指導之下，都能夠學會這個方法，就算他們以前未曾意識到自己擁有這樣的能力。

我們在後面的章節會詳細地說明這個主題。在這裡我們不討論靈視者擁有的天賦，如同本書一開始描述的，靈視能力在現實生活中非常的罕見，只有特殊的狀況才能學會。

可以用手感知到氣場現象的人，分爲兩個類型：第一類型的人可以**觸摸**到氣場的邊緣，並用這種方式找到氣場的凸起處和凹陷處；另外一類的人能夠感覺到氣場的變化，當他們感覺到氣場的隆起處時，手部會有溫暖的感覺，至於氣場的凹陷處，則會讓他們的手部立即感到寒冷。他們也會感覺手部發癢、發麻等等其他的現象。

藉由下面的練習，你們就可以確認自己是否屬於這兩種類型之一。如果確定知道自己所屬的組別，就有可能透過進一步的練習，來提升你們自己的敏感度。

A. 觸摸氣場邊界

慢慢地移動你的一隻手，漸漸靠近另外一個人的身體，這時，請同時注意你手部的感覺，也許你在特定距離時會感受到一個相當小、幾乎覺察不到的阻力。在你自己身體的其他地方，以同樣的距離你也能感覺到這個阻力。

現在你試著認眞的覺察你所感受到的。接下來，你試著維持這個距離，用手觸摸這個人身體之外的氣場能量，不要讓手部失去對這份阻力的感受。如果你能成功的以上述的方式，讓你的手確實地沿著氣場能量邊緣滑動，在某些地方用你的手些微的往上或往下移動，來回幾次，你就可以確定氣場凹陷的位置，甚至是毫釐不差的感受到。除此之外，你還可以感覺到氣場凹陷處是急遽下陷的，或是感覺平軟下滑如鬆軟的沙地。

在不同的距離時會出現「碰撞」的感覺。在離身體五到十公分距離處，你會感覺到所謂的「內氣場」。在離身體大約十三到二十公分處，你可以觸摸到「外氣場」。氣場的距離以及兩層各別的厚度，則會依照個人的情緒狀態與健康狀態而有所不同。使用巴赫花精皮膚反應區來做診斷時，我們只需要測試內氣場。

第二個練習需要你花多一點的時間，因爲你要感受的是氣場的變化，而不是確定氣場的邊緣。如果你練習時恰巧碰到一個十分健康的部位，當然也感覺不到任何東西。

B. 感受氣場

請用你的手很慢、很慢地在距離另外一個人身體約二到三公分處輕撫過去，同時注意你手部所有的感覺。如果你的手部在某個地方出

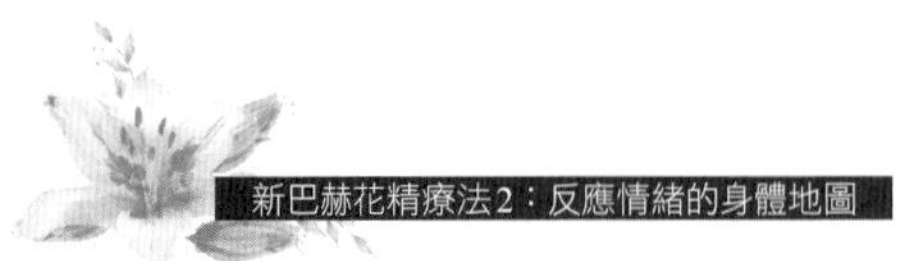

現溫暖或是冷涼的感受，你就試著盡量仔細地定位這個引起你手部感受的身體區塊。也許可以拿一支筆在皮膚上做記號，方便待會兒在身體地圖上作查詢，並找出這個身體區塊是對應哪一朵花精。

不要讓一開始的失敗嚇倒你，也許你測試的對象在心靈上十分的平衡和諧，因此，你只能找到少數的區塊。你從氣場所感受到的冷、熱感覺並不是皮膚的溫度，即使你透過衣服觸摸，還是同樣可以感覺得到不同的感受。

我並不推薦使用靈擺當作氣場測試的診斷工具。基本上，觸摸氣場或感受氣場會比透過靈擺這條歧路要更精確，靈擺只能間接地顯示這些現象。除此之外，這些有能力使用靈擺的人通常都觸摸得到氣場，因此，靈擺這個「另類選項」是沒有必要的。

CHAPTER 3

在皮膚反應區使用巴赫花精的療癒實務

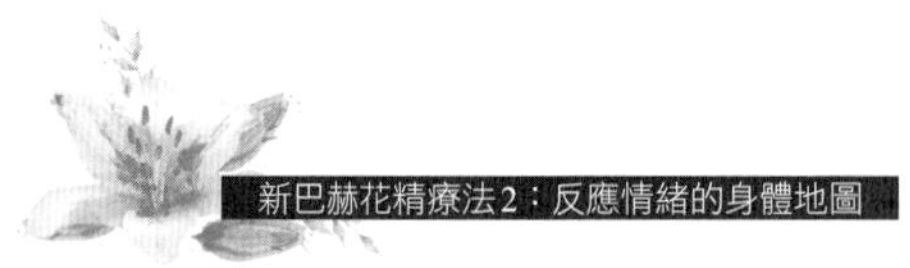

1.透過皮膚反應區療癒的準則

使用「新巴赫花精療法的皮膚反應區療法」的唯一最大準則在於，病人本身有想要改變的意願。因此，製作巴赫花精個案記錄有其必要性，一如我們在《新巴赫花精療法1：療癒身心靈的12種花精軌道》中所詳敘的。至於那些單單透過皮膚反應區就能夠明顯作出診斷、而不需要進行面談的個案，至少應該要在將花精塗抹到個案的皮膚之前，詳細說明使用花精於皮膚反應區的效應與效果。

未經個案知情與同意所進行的療癒，是一件侵犯當事人自由意志的行爲。如果當事人還沒有準備好要改變自己的錯誤心態，這更會導致劇烈的心理反應。因此，不要讓自己被皮膚反應區的簡單性誤導。

如果是緊急的不適症狀，只需要用幾句話描述一下病由心生的道理，以及應該如何使用花精加以療癒，並且在徵求個案的同意之後，再進行療癒。

2.可以透過皮膚反應區療癒的適應症

A. 身體上的不適

花精用於皮膚反應區的主要療癒領域是各種身體的不適與疼痛。在開始療癒之前，必須要釐清病痛的原因；疼痛是身體的一種警訊，在清楚知道病因時，便可以進行療癒。

急性闌尾炎如果不處理會有危險，當闌尾破裂時應該趕緊送醫急救。基於這個理由，出現急性疼痛時，我們建議患者到診所或醫院去，請自然療法醫師或醫生檢查急性疼痛症狀是非常重要的，我們不建議自行診斷急性病症。

文獻裡記載巴赫醫師療癒重症也幾乎單用巴赫花精。但這是身爲醫生的他明瞭自己在做什麼，如果病人對花精療癒沒有反應，他也有能力在緊急情況下，採取另一種方法醫治。

巴赫花精可以作爲西醫或自然療法的輔助療法、或生小病時使用，例如：

- 因爲過勞或睡眠不足引起的緊張性頭痛。
- 脊椎兩側過度緊繃，像是頸部疼痛或肩部緊繃僵硬。
- 因過度勞累而抱怨不休。
- 肌肉痠痛。
- 小傷、跌打損傷、擦傷。
- 因情緒狀態引發的身體現象，例如：憤怒時膽囊疼痛、爭吵時腹痛、在不舒服的情境時，皮膚搔癢難耐等等狀況。
- 皮膚不潔或粉刺。
- 無害的皮膚疹：如神經性蕁麻疹（皮膚發紅、搔癢）、曬傷和日光過敏、輕微的燒傷，皮膚發膿或是其他狀似需要向醫生或自然療法醫師諮詢的外傷。
- 單純的感冒、鼻塞、咳嗽。
- 沒有明顯潛在疾病的慢性疲勞。
- 刺痛和皮膚敏感。

在《新巴赫花精療法1：療癒身心靈的12種花精軌道》中，已經列出完整詳細的巴赫花精皮膚反應區療法適應症列表。

B. 心靈上的問題

在衆多心理療癒的方法中，巴赫花精皮膚反應區療法是最能夠直接處理情緒問題的一種方法。負面的情緒在我們的「心靈身體」（氣

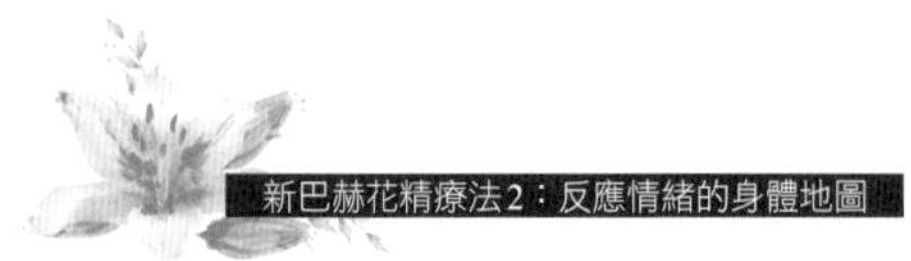

場）的哪個部位造成了干擾，我們就在該部位作療癒，如果沒能夠去除這負面情緒，它就會在日後以身體不適的方式，讓我們注意到它們。

使用這個巴赫花精皮膚反應區療法，基本上負面情緒會比口服方式更快消失，有時候負面情緒甚至是刹那間消逝。總體而言，心理療癒時，運用巴赫花精皮膚反應區療法，療程進展會更快速。

我們注意到某些個案，療癒早期以口服方式服用花精數周、甚至數個月都不見效果。但同一朵花精改用皮膚反應區療法療癒後，卻在極短的時間內發揮效果。依此看來，負面情緒似乎是儲存在身體細胞內。對於重度情緒衝突的個案，如果療癒時在特定身體區塊帶入特定的訊息，即會成功地釋放儲藏在該身體區塊內的情緒。彩光針灸的成功療效似乎證實了這一理論。而最近的研究證明，細胞確實儲存著眞實的記憶。

C. 預防性處理

如同我們先前提到的，在初期症狀出現之前，情緒狀態通常已經開始作用。當疾病終於發作時，這些負面心靈構念所屬的一個、或多個皮膚反應區，就會明顯的反應出病症。爲了預防因生病而帶來的巨大情緒轉變，我們可以在對應的皮膚反應區上塗上花精。如此一來，就可以避免有機體因心靈受到干擾而導致的後果。同時，如前所述，使用花精於皮膚反應區基本上會比內服花精能更迅速的解除負面的情緒。

根植於內在深層的情感衝突，需要更多的時間才能徹底轉化、消逝。基於這個理由，我們認爲預防性處理是可行的：暴躁易怒的人，可以將冬青花精塗抹於肝臟部位，以預防膽結石形成。

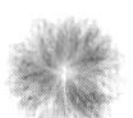 3.在皮膚上應用巴赫花精的方法

A. 敷布（Umschlaege）

花精敷布療法是最有效的使用方式，我們並不推薦直接塗抹未經稀釋的花精原液，在本章〈療癒者可能有的反應〉會詳加說明，敷布療法是症狀強烈時、或是久宿病情的首選。

製作敷布的方法：

選取適用的花精，滴兩滴到四分之一杯水中，再將一塊毛巾放到花精水中浸濕。爲此，最好使用一次性的毛巾（或紙巾），如果同時需要數種花精，要爲每朵花精個別製作一杯溶液。

根據患者的不適強度，每日使用敷布一至三次，病情嚴重的個案可以增加次數，浸濕的敷布得停留在要療癒的皮膚反應區上，大約十分鐘。

B. 乳霜 （Creams）

以乳霜的形式將花精塗抹在皮膚反應區上，是最簡便的方法。最多可以混合三種花精到乳霜當中，然後將這些花精複方乳霜塗抹到相應的皮膚反應區上。花精複方乳霜在皮膚反應區的效果，與不同的單方花精乳霜完全一樣。

所使用的基底乳霜是要能夠緩慢滲入皮膚，好讓所形成的薄膜能夠盡可能地停留在皮膚，讓花精的作用力持續得更久一些。

花精乳霜的製作方法：

在十公克的乳霜中，加入花精各兩滴（最多可加入三種花精），重要的是，乳霜要經過攪拌，好讓滴液能夠均勻地分布在乳霜當中。

療癒時，要將花精乳霜塗抹在皮膚反應區上，每天二至三次，

如果不適狀況很強烈，可以根據當事者的需求，增加使用次數。花精乳霜比花精敷布法簡便，效果溫和，不過不如敷布法般的具有強烈療效。我們建議優先使用敷布法於非常明顯的不適症、劇烈的疼痛、或是抗拒療癒的疼痛；如果花精乳霜效果並不明顯或是無效，我們也會建議改用敷布法，一旦立竿見影的效果出現，或是不適症狀消除了，接下來再回頭繼續使用花精乳霜作療癒，此時，花精乳霜的療效也已足夠。*

C. 酊劑（Tinktur）

要療癒覆蓋在頭髮下的頭部皮膚反應區，我們推薦使用酊劑。酊劑的稀釋比例與內服花精複方相同，也就是：十毫升的水，加入一滴花精。

最好使用蒸餾水作爲酊劑的載體，以確保溶液有較長的保存期限，爲了避免長期使用造成對敏感頭皮的刺激，盡可能不要使用酒精。

爲了使用的方便性，建議療癒頭部反應區時，使用吸管取代滴管。

D. 乳液（Lotion）

將巴赫花精放入身體乳液當中，然後將乳液塗抹全身。上述的方法是有爭議的，因此，我緊急在此勸阻大家不要如此做。我們曾經使用花精身體乳液來做實驗，將體質花精以及急性體質花精做成乳液來使用。因爲這兩種花可以關閉氣場上的所有凹洞。我們所希望看到的

---

*有機乳霜可以在Isotrop郵購中心購得。

正面效果，只維持了一週。一開始，我們的狀況比往常還要好，但在第二週，所有受測者身上都出現全面性的急遽惡化；也就是說，所有的人歷經了戲劇性的惡化現象。透過體質花精（以及急性體質花精）關閉了氣場上所有的凹洞，這個事實顯然就好像我們同時服用這些反應區的所有花朵，並且帶來相同的反應。在此所引發的混亂，我們可以用花軌來加以解釋，如果我們給予同一條花軌的三朵花，會導致強烈的花軌效應，因爲它們引發了該花軌所屬的中醫經絡的反應（參考《新巴赫花精療法》第三冊）。由於使用體質花精乳液會關閉所有氣場上的凹洞，藉此療癒所有個案需要的花朵所代表的負面情緒，但是同時，許多整條的花精軌道聚集一起，這意味著許多經絡同時作出反應。

我們只能透過研習營學到特殊的敏感測試法，才能檢測出體質花精與急性體質花精。但是，在我們使用巴赫花精乳液時，永遠無法排除在複方乳液當中是否有體質花精的存在。因此，更好的方法是，完全放棄這種花精乳液的使用形式。

4.療癒者可能有的反應

爲了研究花精對氣場造成的影響，以及這個影響導致的身心反應，我們最初被迫直接取用原液瓶中未加以稀釋的花精，將它們塗抹在個案的反應區上。爲了製作身體地圖，使用原液的程序也有絕對的必要性。但長年下來，我們所獲得的經驗顯示，這方法有時會導致治療師產生強烈反應，透過轉移作用，治療師身上出現了與個案相同的身體與心靈症狀。如果沒有注意到這種現象，並且沒有作出相對應的反應，那麼這個被誘發的身體不適與情緒失調會持續數天，有時甚至數週之久。

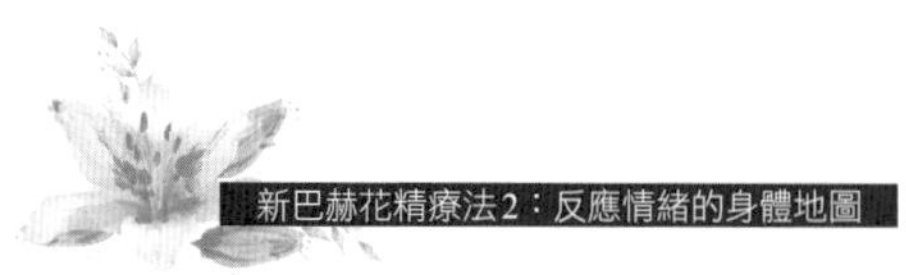

相形之下，塗抹未加稀釋的花精原液於自己身上，不會帶來太大的傷害。唯一的風險是：塗抹花精之後，原來的症狀以較強烈的形式又回來了，或是不適症狀轉移到其它的身體部位，滴上了與此部位相對應的花精之後，症狀又會消失。如果一開始便使用敷布法處理此部位，爲期兩個星期，就可以避免掉這種情況。

根據我們自己的經驗，我們認爲必須大力地警告治療師，千萬不要直接塗抹未加稀釋的花精原液在患者身上。不應該爲了那種「瞬間作用的現象 」所造成的秀場效果，而讓治療師暴露在危險中。所以我們推薦敷布法或是乳霜，它們也一樣有著迅速的療效。

根據文獻顯示，巴赫醫師從不使用花精原液，始終採用稀釋過的花精來做療癒；即使是急性的傷處，他也以外敷的方式療癒：敷布法、局部泡澡、海綿按摩、或是乳液塗抹。唯一的例外是已經失去意識的個案，巴赫醫師才施以急救花精原液加以療癒。

CHAPTER 4

其他應用的可能性

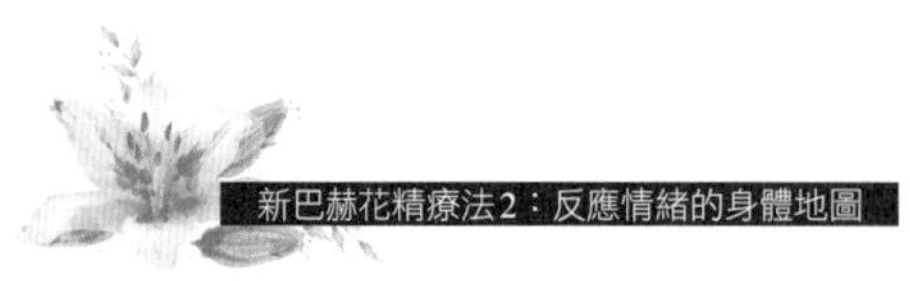

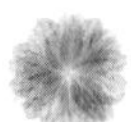

1.與人體地圖無關的適應症

如果受到外在因素的影響，引起身體局部性的能量阻塞時，應該要使用「外在花精」[17]，由於這些外在花精可以除去病痛的原因，它們比受傷部位所對應的花精，來得更強效，藥效更持久。

診斷時要根據外在影響的種類，以下是主要的適應症：

伯利恆之星

- 受傷
- 跌打損傷
- 燒傷
- 曬傷
- 陽光過敏
- 腐蝕性的受傷

金雀花

- 局部性的能量阻塞與受傷導致的後果，經過長時間療癒都無效果
- 無法癒合的傷口

榆樹

- 過度勞累後的肌肉酸痛與關節疼痛
- 網球肘
- 肌肉疼痛
- 搬重物後的背痛與肩痛

由於這些適應症通常都是很強烈的疼痛，因此建議使用敷布療

法。榆樹可以用在任何形式的負荷過重時。如果還有受傷的情況發生，要與伯利恆之星一起使用才恰當。

胡桃

- 切傷、割傷
- 開放性傷口
- 預防傷口癒合不良與過度結疤
- 疤痕的療癒（參考下一節）

若是急性的受傷，要與伯利恆之星一起使用。

由於花精不應該直接使用在開放性的傷口，原則上我們建議大家，採用杯水法內服的方式（從花精儲存瓶取兩滴花精原液，滴入一杯水中，在急症的時候，一刻鐘或是半小時服用一口，或者就是一天四至五次）。

白楊

- 受到精微力量影響導致的結果

上面的適應症只能透過敏感診斷法加以證實。針對那種無法說明的害怕、又會與病痛一起出現的情況，可以看作是白楊線索。

2.療癒疤痕

即使只是個小疤痕，在某些情況之下，這些疤痕可能導致身體上產生不同毛病，進而影響健康；如果傷口癒合不完全，那麼疤痕所在之處，將會阻擋身體能量的流動，形成所謂的「干擾區」，而這干擾區可能引發身體其他部位的不適。

請牢記：一方面，針灸經絡中的能量流伴隨著可測量的皮膚電阻變化，另一方面受到干擾的疤痕與周圍的皮膚有著不同的皮膚電阻，這是我們可以理解的。

在非常少見的情況下，我們才會將這些疤痕當成是受到干擾的部位。這時候，體質敏感的靈視者會在受到干擾的部位上方，找到氣場上狹窄的凹陷處。否則，我們只能透過皮膚電阻測試或測試性的療癒，找到相關的信息。在自然療法的領域，我們通常會在疤痕上作局部的麻醉注射，如果我們的假定是正確的，那些因疤痕所引起的病痛會在幾秒之內解除。因此，我們稱它是「瞬間作用的現象」。

塗抹胡桃花精會達到同樣的目的，而且完全不會引起疼痛，這對於口腔部位的疤痕特別有效，例如：拔牙後的疤痕或扁桃腺的疤痕，只要在棉花棒上面滴上幾滴胡桃花精，塗抹在疤痕上即可。

為了達到與麻醉注射一般的效果，在使用胡桃花精療癒疤痕時，是採用未加稀釋的花精原液，如果在擦上胡桃花精之後，馬上有任何感覺變化，那麼此疤痕必定造成了干擾區場。至於因為直接使用未稀釋的胡桃花精而在治療師身上產生的負面反應，依我的觀察，至今沒有發現過。

至於使用胡桃乳霜來療癒疤痕，經由每天規律地塗抹，大約需要四星期的時間才會完全復原。如果額外加上精油（水仙精油）＊會加強療效。至於乳霜，我們建議採用會橋接起中斷的皮膚導電性的基底乳霜，這個處方會加速消除疤痕、並且使皮膚再生。＊＊

＊巴赫花精相對應的精油是新巴赫花精療法系列中精油與礦石的主題，日後會有中文版。

＊＊除疤乳霜可向台灣的療癒綠公司購買。

 3.「心靈美容」

負面情緒會顯示在圍繞我們身體周圍的能量圈（氣場光環）。根據情緒的強度與持續的時間長短，最後也會在我們的身體呈現出來。皮膚因此成了反映我們情緒與感受的鏡子。例如：激動時會臉紅、驚嚇時臉色會蒼白、不安時會導致排汗量增多。

如果我們感覺到皮膚不舒服——根據引發此不舒服的情緒類型——皮膚的功能會反映出此一干擾。例如：自覺不潔淨，就會在皮膚上呈現出不潔的小瑕疵；如果我們將自己與週遭的環境隔絕起來，皮膚就會有皮屑掉落，日後發展成「防護裝甲」的厚皮。

因此，我們不為人知的情感、大大小小讓我們天天煩心的擔憂、我們的困難與內在衝突，這些都不是祕密；根據下面的格言，皮膚透露我們的內在：「疾病說實話。」皮膚甚至也可能透露出，我們在別人面前極力嘗試隱藏的部分。臉部最容易讓我們清楚看到，個案需要被療癒的負面情緒。

巴赫醫師也使用花精作為美容的用途。娜拉・維克寫道：「有個四十幾歲的男人，額頭上長了個很不雅觀的肉疣，嚴重地影響到他的健康，他是個和藹可親的人，喜歡和哥兒們在一起談論上帝與世界，談論他自己的身心健康問題，這些是他最感到快樂的事。基於考量他的基本性格與心靈狀態，開立石楠花精處方似乎會很有效。巴赫醫師開給他石楠花精乳液的處方。使用三個星期之後，他的肉疣完全消失了，甚至沒有在額頭上留下一丁點的疤痕。」[18]

彼德訓（Jens-Erik R. Peterson）同樣也報導了一個使用巴赫花精做美容療癒的案例：「有個十二歲的女孩臉上有皮丘疹，雖然醫生向母親保證，皮丘疹會漸漸消失，但是女孩還是非常的不快樂，而且變

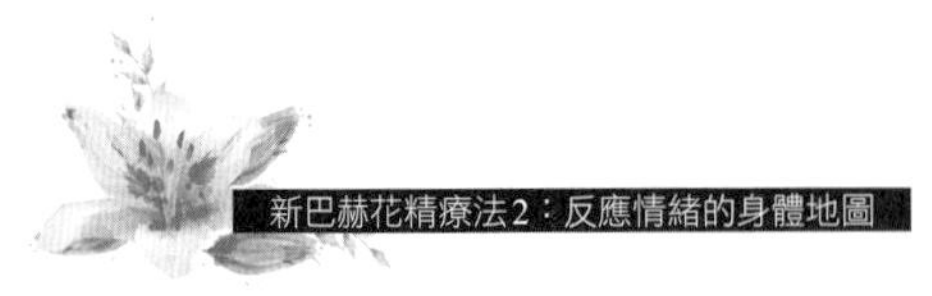

得很沒有自信。她是個十分安靜、且畏縮的孩子，經常沉醉在自己的白日夢當中。對她這種愛做白日夢的狀態，我們爲她開立了**鐵線蓮花精**。小女孩很迅速地有了反應，她變得活潑了，對學校與家庭也比較興趣增加了；根據她母親的說法，她甚至開始對很多事情發展出強烈的熱忱。在她服用完第二瓶花精後，所有的皮丘疹完全消逝無蹤。」[19]

我們可以根據下列的準則來選擇花精：

1. 通常人體器官語言可以提供我們一條清楚的線索，指引我們推測當事人的基本心靈狀態，這些心態可能是導致特定皮膚問題的原因。例如：十分敏感的皮膚表示，當事人可能是伯利恆之星類型的人，這類型的人擁有容易受傷的性格。

   如果我們根據談話內容找出的花精，再與根據器官語言找出的花精作比較，會引導我們找到造成皮膚毛病的相關花朵，這時候可以讓當事人除了外用花精乳霜之外，額外地內服花精複方。我們可以使用超過三種花精到乳霜當中療癒皮膚毛病，與透過皮膚反應區療癒身體上的病痛不同。

2. 另外一種辨識的可能性是：透過身體地圖中的皮膚反應區找到負面情緒症狀，這時通常可以發現當事者主要心理難題的線索。例如，上嘴唇皮膚上的皺紋，是楊柳狀態的投射。如果同時存在著恨意，這皺紋就會延伸到嘴角，甚至一直延伸到冬青反應區。有時，還可能會遺留下深深的溝紋。引發皺紋的負面情緒事件也有可能已經雲淡風輕地消逝，但是恨意在皮膚上刻畫下來的痕跡，至今仍然歷歷可見。

使用的案例

療癒青春期的青春痘，可以考慮下列花精（可能是一種，有時也可能是兩、三種）：

❊ 胡桃：過渡到生命的新階段。

❊ 酸蘋果：針對性萌芽——通常不自覺——的恐懼，感覺性是一種「骯髒」的事情。

❊ 鐵線蓮：針對這個生命階段典型的狀況——沉醉於夢幻中。俗話說：這是一種無法實現的「青春夢想」。

針對青春痘，我們一般會建議使用膠原蛋白乳霜（Collagen Cream），因為它會修補青春痘，也有預防青春痘阻塞毛孔的排毒作用。

針對不潔淨的皮膚，可以在洗面乳當中外加幾滴酸蘋果花精。

特別蒼白的皮膚提供了鐵線蓮花精狀態的線索；在此狀態，當事人的個性十分不活躍，不會積極地參與生活。

鬆弛的皮膚表示出此人性格鬆垮，這種狀況可以使用下列的花精：

❊ 角樹：針對興趣缺缺、以及缺乏動力，與持續用腦過度導致的疲憊與體力耗竭有關。

❊ 矢車菊：針對意志薄弱的人格，他們無法說不，因此常被別人耗盡力量。

❊ 野薔薇：針對那些因為內心投降、聽天由命，而導致的麻木不仁與漠不關心的狀態（在某些特定狀況下，當事人可能經年累月的處在野薔薇的狀態。）

❊ 落葉松：當事者不信賴自己的能力。

❊ 歐白芥：當事者受苦於憂鬱困擾，對他來說，人生沒有意義並且空洞乏味。

製作巴赫花精美容保養品的方式，是將花精儲存瓶中沒稀釋過的

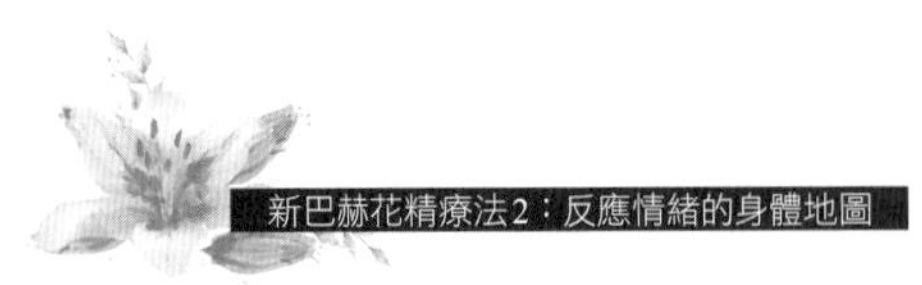

花精液，滴入已經做好的美容保養乳霜當中，也可以再加入精油，這並不會影響花精的效果。

使用巴赫花精作爲美容的目的，不僅僅是爲了美麗的容貌而已。由於在大多數的情況下，受療癒的主要部位通常就是實際上受到了干擾的反應區。因此使用花精療癒皮膚——以及疼痛的部位——也的確有助於人格成長。出於這個理由，我們稱這樣的花精療癒爲「心靈美容」，絕對是恰當的。

但是，想要概括性地將花精歸類成療癒特定類型的皮膚問題或甚至是皮膚病，這是不恰當的。此外，源自此一想法所研發出來的皮膚保養成品，也不是完全沒問題；因爲配方中所使用的花精，通常在長期間內「沒有受到監控」地被使用。根據我的經驗，以這種方式使用花精，在某些情況下，很有可能會引起負面的心理反應，特別是在我們忽略了《新巴赫花精療法1：療癒身心靈的12種花精軌道》中所提到的長期使用原則時。我們只推薦正在接受巴赫花精療癒時，客製化的使用花精美容配方。

CHAPTER 5

案例

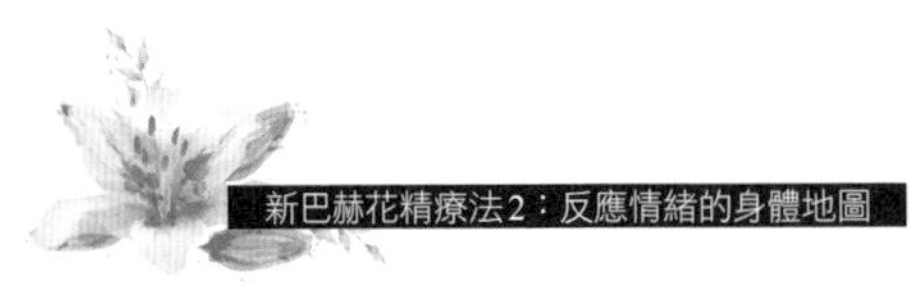

案例一

有一位年輕女士，她在每次月經來潮時，下腹部都劇痛不已，左側疼痛出現在溝酸漿反應區，右側的疼痛則出現在橄欖反應區。她將幾滴**橄欖**與**溝酸漿**加入基底乳霜中攪拌，然後將花精乳霜每日塗抹患處一至兩次。

在第一次使用花精乳霜時，疼痛便消失了，三天之後，她感覺到有股好像是能量的東西「從頭頂一直流到腳底」，在每一次塗抹花精乳霜時，都會出現這種感覺。

使用一星期之後，她被臨床診斷爲克隆氏症（Morbus Crohn）的長期性腸絞痛也一併消失了。

案例二

有一位五十四歲的病患，長期受到胸部劇烈疼痛的折磨，根據醫生的診斷，應該與帶狀皰疹有關。這個疼痛的部位雖然只有拇指大，但帶來的疼痛卻讓人無法忍受。在這之前，她已經接受過各種不同的療癒，例如：神經元療癒、臭氧療癒。但這些療癒多半只能短時間的緩解疼痛，就算是使用皮質類固醇注射，也只能短暫緩解疼痛。

患者在塗抹了忍冬花精之後，疼痛立刻消失。幾個鐘頭之後，疼痛又慢慢回來，於是她再次在胸部塗抹**忍冬花精**，疼痛又消失了。再接下來的幾天，她繼續採用這種方式進行療癒。五天之後，她在電話中告訴我，不但是胸部的疼痛完全消失了，折磨她多年的憂鬱症也不藥而癒，這種憂鬱與一種渴望的感覺有關，至於她渴望的是什麼，她自己也不知道。

一段時日之後，這位病患又因為嚴重的頭痛來到診所，她已經嘗試過各式各樣的止痛劑，這些藥除了副作用以外，並沒有任何的療效。我使用同類療法的藥物，在幾個點上進行注射，這些點是根據克里安攝影照片所找出的適當部位，患者隨後就不覺得疼痛了。儘管如此，我們還是建議她如果疼痛又復發的話，可以使用**岩水**花精塗抹在這個部位。

幾個星期之後，她用電話告知我這個療癒的成果只持續了一天，第二天劇烈的疼痛又出現了，然而，在她使用岩水花精塗抹之後，幾秒鐘內，疼痛就完完全全消失了。

案例三

有一位三十四歲的女患者，因為肩膀以及頸部越來越加劇的疼痛而來求診。她已經接受了長達一個月的疼痛治療，但是直到當日都沒有成效，疼痛感還是不斷增加，因此，她必須持續服用止痛藥，讓她撐過一整天。當她來找我時，已經因為肩頸疼痛而好幾天無法工作。我為她塗上兩滴**橡樹**花精在頸部與肩部疼痛的部位之後，她表示這個區塊的疼痛，瞬間消失了。但是，疼痛以更劇烈的方式向前方轉移，在左邊甲狀腺與胸鎖乳突肌的部位，而她感到特別疼痛的部位正是馬鞭草最占優勢的區塊。

我在這個疼痛反應區滴上三滴**馬鞭草**，發生了什麼事呢？這位患者事後告訴我，她體驗到一種恍惚的狀態，在服用幾滴馬鞭草花精後，她瞬間進入到一種安寧、完全放鬆的狀態，她無法張開她的眼皮，就坐在椅子上睡著了。她醒來後說，她可以覺知到周遭所發生的事，身體卻處在一種舒服的寧靜的狀態中。這到底發生了什麼事？

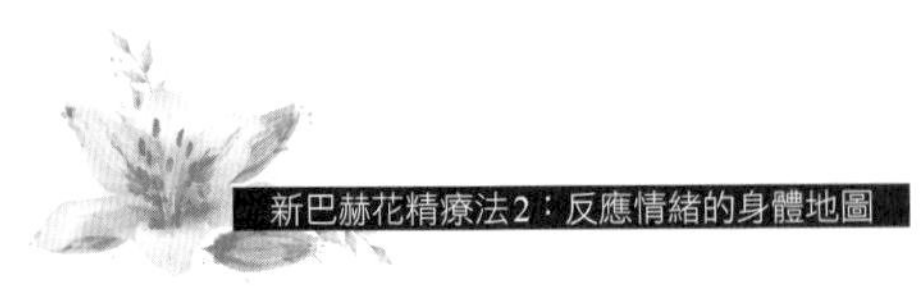

三天後，她又回到我的診療室，告訴我她在療癒前幾天，幾乎完全無法安靜下來，而且身體過度操勞，在塗抹了花精之後，身體恢復了平衡的狀態，也就是主動的陽性原則與被動的陰性原則，在細微層次上，獲得了理想的平衡狀態。基於她過去幾天的經驗，她不得不承認，活動與休息的天秤對她而言極度失衡；過度熱心、過度活躍的生活形態，過度消耗她的健康，身體逼迫她要趕快去休息，以便進行身體上的平衡。這就是爲什麼她在療癒時，馬上沉沉睡去。爲了預防疼痛再度出現，我讓她在家裡繼續使用敷布貼敷這些區塊，此後，這些疼痛便不再出現了。

案例四

有一位三十六歲的男病患來到我的診間，讓我看他的隱疾：肛門部位的瘻管。他抱怨說：「我很難坐下來，因爲一坐下來，這裡就要命地疼痛。就算是坐著，我也渾身不對勁，因爲這根瘻管讓我只能用一邊的屁股坐著。」

我爲他在有瘻管的部位滴上兩滴**甜栗花**，疼痛便一分鐘一分鐘地緩解，五分鐘之後，疼痛完全消失了，患者終於可以舒服地坐下來了。接下來，他在家裡自己使用敷布繼續做療癒，瘻管就慢慢穩定地癒合了，四個禮拜之後，幾乎再也看不到它了。

案例五

有一位四十七歲的女患者，因爲左上顎竇部位朝向耳朵擴散的疼痛，向我尋求諮詢，她告訴我說，耳鼻喉科的醫生在左上顎竇確認找到一顆囊腫，他必須進行手術將囊腫取出。

在左面頰與左耳後面的部位使用巴赫**橡樹**花精後，她對我說，她聽到一陣潺潺流水聲，從耳朵向左顎竇擴散；她有一種感覺，好似有人在這個部位將空氣壓縮，讓它通過，好讓竇口與通道暢通無阻，同時她感到一種前所未有的放鬆。後來，她自行在家裡使用敷布外用法進行療癒，八周之後，她到耳鼻喉科醫師那裡回診，醫生對這個結果感到吃驚不已，絕口沒再提動手術一事。

案例六

一位四十六歲的女子來到診所，主訴她的月經停了好長一段時間，她的醫生把這歸因於更年期來臨，要她不要太擔心。

我個人認為治療師的職責在於：盡可能地幫助女人保有月經的狀態。我們很清楚女性的週期代表一種能量上的充電與放電，月經釋放的同時，身體也獲得清理。

基於這種考量，只要是與月經有關的問題，我們一定要問：是什麼原因誘發了這種賀爾蒙失調的問題？在大多數的情況下，月經失調泰半源自於不當的情緒及不當的心態。

這正好是這位女子的情況。她無法和性愛交朋友，每一次和先生睡過覺後，她都感到有罪惡感。

在薦骨部位使用巴赫**松樹**花精後，她表示，好像有陣灼熱的火光在她的小腹流動，這個狀況如閃電般地突然出現、又立刻消失。但是，腹部的熱流感依然存在，並持續一段時間。我建議她，每天用松樹花精敷布貼敷這個部位。三週後，她回到我的診所，高興地說：她的月經又恢復了。

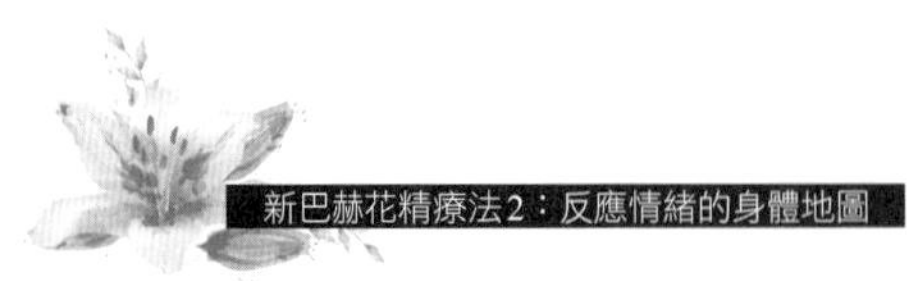

案例七

七十四歲的老婦因爲週期性支氣管炎來到我的診所。剛開始時，她採用西醫的內科療癒，但是胸痛和咳嗽一次又一次的復發。她指著胸前投訴：即使只是輕輕地碰那一點，仍然會感覺到無法忍受的疼痛。

以**橡樹**花精塗抹在該區塊後，她覺得她的胸腔變輕盈了，約莫一分鐘後，她的胸痛完全消失。我教她如何正確的使用敷布法，讓她可以在家持續療癒。兩星期後她回診時說，自從第一次療癒後，她再也沒有咳嗽了。

案例八

一位三十三歲的女性因爲甲狀腺腫大來到我的辦公室。她無法忍受炎熱的天氣——炎熱的天氣使她的甲狀腺腫大，導致吞嚥困難、呼吸困難、和頭暈的現象。她已經持續看西醫一年，卻毫無成效。

我在她的甲狀腺部位擦上**馬鞭草**花精，患者覺得她的甲狀腺持續腫大並且快要爆開，當壓力轉移到腺體上時，我則改用**水堇**花精。過一會兒，她覺得壓力慢慢下沉，沒多久就消失了。她按照指示每天在這兩個區塊塗抹對應的花精。幾個星期後，她回報症狀消失了，她再也沒有因爲天氣炎熱而備受折磨。

案例九

七十六歲的男患者因爲氣喘常常發作而來找我。他的呼吸非常沉重、也喘個不停，縱然是最強的特效藥都無法幫助他，他因爲胸腔非常疼痛，以至於他夜裡非常不舒服，常常一大早就醒來，但他起床後總是筋疲力盡。

我們以**橡樹**花精擦在他的胸前，**溝酸漿**花精塗抹在背部，他回應胸口有種刺刺的感覺，及脊椎上方的部位有灼熱感。五分鐘後，他說他的胸口有股解脫感，而他已經有好長一段時間沒有這種感受了。他按照指示，在家繼續以橡樹、溝酸漿花精的敷布外用法持續療癒。

一星期後，他回到我的辦公室時，療效仍成功的發揮。他非常驚訝只是外用的幾滴花精，就能對他的肺部發揮如此強大的影響力。他決定不再額外約西醫門診，免得他的「老症頭」又回來。

案例十

四十四歲女患者得了急性感冒——咳嗽、流鼻水和支氣管炎。她呼吸非常困難，我爲她的胸部作聽診時，聽到劈裡啪啦的大聲噪音。當我塗抹**矢車菊**花精在她胸口之後，她呼吸狀況轉好，原先令人擔憂的噪音也消失了。

案例十一

一位二十二歲男性患者，因爲掉髮和頭皮刺痛問題而苦惱不堪。他髮量已然稀薄，所以他非常害怕自己很快會變成禿子。他的頭皮非

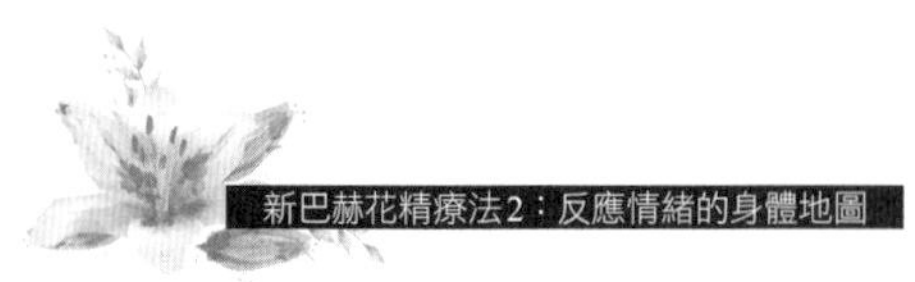

常敏感，當他大量掉髮時，頭皮也會爆出刺痛。患者的病兆始於鳳仙花花精反應區，隨即擴散到整個頭部。他是個非常急躁的人。

這位患者得到一瓶由蒸餾水製成的生髮水，我們在生髮水裡加入了幾滴**鳳仙花**花精。另外，我給他一瓶順勢療法藥物，以療癒他掉髮的可能肇因，外加一瓶口服花精複方，花精複方的處方會隨著每次診療會談的內容而調整。

三個星期後，患者的病痛減輕許多，幾乎不痛了。掉髮的現象幾乎停止了，頭皮痛也只是偶爾出現——當他急躁不耐煩時。但是只要擦上加了鳳仙花花精的生髮水，疼痛在數分鐘內即會消失。

案例十二

有位三十一歲的患者因急性頭痛與肩頸僵硬來求診。他告訴我說，每天一醒過來，這些症狀就陪他起床。我們在他肩膀塗抹**橄欖**花精、前後頸部塗抹**水堇**花精後，疼痛即刻消失了。

案例十三

有位上了年紀的男患者抱怨他的心臟不舒服的問題。他說他感覺到他的心臟周圍有股讓他非常不舒服的壓力；如果他聊天聊很久，他的心臟會負荷不了。他覺得他的心臟緊縮、脈搏好像正跛腳前行，有時候他還會以為他的心臟會在無預警的狀態下罷工。經過周密的測試和詳細的心臟檢查後，檢驗報告顯示他的心臟並沒有問題。

這位患者收到**矢車菊**花精乳霜的處方，並指示他一天兩次擦在心臟周圍。第三天，他回報說好像有人「轉動了開關」，他的症狀幾乎消失。從開始塗抹乳霜的一星期後，他痊癒了。

案例十四

有位六十歲的患者，有肩膀緊繃僵硬與頸部疼痛的困擾。一開始，我使用彩光針灸與注射療癒，但都無效。於是，我在她的肩膀塗抹**橄欖**花精，緊繃與緊張漸漸緩和下來。接著，在我以**水堇**花精塗抹她頸部後，僵硬緊張也立刻解除了。

案例十五

有位五歲小男孩胃痛。經過檢查，他胃痛的地方落在**岩薔薇**花精皮膚反應區，所以我詢問他最近是不是有恐怖、可怕的事情發生？也許是害怕死亡？（**岩薔薇**花精對症恐怖、死亡）於是，小男孩說出數星期前發生的事件。

在胃部擦過一次岩薔薇花精之後，小男孩就不再胃痛了。

案例十六

一個年輕人抱怨額頭上籠罩著一股灰暗、遲鈍的能量，使得他終日昏昏沉沉，卻睡得很少。當幾滴**橄欖**花精擦在他的額頭上後，他馬上覺得四周清晰、明亮起來，原先昏昏沉沉的症狀也剎那間消失了。

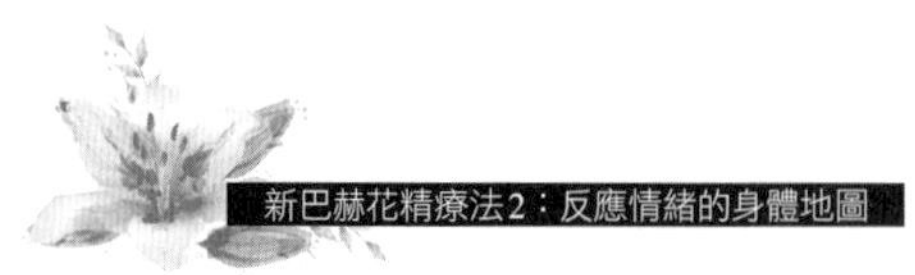

案例十七

一名三十歲的女患者，主訴頭痛。當我們用手掃描過氣場光環後，證實在肚臍以上**落葉松**反應區的部位，是特別受到干擾的區塊。在塗抹落葉松花精之後，她頭痛的症狀立刻消失。由於她從小就缺乏自信，因此，回家之後得持續塗抹**落葉松**花精。

接下來的那段時間，她經歷非常強烈的、欣欣向榮的心靈感受。後來她告訴我們：在第一次療癒後，她多多少少立刻感受到一種前所未有的自信，在緊接下來的幾個星期中，她的自信變得更強大，她體驗到一種難以描述的高峰階段，突然間，她可以開始做一些她一輩子都不敢嘗試的事情。

案例十八

有位三十歲的女患者，主訴是第七頸椎處疼痛與緊繃，在塗抹了**野薔薇**花精之後，疼痛立刻解除了，肌肉也放鬆了。接下來的日子裡，這部位不再疼痛了。

案例十九

有位六十歲的女患者，幾個月來都有呼吸上的困難，她表示有種「寒冷」的感覺，好像是她吸進了冷空氣一般，因此無法順暢地呼吸。我們將馬鞭草花精塗抹在對應皮膚反應區上，幾秒鐘後，她可以正常地順暢呼吸了。並且僅僅使用一次**馬鞭草**花精，就永遠地解除她呼吸困難的難題。

案例二十

一位我認識的朋友，有一次在電話中告訴我，她在右邊額頭上有種壓力感，好像右眼無法看清楚的感覺，像是眼睛前有個擋板般，阻礙了她的視野。我建議她，在這反應區使用**橄欖**花精。在她擦上**橄欖**花精之後，一瞬間她額頭上的壓力馬上解除了，眼前的擋板也消失了，視力也完全恢復正常。

案例二十一

有位五十九歲的患者，臀部兩邊疼痛。他因爲許多其他不同的毛病在我的診所長期接受同類療法的療癒。在定期服用同類療法高勢能製劑後，他的病情已經很穩定地漸漸好轉，唯有臀部的疼痛仍然毫無進展。

我建議患者每天用使用**甜栗花**敷布貼敷在兩邊的屁股上。過了四個星期，患者在門診時告訴我，疼痛消失了。他表示，他一生當中經歷了許多事件，因而多次引發死亡幽谷般的絕望感，雖然這些事件大多數都已成爲遙遠的過去，其中一件是發生在他一歲時，但是這些絕望的情緒其實都還儲存在他的身體裡面。

案例二十二

三十二歲的女患者，一年多來因爲左半側頭部不可思議地發麻而就醫。她的症狀偶爾會延伸到頸部，造成發麻或發熱。她已經在醫院以最新的醫學儀器進行檢測，但仍找不到發病原因；就算是電腦斷層

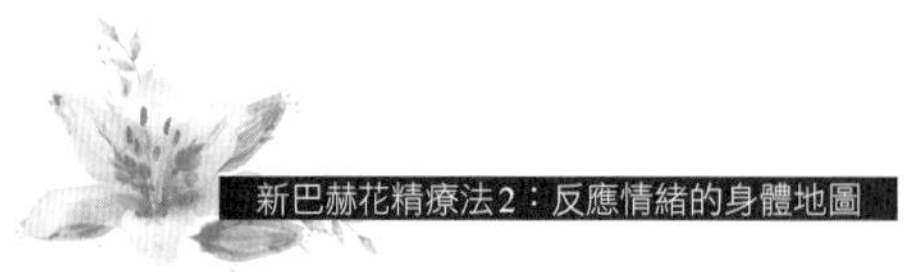

掃描（CAT Scan），還是無法解釋症狀起因。

同時間，這名女性活在極度的恐懼中。她常常覺得有人站在她背後和命令她去執行某些事情；在她開車時，這種感覺最強烈，她覺得總有人跟著她，並踩在她油門的腳上強迫加速，她必須用盡全身力氣去反抗。她對於這些發生在她身上的事件感到厭惡至極，這些事件導致她身體循環系統功能下降，而且她很害怕自己有朝一日就突然崩潰了。

有時候，她走路像是酒醉一般，必須扶著牆壁才能行進，在過馬路時則是驚恐不已，她一直怕壞事會突然降臨在她身上、或是怕自己跌倒、她也怕自己會發瘋。

在擦了**葡萄藤**花精在相對應的皮膚反應區後，原先頭部發麻的狀態轉換成一陣一陣跳動式的疼痛，一會兒之後，連脖子都出現一樣的現象；於是我們塗抹**水菫**花精在她的脖子上，本來沉重的感覺瞬間消逝，但是她左肩膀仍然疼痛，而且這個痛擴散到左手臂上，在施予**金雀花**花精之後，這些症狀也馬上消失。

半小時之後，發麻的現象又出現了，我在她的舌下滴兩滴**白楊**花精，也在她下脊椎的地方擦上**楊柳**花精，她發麻的症狀立刻停止了。於是，我指示她每天以稀釋過的**葡萄藤**、**水菫**、**金雀花**花精擦在相對應的皮膚反應區；口服花精複方包含**白楊**、**櫻桃李**、**楊柳**花精，及添入**伯利恆之星**花精處理她過去情緒上的創傷。最後，再加入診療談話裡找到的失調花精：**松樹**、**櫸木**、**歐白芥**。

一般使用外用花精的標準是不要超過七支。但是，這個個案是例外，她對巴赫花精皮膚反應區的對應花精有良好反應，因此，在處方裡必須使用相對應花精；另一方面，個案本身處於失調階段的負面情緒狀態，需要優先加以處理。我們同時開立不同花精複方，用於口服和外用，可以避免強烈的過度刺激反應。在此次療程之後，個案就不再需要七支以上的花精進行療癒，處方裡的花精數量銳減。

三個月後，當我再見到這名女患者時，大體說來，她的身心狀況好多了。頭部發麻的現象幾乎消失，若是非常罕見的再度復發，擦上外用花精複方處方後，症狀也馬上消失、立即見效。至於有人在她背後支使她的感覺也不見了。

案例二十三

一名二十六歲的患者，不斷地喊累，我們將**野薔薇**花精擦揉在她的右手臂的反應區上，她立即感覺清醒了許多。

似鉛一般沉重的疲憊感，是阻礙療效的因素，它的起因多半是過去事件引起的情緒記憶仍然根植於此處。一旦開始療癒這個反應區，疲憊會立刻消失。我們經常觀察到，在此區塗抹野薔薇後，引發的作用好像是喝了咖啡一般。通常在**野薔薇**皮膚反應區上滴幾滴花精後，頭腦會覺得更清楚、明晰。但是，在此我們要特別警告各位，不要使用未稀釋的花精原液療癒這個部位，這一點千萬要注意。

案例二十四

一名五十六歲的患者，她的肩部和頸部罹患嚴重的僵直性緊張。她可以毫無困難的將頭部朝左邊轉動，但是當她試圖將頭部轉向另一個方向時，她無法超過某個特定的點，過了此點，她的頸部肌肉就麻痺了，阻礙她轉動。在第七頸椎周圍塗抹了**野薔薇**花精後，她的緊張立刻消除，頭部瞬間可以自由活動了。

CHAPTER 6

其他可能的展望

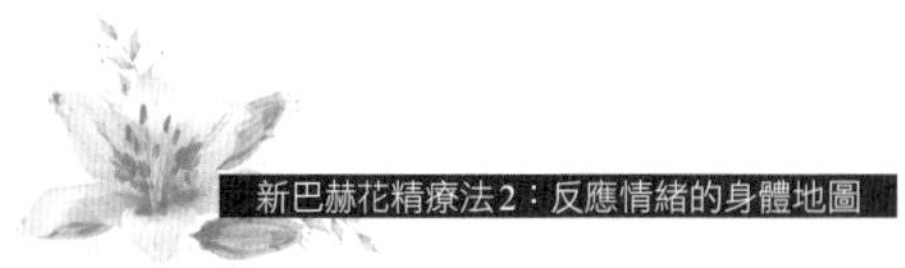

除了本書與《新巴赫花精療法1：療癒身心靈的12種花精軌道》中所描述的應用可能性之外，還有其它依據巴赫花精療法所發展出來的療癒形式。基本上，它們是根據花精軌道的概念發展出來的，花精軌道是擴展的應用形式中作為診斷考量的依據，因此被視為是一個整體。花精軌道彼此間的關係提供我們不少寓意深遠的診斷線索，也開啓了新的應用可能性。將花精直接用於身體上，可以增強花精的作用，尤其針對那些至今一直不見效果的療癒案例，更是意義非凡。

在執業過程中，我發現身體上有特定的診斷點，在這些點上施予壓力，並檢測個案對此壓力的敏感反應強度，可以幫助我們診斷出個案所需要的花精軌道。個案在施壓點所感知到的強度，反應了此花精軌道受到干擾的程度大小。使用這種方法，很容易可以測試出「最活躍」的花精軌道，它也象徵個案目前最主要的問題。我們透過此一客觀檢測所作出的診斷，也可以如諮商會談一般，得到高品質的評估結論。

這一整套自成系統的診斷點，與巴赫花精有直接對應的關係。當病人的病症已深入五臟六腑，用一般的方法使用花精，而其作用不足以消除症狀時，診斷點療法提供治療師另一種可能性，持續用另外一種方法使用花精，也就是在病人身體的某些點上（類似中醫穴位）施用花精。通常，我們不會改用其他療癒方法，而會根據在診斷點上的施壓敏感測試方法來篩選出巴赫花精，之後再根據病情的嚴重程度，在診斷點上注射順勢療法酊劑，或是照射彩光針灸，在許多案例中，我們也發現使用指壓就綽綽有餘。

在療癒「花精點」的過程中，大多數個案都有以下經驗：在花精點使用花精之後，此花精所相應的皮膚反應區上的疼痛立刻獲得緩解。有時候，在療癒之後，該花精點相對應的其他皮膚反應區立即呈現身體上的反應。我們也觀察到，與該「花精點」的情緒狀態會短暫地、劇烈地出現。我們認爲這些在診所中每天發生的現象和反應，都一再地證明了花精軌道與皮膚反應區的存在。

除此之外，使用巴赫花精還有其它的可能性，以及從中衍生出來的許多新的診斷法和療癒法，正被如火如荼地實驗與研發著。這些研究的目的在於發展出全人療法的概念，在此，療癒身體的疾病是巴赫花精療法的核心，而不只是一種促進心靈和諧的輔助療法。

一開始，我們運用花精來療癒情緒失調，更進一步地，我們擴展運用花精的範圍，使用它們來療癒乙太體或是粗身肉體。

本質上，這些新方法完全符合巴赫醫師對於療癒的理想——既簡單又素樸。

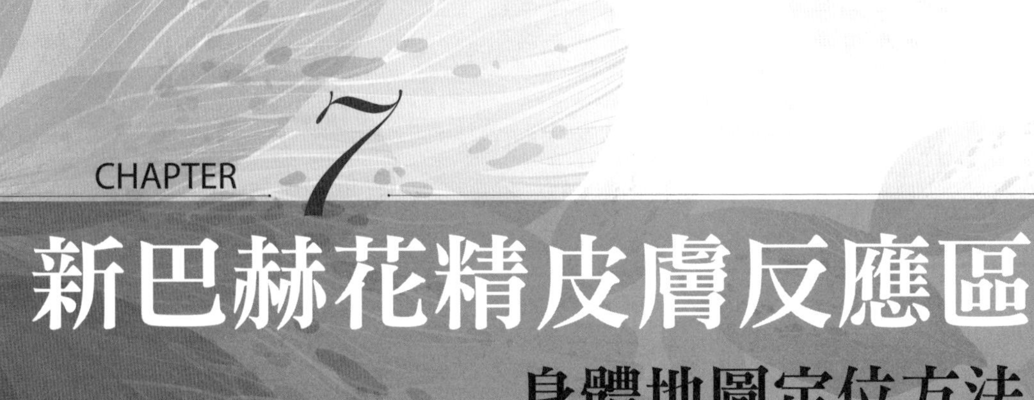

CHAPTER 7

新巴赫花精皮膚反應區

身體地圖定位方法

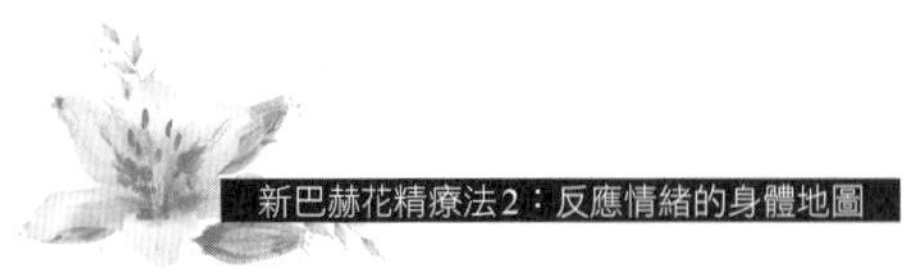

找出背部的皮膚反應區

人是脊椎動物，具有七節頸椎、十二節胸椎、五節腰椎、薦骨和尾骶骨。因此，當我們企圖在人體背部定位皮膚反應區時，脊椎是很好的工具；我們可以先用眼線筆標記容易辨識的椎骨，再以此爲中心，向上或向下尋找其他椎節。

第七節頸椎、第四節腰椎都很好識別，尋找方式如下：

第七節頸椎：

位於頸部底端的第七節頸椎十分好找。低頭時，後肩會有一椎骨明顯突出，此椎骨即爲第七節頸椎。

第四節腰椎：

雙手叉腰時，兩手大拇指置於骨盆上方。二大拇指間連線，將會通過第四腰椎。

編按：圖說所謂的「左」、「右」，是以觀看者自身的角度而言。

1. Agrimony 龍芽草

本區域位於左下腹。

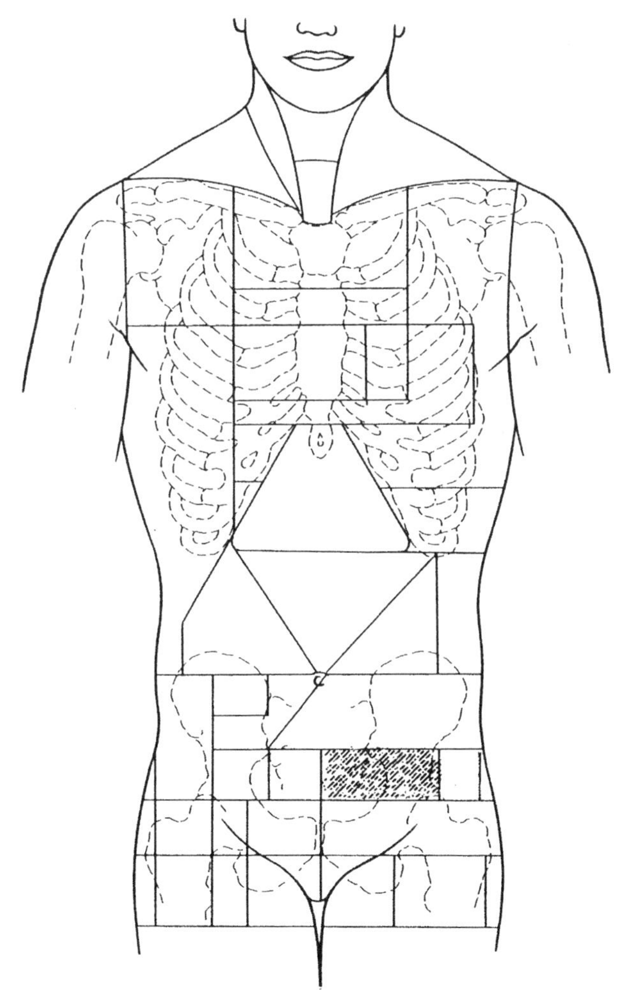

起自「恥骨上緣和肚臍之間的中心水平線」，到陰毛叢上緣結束。

內邊界為身體中心線，由此往外 6 指寬的平行線為外邊界。

1. Agrimony 龍芽草

本區域位於鼻子左側。

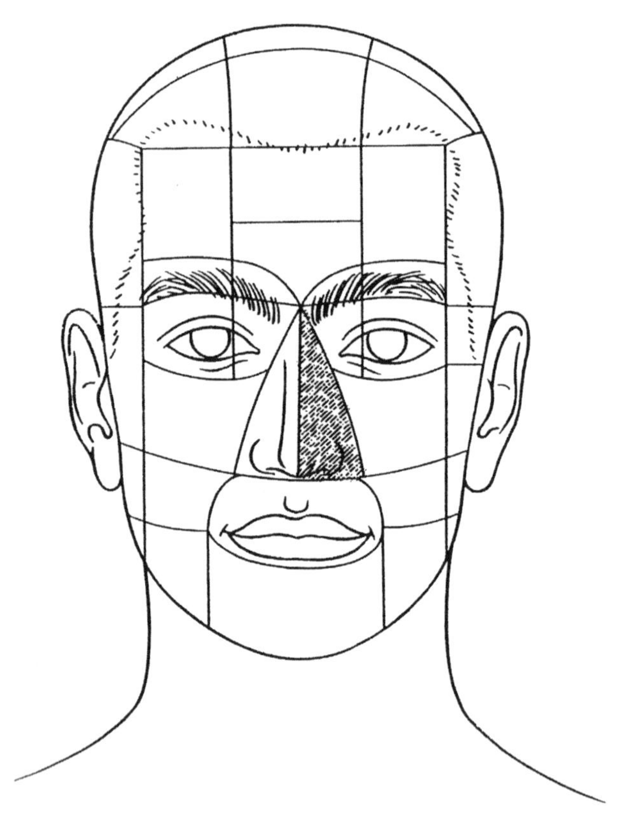

起自眉心，沿著左鼻翼向下延伸至下鼻緣。

1. Agrimony 龍芽草

本區域位於左小腿後方。

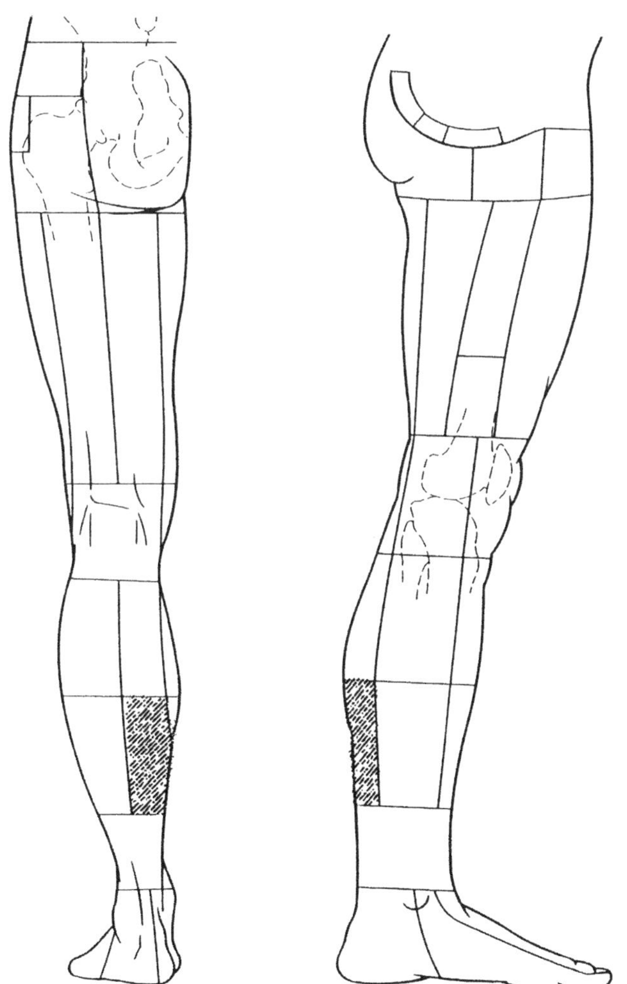

起自內踝上緣向上 4 指寬之水平線，由此再往上 6 指寬處結束。

後邊界為小腿中心線，也就是從阿基里斯腱連往膕窩中心之延伸線；由此向內 3 指寬之平行線為前邊界。

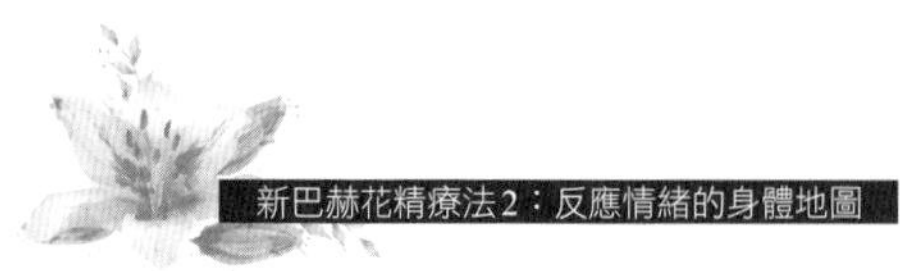

1. Agrimony 龍芽草

本區域位於右大腿後方。

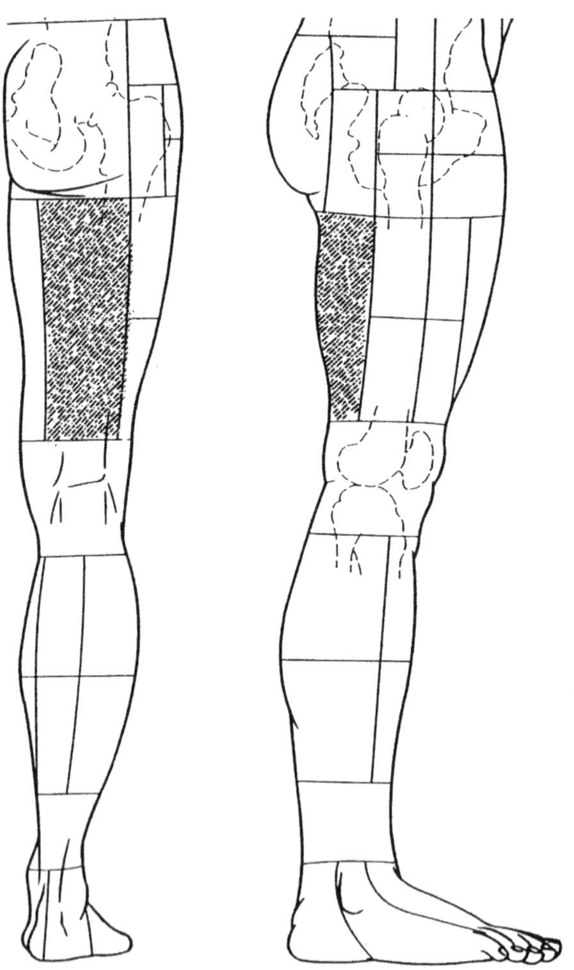

起自臀夾下方 1 指寬之水平線，結束於右膝蓋骨上方 1 指寬處之水平線。

兩側邊界為「膝蓋骨中心線向左、向右 2 指半處垂直線，此區外邊界為腋後褶之向下延伸線，內邊界在後大腿內側。

2. Aspen 白楊

本區域位於右上背。

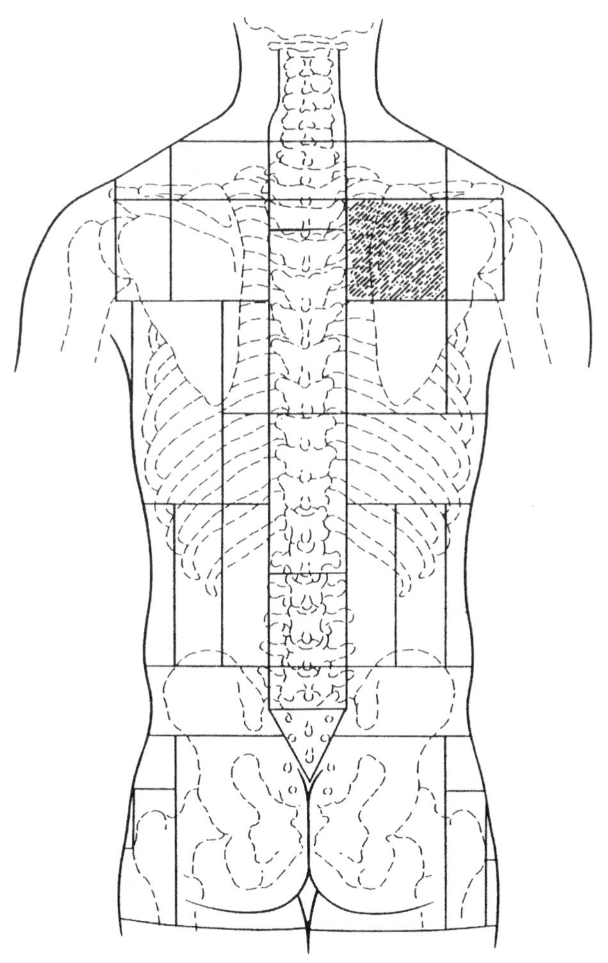

起自第二胸椎，結束於第五胸椎。

內邊界在身體中心線向右 2 指寬處，由此再向右 6 指寬為其外邊界。

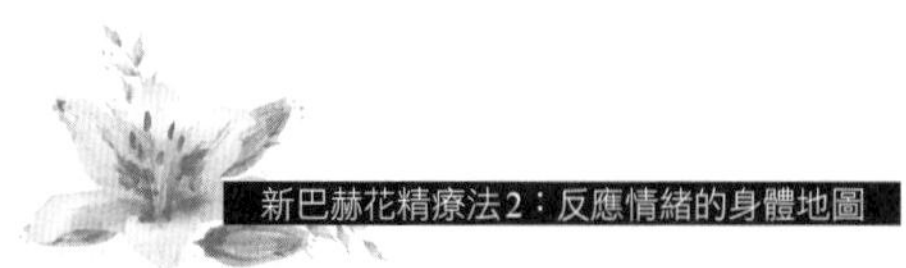

2. Aspen 白楊

此處分為鼻子右側、下巴兩個區域。

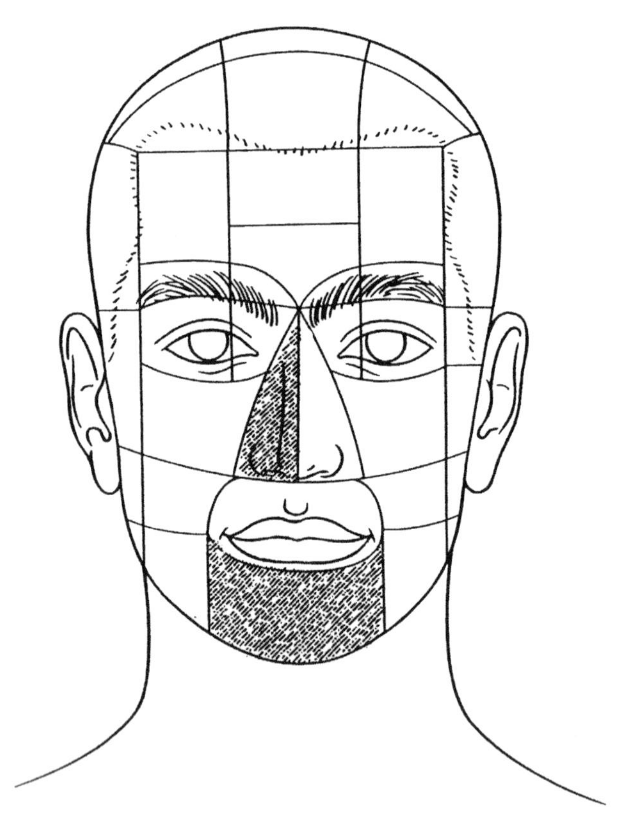

上部區域涵蓋鼻子的右半部，從眉心沿著右鼻翼向下延伸至下鼻緣。

下部區域從下唇下緣延伸至下巴邊緣，兩側外邊界從嘴角垂直向下延伸至下巴邊緣處。

2. Aspen 白楊

本區域位於右肩。

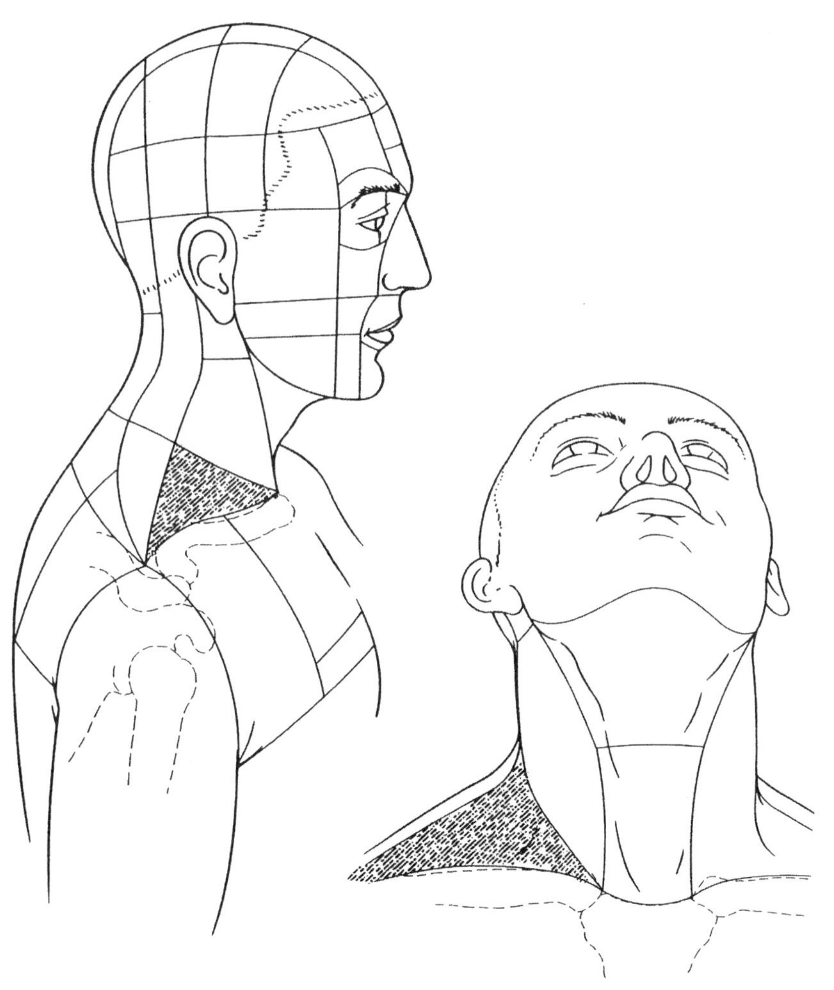

起自斜方肌前緣，延伸至鎖骨上緣。

從腋前褶、腋後褶之向上延伸線，相會在肩膀上的交點（可摸到有凹陷處，且按壓時通常會感到疼痛），此交點為該區域外邊界，內邊界為頸根處。

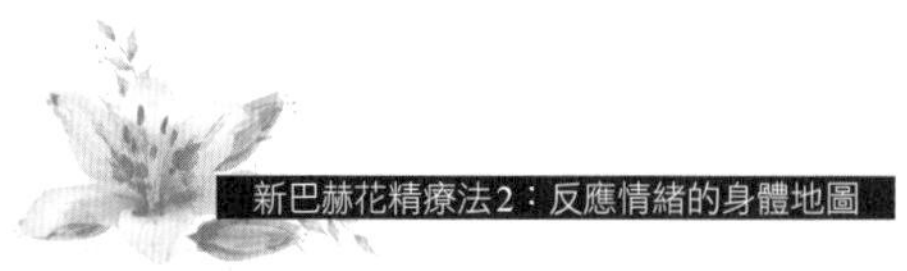

2. Aspen 白楊

本區域位於左大腿內側。

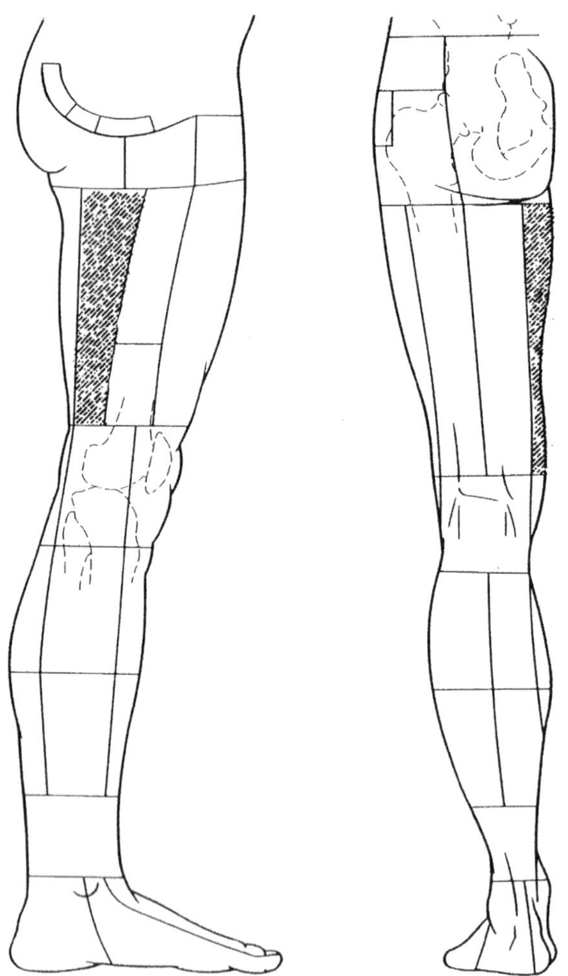

起自臀夾下方 1 指寬處之水平線，到膝蓋骨上方 1 指寬之水平線結束。

前邊界的上端點為「身體中心線向左 1 指寬處」、下端點為「膝蓋骨側後 4 指寬處」之垂直線；後邊界為從「膕窩中心線向右 2 指半處」微斜向上之延伸線。

3. Beech 櫸木

此處位於右腹部，分為上、下兩個區域。

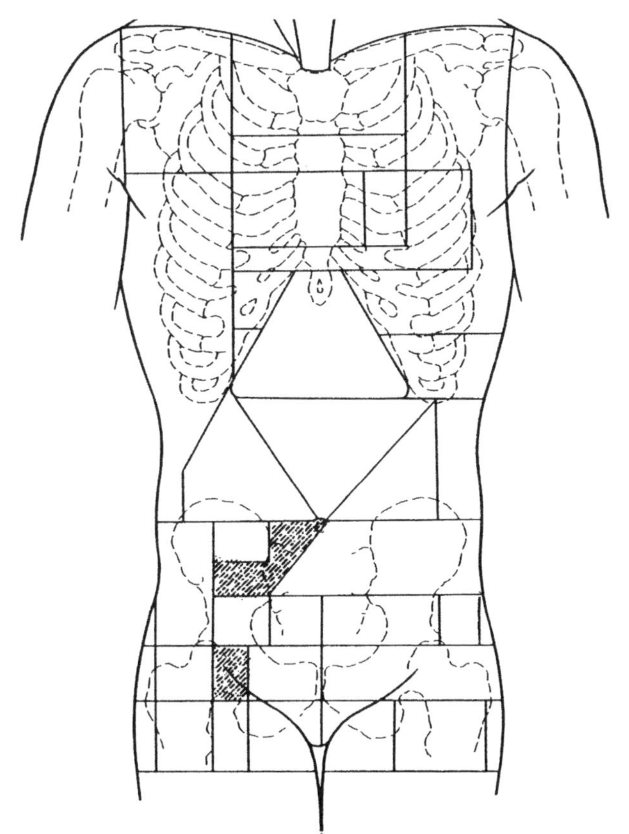

上部區域起自肚臍水平線，結束於「肚臍至恥骨之間的中心水平線」。

內邊界是在「肚臍至恥骨之間的中心水平線」上找出距離身體中心線右方 3 指寬處、由此斜上連到肚臍的延伸線；外邊界是從乳頭向下延伸之垂直線（此區外上角之挖空處為橄欖反應區：從乳頭垂直線向內 3 指寬和從肚臍水平線向下 2 指寬所組成的區域）。

下部區域起自恥骨上緣 1 指寬之水平線，結束於恥骨下緣。

內邊界為身體中心線向右 4 指寬處之垂直線，由此再向右 2 指寬之垂直線為外邊界。

3. Beech 櫸木

本區域位於右背部。

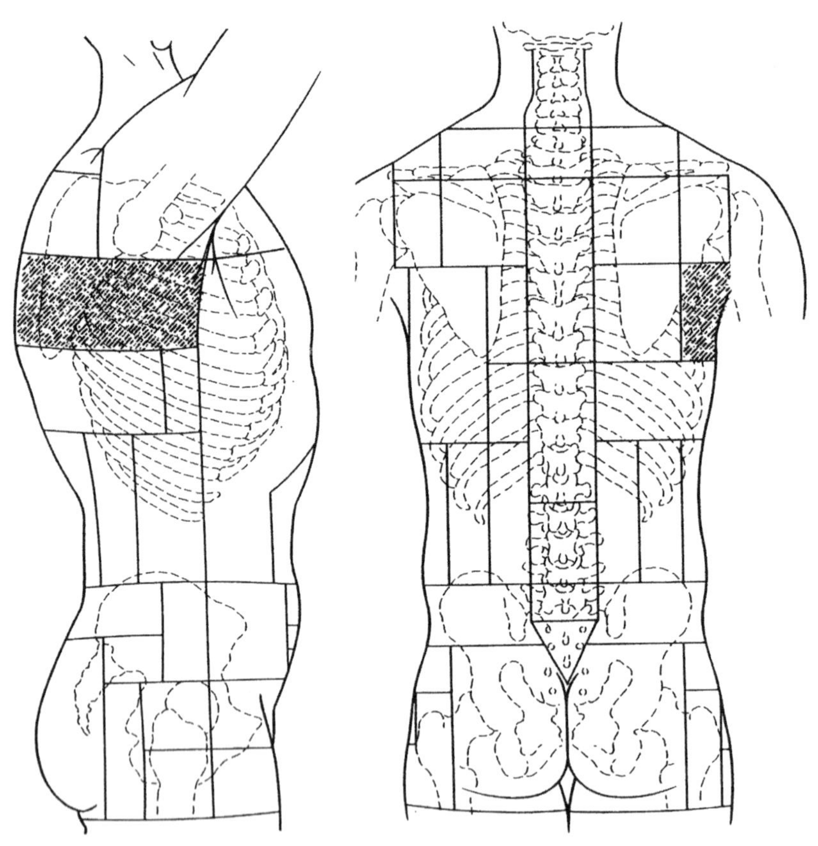

起自第五胸椎水平線，至第八胸椎水平線結束。

內邊界為身體中心線向右 8 指寬之垂直線，外邊界為腋前褶之向下延伸線。

3. Beech 櫸木

本區域位於右臉頰。

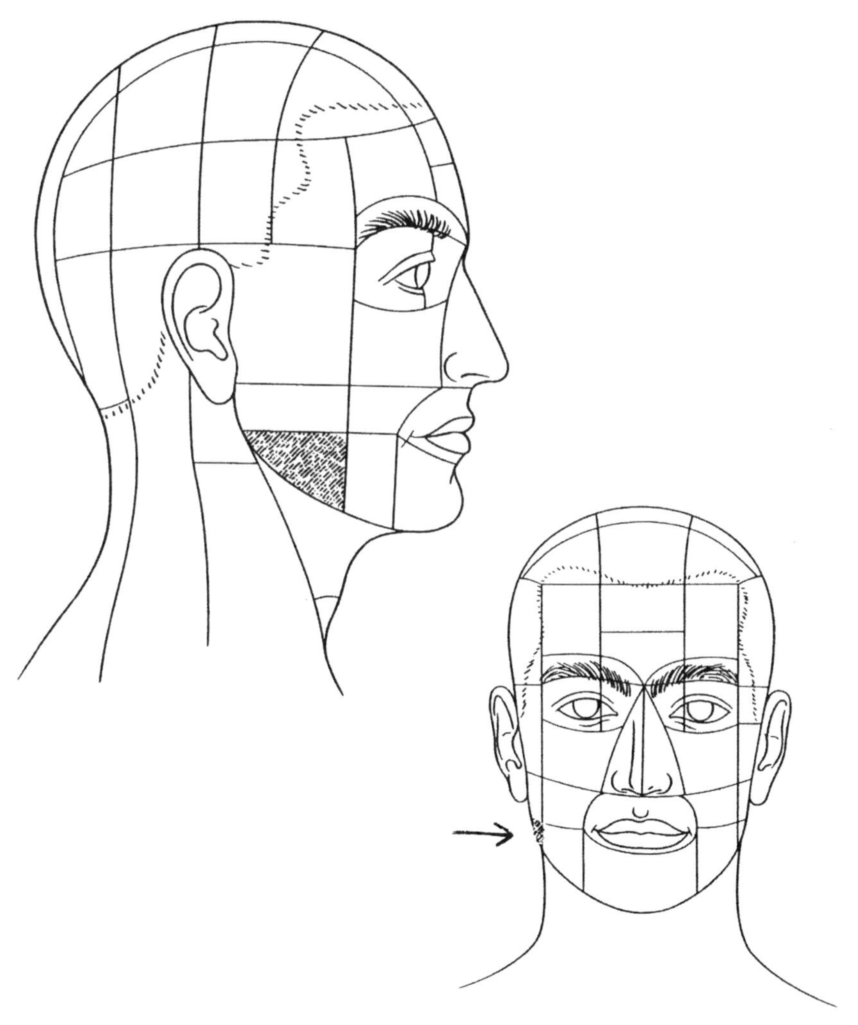

起自嘴角延伸之水平線，至下巴下緣結束。

前邊界為垂直通過眉尾之向下延伸線，後邊界為下巴下緣。

3. Beech 櫸木

本區域位於左手掌。

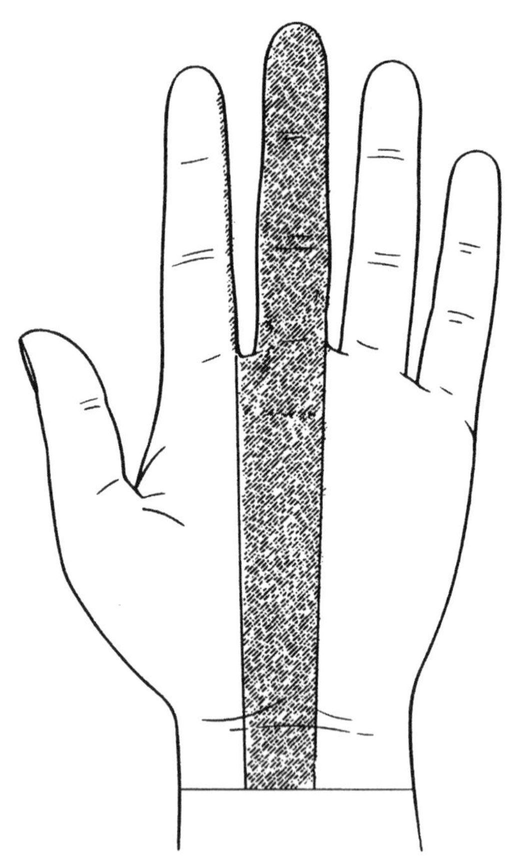

起自手腕褶線後方 1 指寬之水平線，至食指和中指指尖結束。

左邊界為手腕外緣向內 1 指寬處延伸到食指右緣之垂直線為左邊界，右邊界從手腕中心線垂直延伸到中指右緣處（手心和手背這兩個區域間的邊界為手指內側之中心線）。

3. Beech 櫸木

本區域位於左手背。

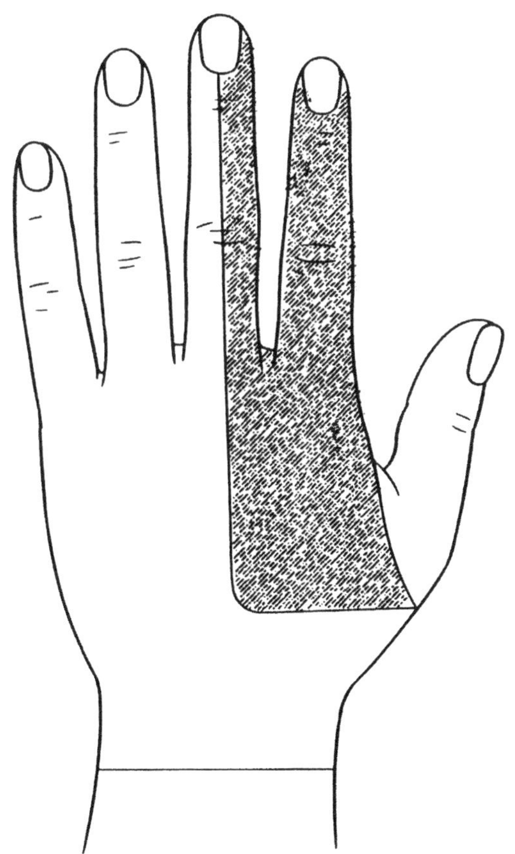

起自手腕褶線前方 2 指寬處之水平線，至食指和中指指尖結束。

右邊界為「從食指內側指甲邊緣處，沿著掌緣連往大姆指虎口處之延伸線」。左邊界為中指之中心線（手心和手背這兩個區域間的邊界為手指內側之中心線）。

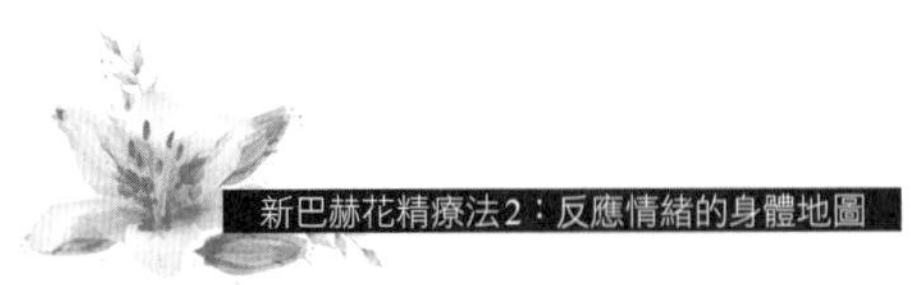

3. Beech 櫸木

本區域位於左大腿外側。

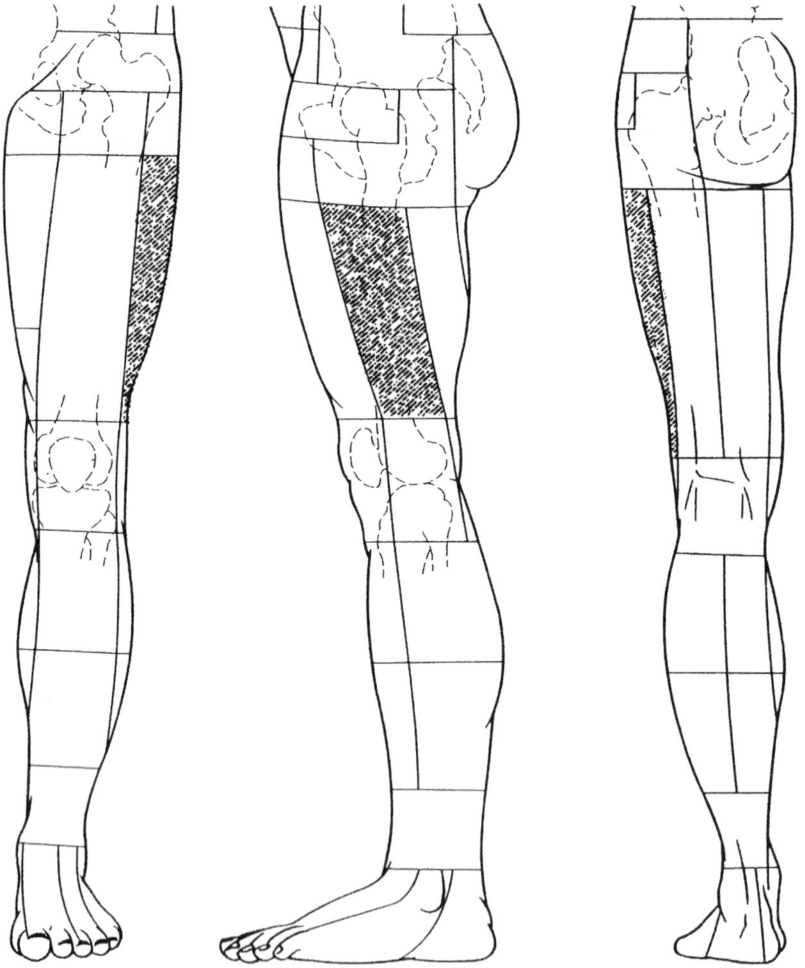

起自臀夾下方 1 指寬之水平線，結束於膝蓋骨上方 1 指寬處之水平線。

左、右邊界為腋前褶、腋後褶分別延伸向下的垂直線，右邊界約在膝蓋骨外側 2 指寬處，由此向後 4 指寬處為左邊界。

3. Beech 櫸木

本區域位於左小腿後方。

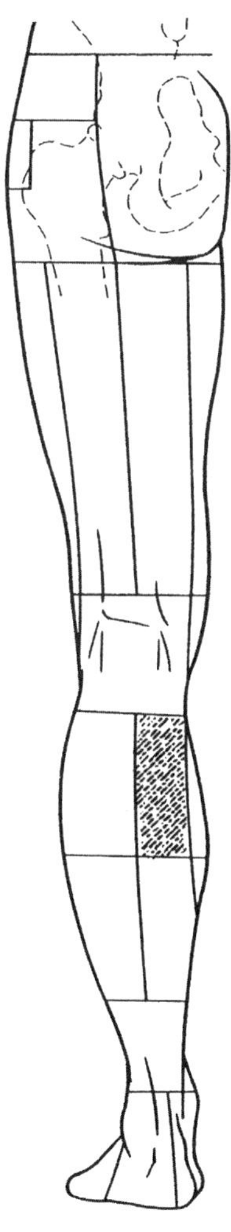

起自膝蓋骨下方 3 指半處之水平線，由此再向下 6 指寬處結束。

外邊界為小腿中心線——即從阿基里斯腱連往膕窩中心之延伸線，由此向右 3 指寬處平行線為內邊界。

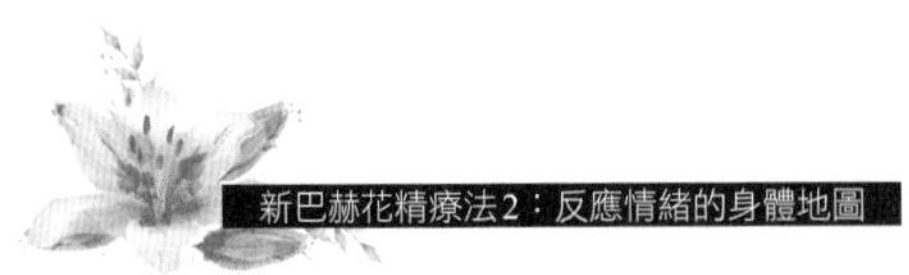

3. Beech 櫸木

本區域位於右小腿內側。

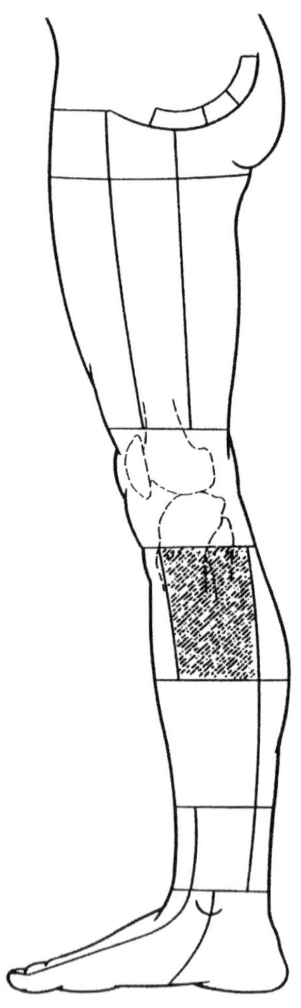

起自膝蓋骨下方 3 指半之水平線，由此再向下 6 指寬處結束。

前邊界為膝蓋骨內緣向下延伸的垂直線，由此向內側 5 指寬之平行線為後邊界。

3. Beech 櫸木

本區域位於右腳內側。

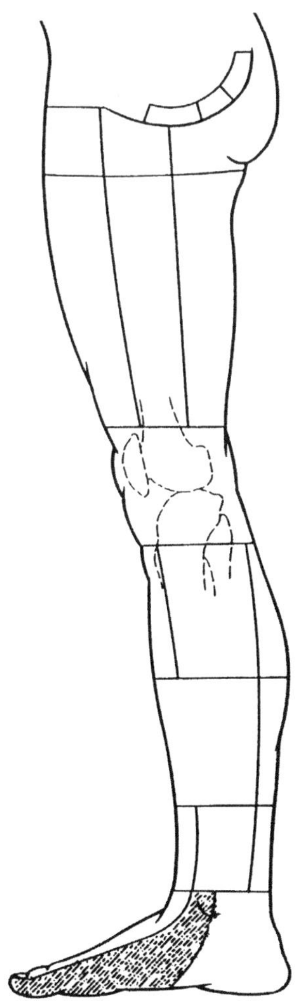

起自內踝上緣，延伸至腳底。

後邊界從腳踝上方往下越過腳踝後，微往前斜下到腳底；前邊界從腳踝前緣延伸向下到大拇趾的指甲邊緣處。

3. Beech 櫸木

本區域位於左腳內後側。

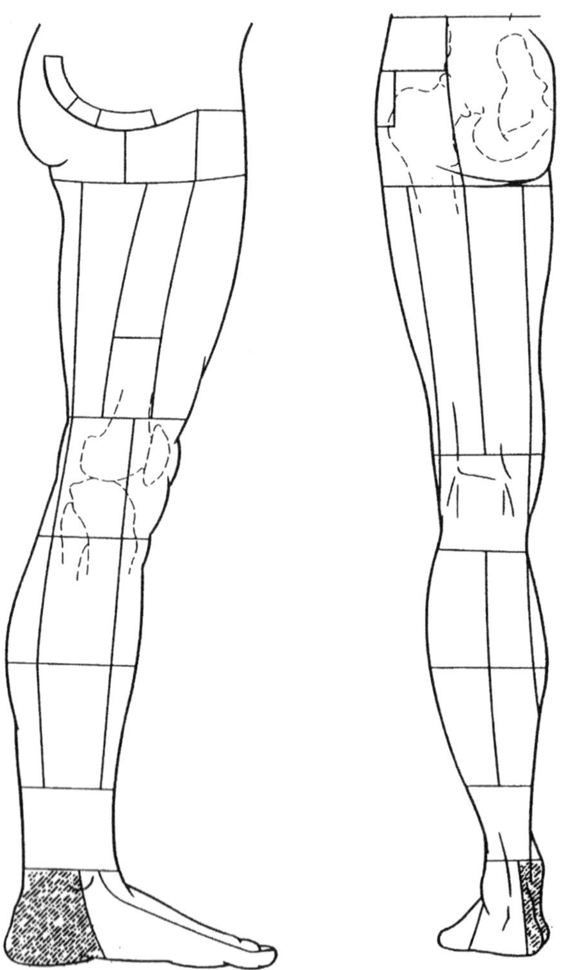

起自內踝上緣，延伸至腳底。

後邊界為阿基里斯腱；前邊界從內踝上方往下越過腳踝後，稍微往前到腳底。

4. Centaury 矢車菊

此處分為前胸、右鼠蹊部兩個區域。

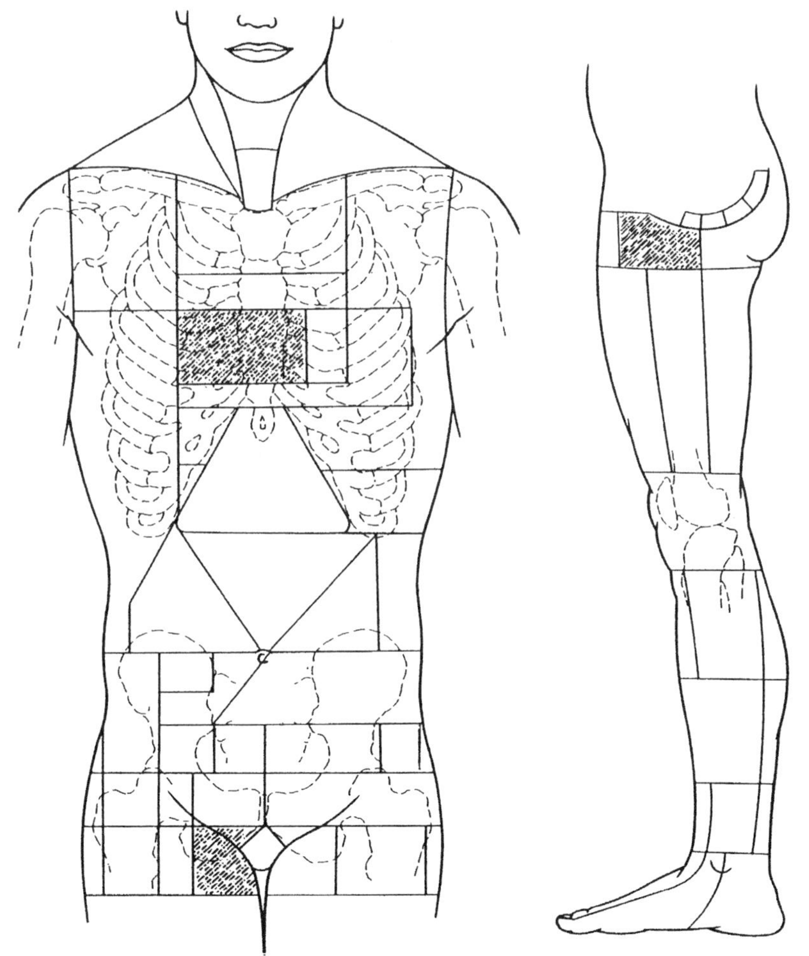

上部區域起自第三肋間隙，結束於第六肋間隙。

左邊界在身體中心線往左 2 指寬處，右邊界在中心線往右 4 指寬處。

下部區域位於生殖器周圍，起自恥骨下緣，結束於臀夾下方 1 指寬處水平線。內邊界為身體中心線，由此向右 4 指寬之平行線為外邊界。

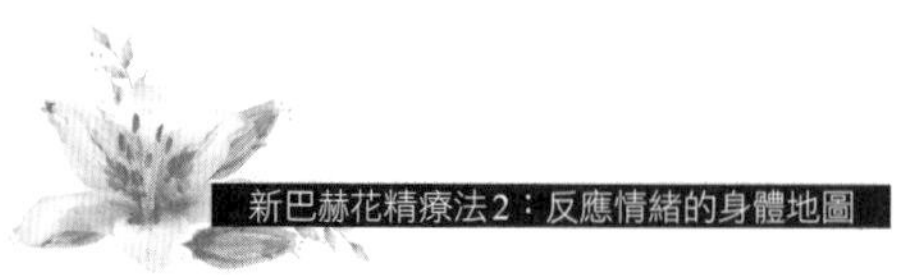

4. Centaury 矢車菊

此處位於背部，分成上、下兩個區域。

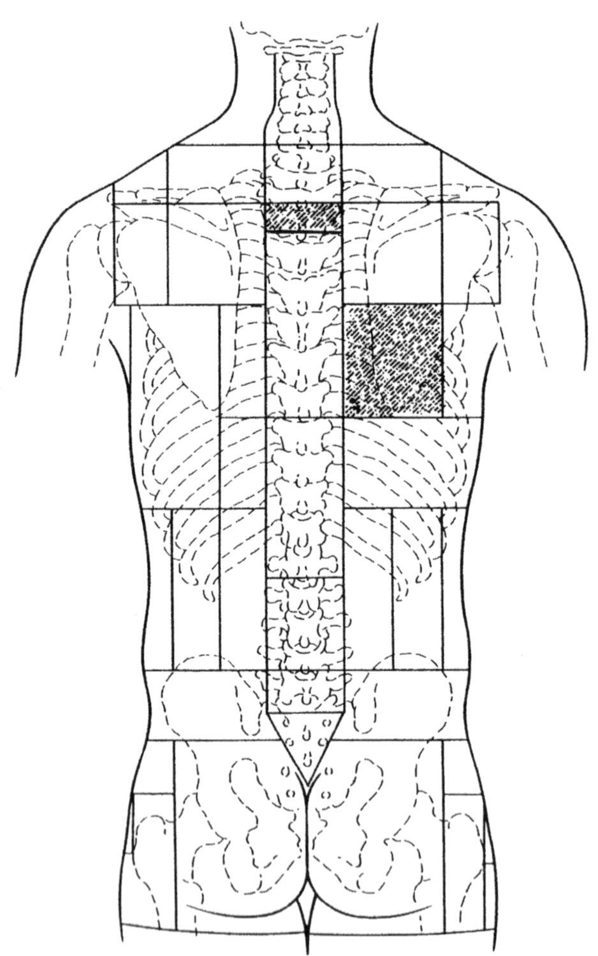

上部區域起自第二胸椎，結束於第三胸椎。

兩側邊界分別為身體中心線向左、向右 2 指寬之垂直線。

下部區域位於背部右側。起自第五胸椎，結束在第八胸椎。

內邊界在距身體中心線 2 指寬處，由此再向右 6 指寬處為外邊界。

4. Centaury 矢車菊

本區域位於右側身。

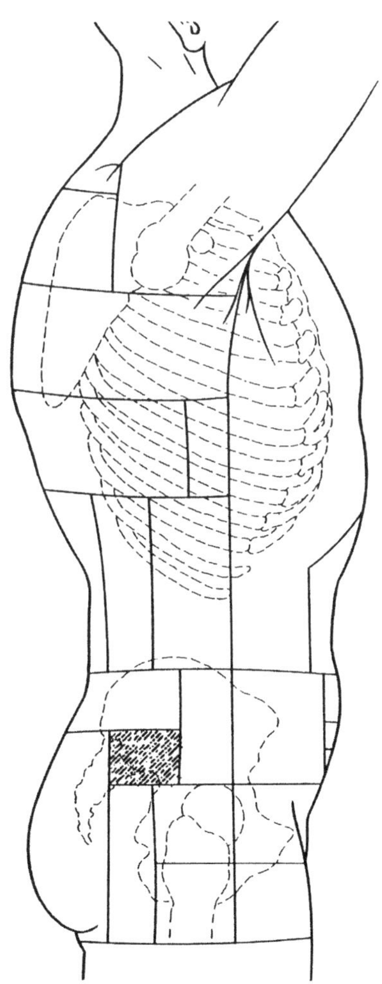

起於「薦骨上緣至肛周皮膚皺褶處末緣之間的中心水平線」，結束於陰毛叢下緣。前邊界為腋前褶向下延伸線之左方 3 指半處，由此再向左 4 指半處為後邊界。

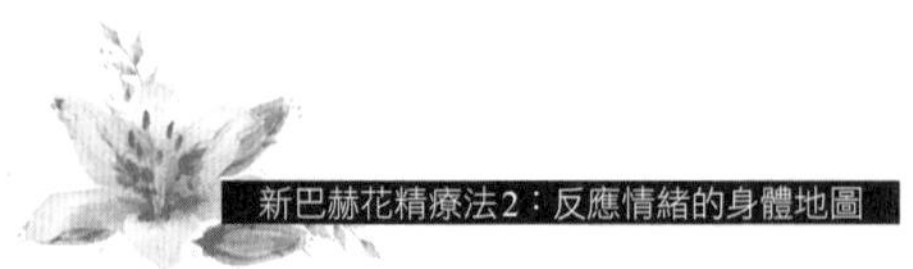

4. Centaury 矢車菊

本區域位於右上頭顱。

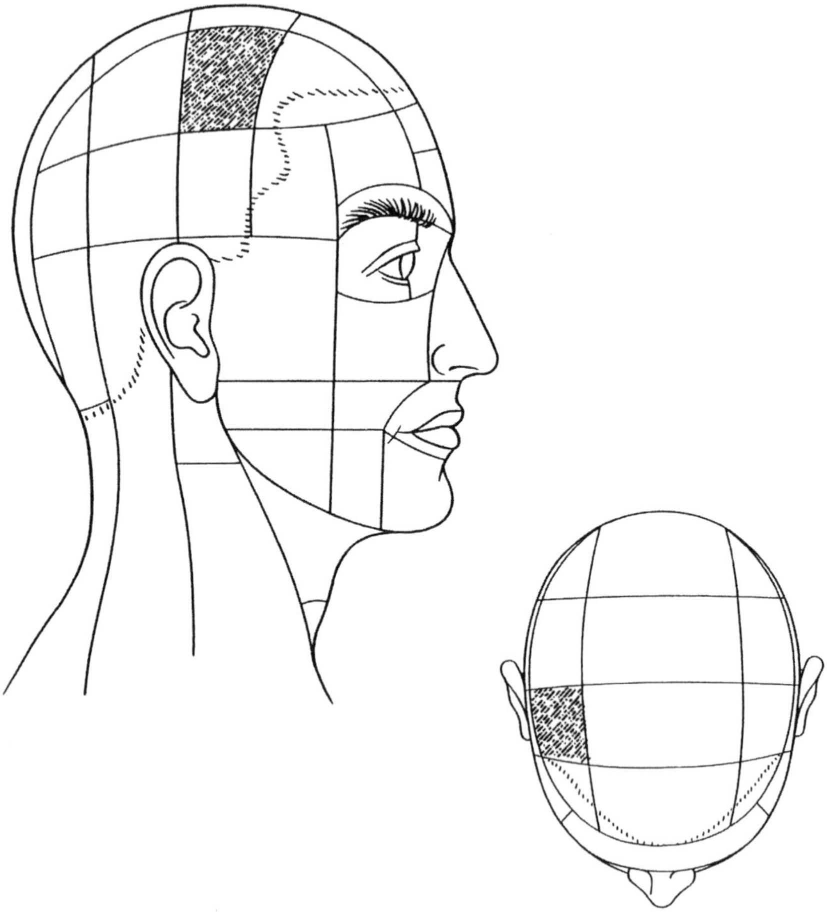

起自頭部中心線右方 1 指半處，結束於耳尖向上 3 指寬之處。

後邊界為垂直通過耳尖之延伸線，由此向前 3 指寬之平行線為前邊界。

4. Centaury 矢車菊

本區域位於左臉頰。

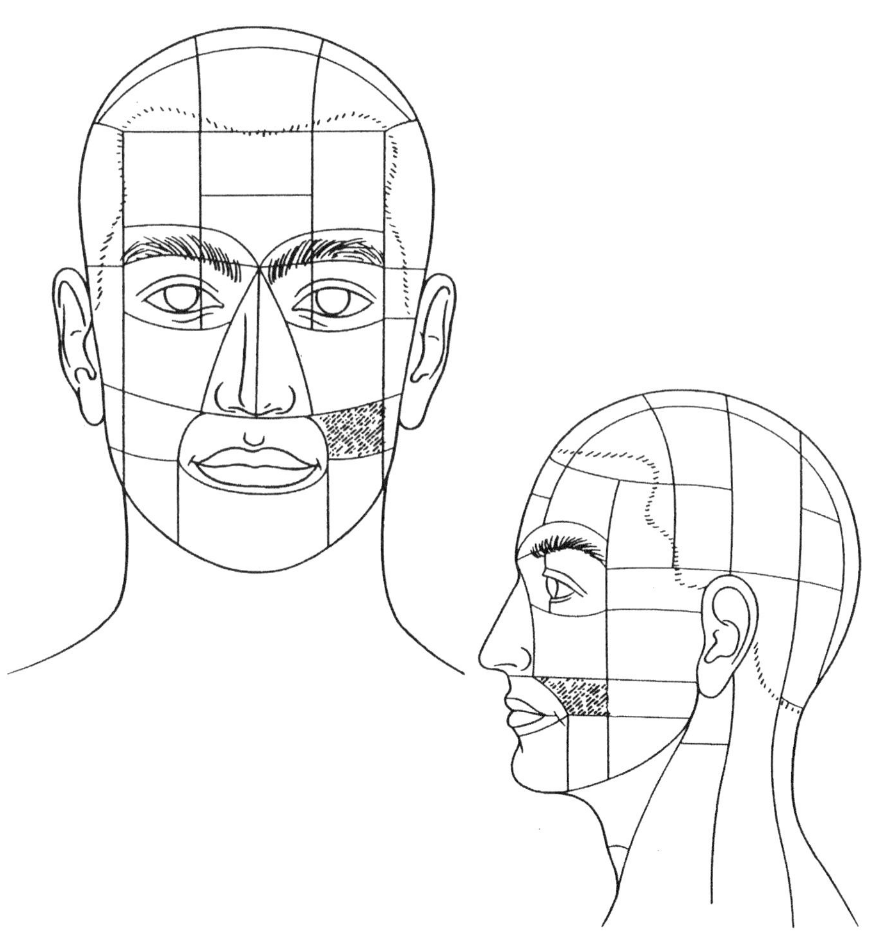

起自鼻下緣之水平線，結束於嘴角處之水平線。

內邊界為「鼻翼底端連至嘴角之弧線」，外邊界為垂直通過眉尾的向下延伸線。

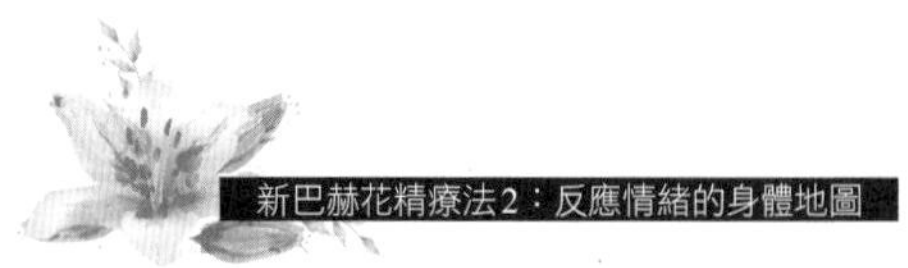

4. Centaury 矢車菊

本區域位於左後頭顱。

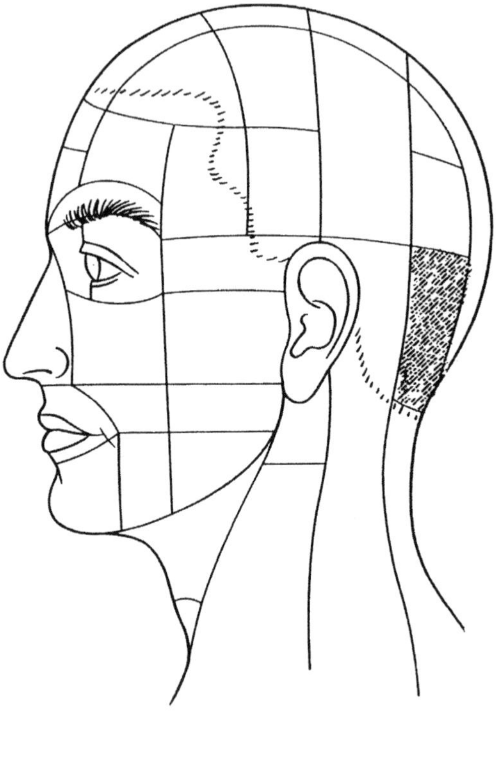

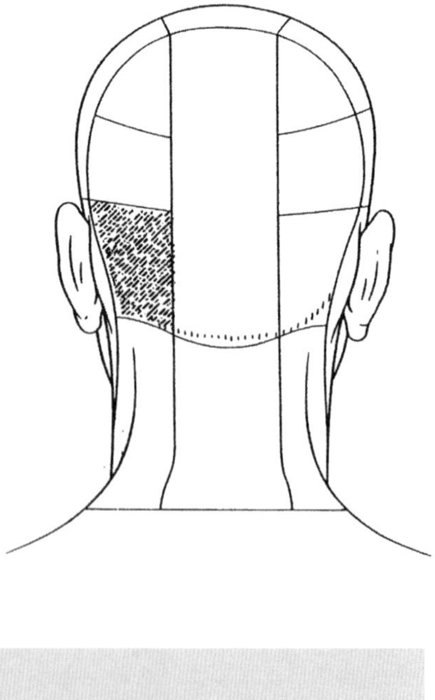

起自通過耳尖的水平線，結束於顱骨下緣。

前邊界為左耳耳垂向後 2 指寬處，從前邊界再向後 3 指寬為後邊界。

4. Centaury 矢車菊

本區域位於右手掌。

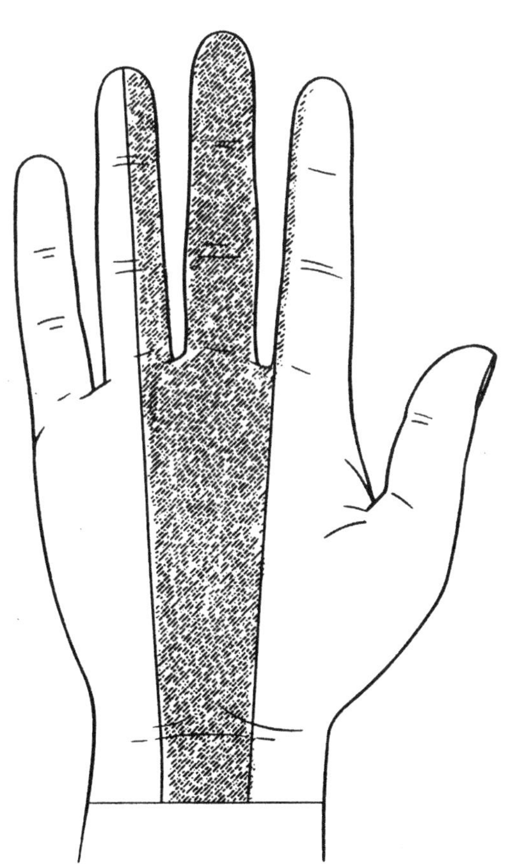

起自手腕褶線後方 1 指寬之水平線，至食指、中指和無名指指尖結束。

右邊界為「手腕右外緣向左 1 指寬處延伸至食指左緣」之垂直線，左邊界為「手腕左外緣向右 1 指寬處延伸至無名指中心線」之垂直線（手心和手背這兩個區域間的邊界為手指內側之中心線）。

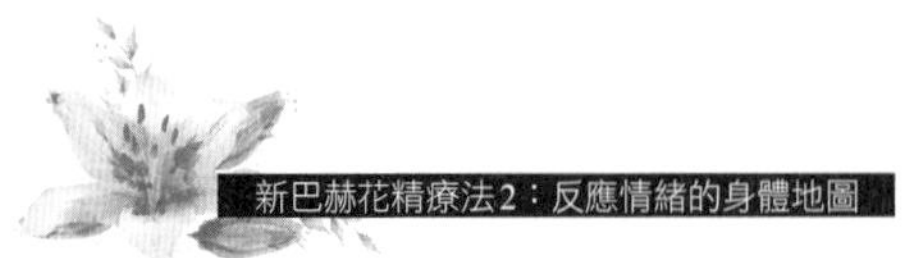

4. Centaury 矢車菊

本區域位於左膝外側。

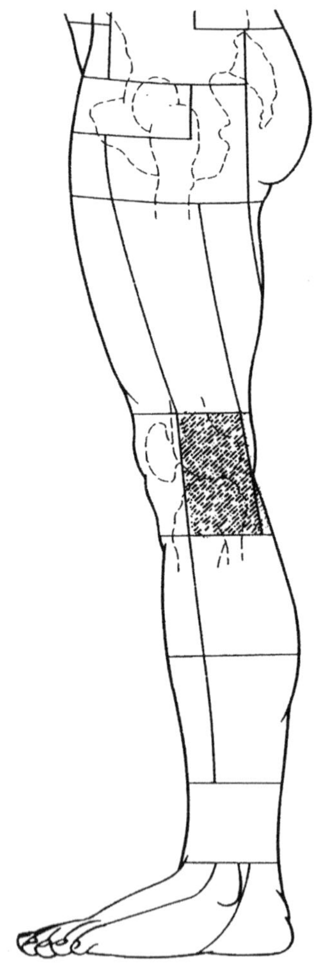

起自膝蓋骨上方 1 指寬處之水平線，結束於膝蓋骨下方 3 指半處水平線。

前邊界為外側膝蓋骨向後 2 指寬處垂直線，由此再向後 4 指寬處垂直線為後邊界。

4. Centaury 矢車菊

本區域位於左小腿前方。

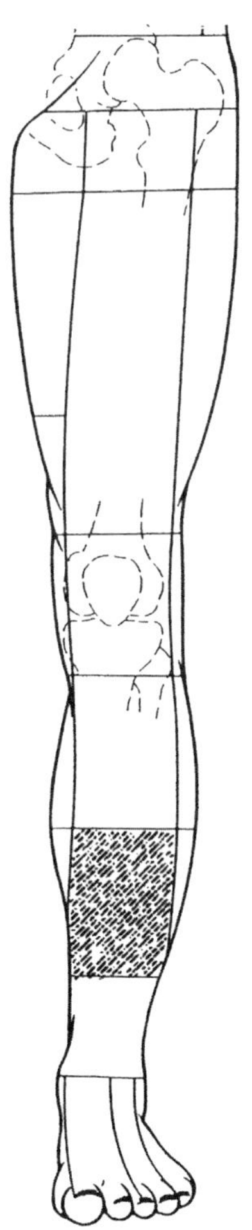

起自左內踝上緣向上 4 指寬之水平線，由此再向上 6 指寬處結束。

內邊界為脛骨內緣，外邊界為「膝蓋骨往外 2 指寬處連至外踝突出處間的垂直線」。

4. Centaury 矢車菊

本區域位於右小腿外側。

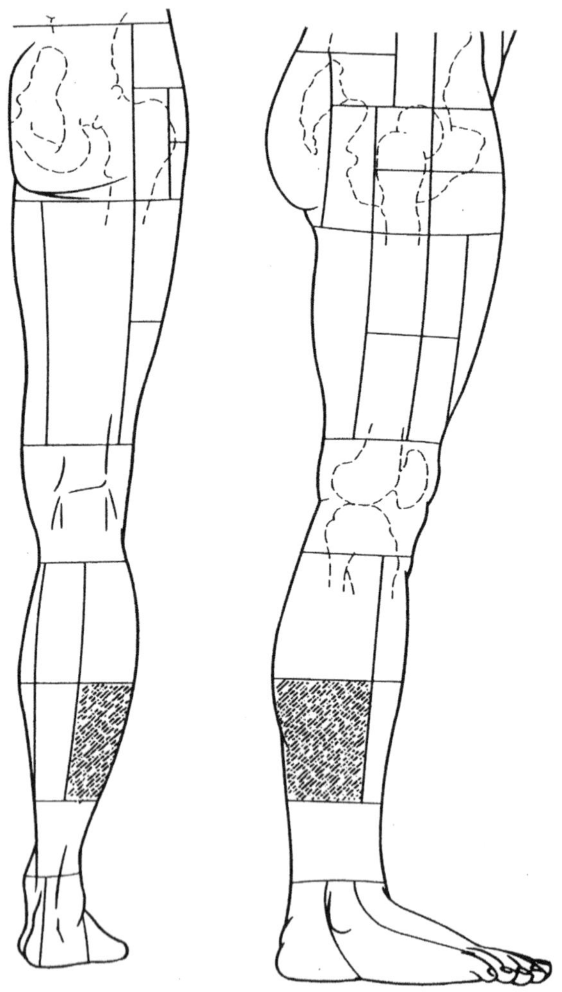

起自腳踝上緣向上 4 指寬之水平線，由此再向上 4 指寬處結束。

前邊界為外側膝蓋骨後方 2 指寬的垂直線，後邊界為小腿中心線上、從阿基里斯腱到膕窩之垂直線。

4. Centaury 矢車菊

本區域為整個左腳底部，涵蓋腳掌和五隻腳趾底部。

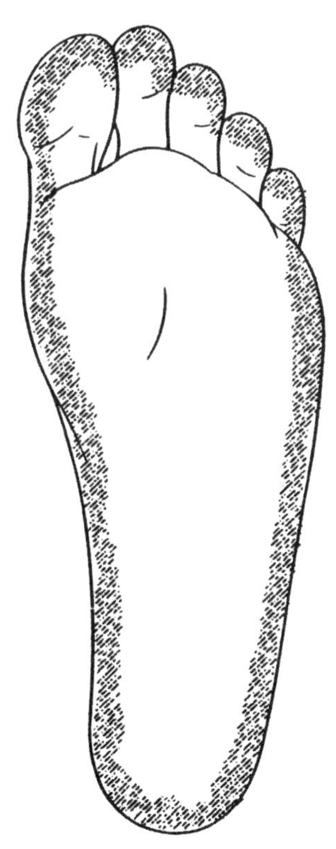

4. Centaury 矢車菊

本區域位於女性生殖器，涵蓋整個陰蒂，在陰蒂下緣結束。

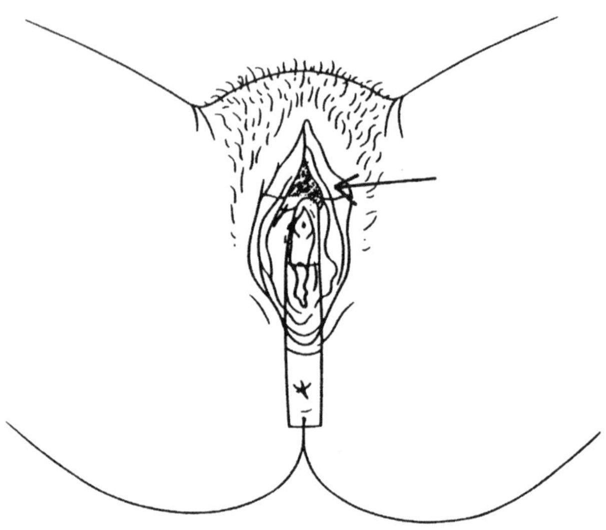

5. Cerato 水蕨

本區域位於右背。

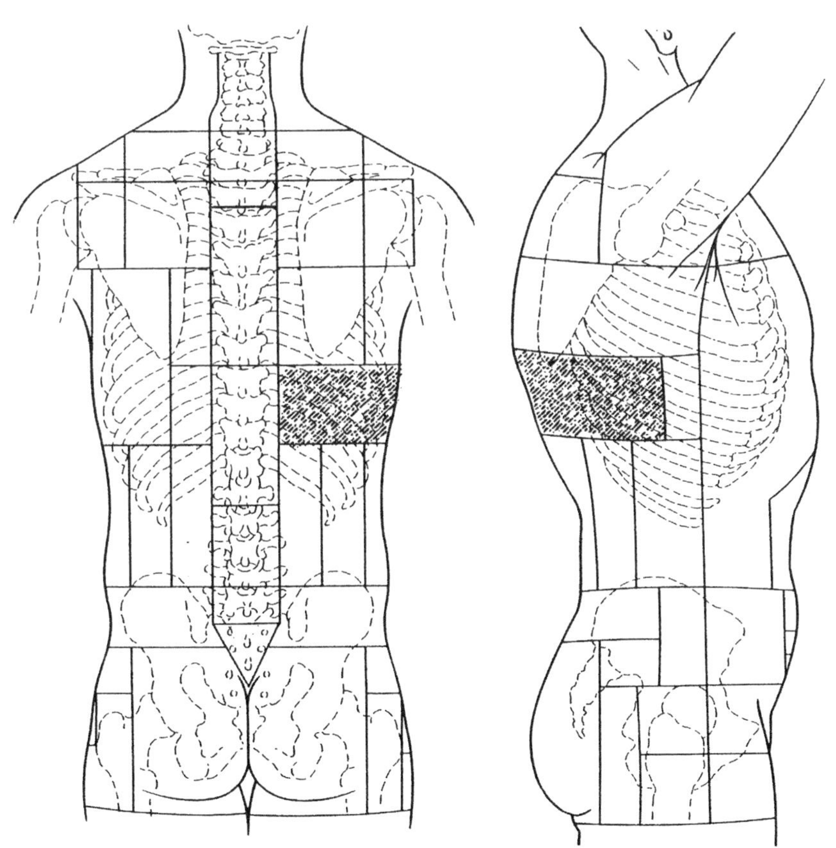

起自第八胸椎，結束於第十一胸椎。

內邊界為身體中心線向右 2 指寬處，由腋前褶延伸向下的垂直線向後 2 指半之處為外邊界。

5. Cerato 水蕨

本區域位於右大腿外側。

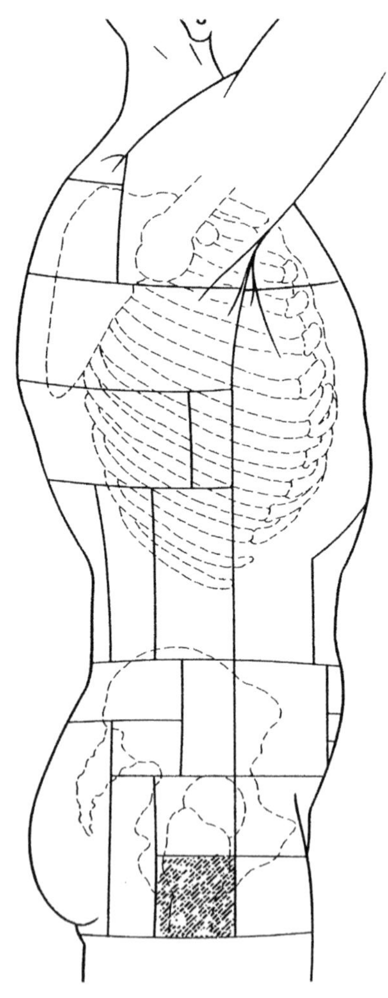

起自尾骨向下 1 指寬處之水平線，結束於臀夾下方 1 指寬處。
兩側邊界為腋前褶、腋後褶分別延伸向下的垂直線。

5. Cerato 水蕨

本區域位於頭部左側。

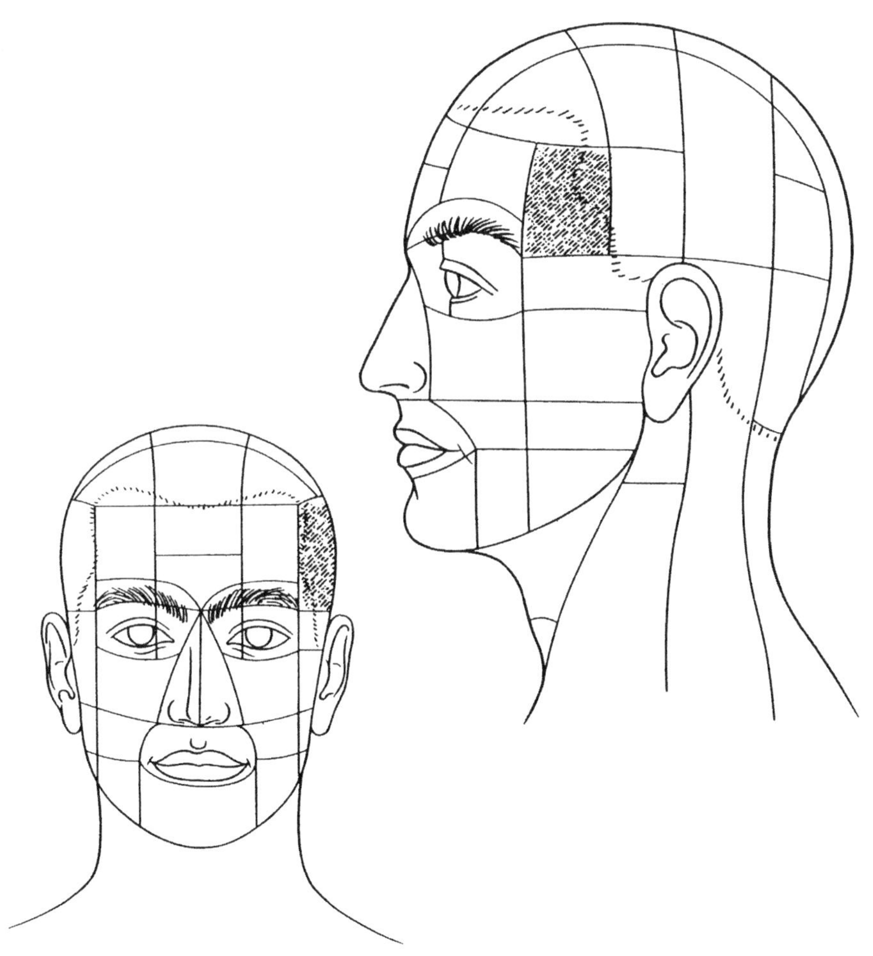

起自髮際線，從眉尾向外延伸之水平線結束。

內邊界為穿過眉尾之垂直線，外邊界為平行內邊界且向後 2 指半寬之垂直線。

5. Cerato 水蕨

本區域位於右手臂。

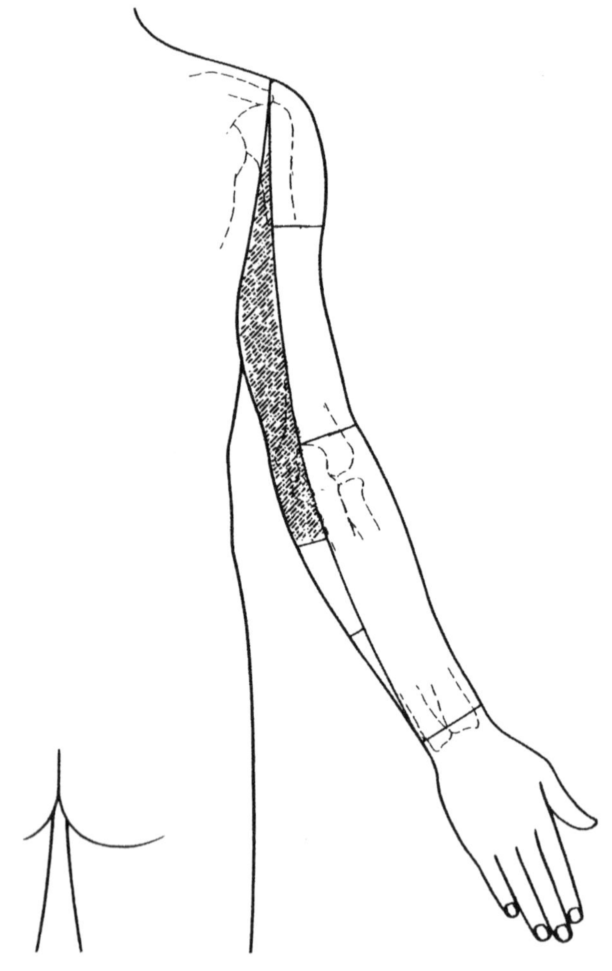

起自腋窩中心，結束於肘尖下方 2 指寬處之水平線。

內邊界為肱二頭肌內緣及其向下之延伸線，外邊界為腋後褶右方 3 指寬處垂直線。

本區在肩膀處形成一個三角區塊，頂端約在腋後褶上方一掌寬處，左邊界為腋後褶向上之垂直線，右邊界為上述之外邊界向上連往肩膀處頂端的延伸線。

5. Cerato 水蕨

本區域位於右手背。

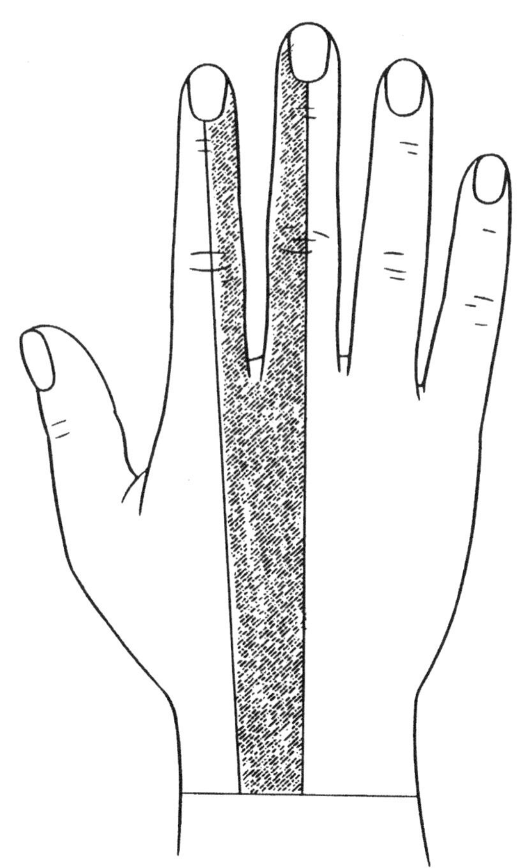

起自手腕褶線後方 1 指寬之水平線，至食指和中指指尖結束。

右邊界為「手腕中心線連往中指中心線」的延伸線，左邊界為「手腕旁 1 指寬處連往食指中心線」之延伸線（手心和手背這兩個區域間的邊界為手指內側之中心線）。

6. Cherry Plum 櫻桃李

本區域位於左下背。

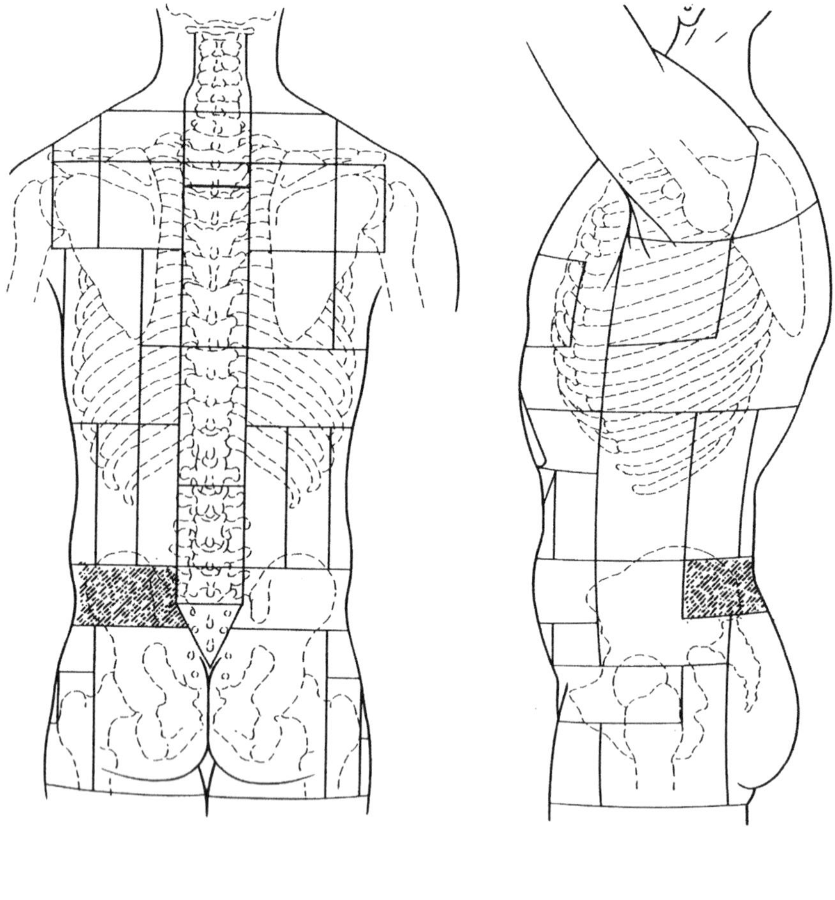

起自第四腰椎，結束於「薦骨上緣至肛周皮膚皺褶之間的中心水平線」。

內邊界的上半段在身體中心線向左 2 指寬處到薦骨上緣，下半段從薦骨上緣微斜向肛周皮膚皺褶延伸。外邊界為腋後褶之向下延伸線。

6. Cherry Plum 櫻桃李

本區域位於左大腿鼠蹊部左側。

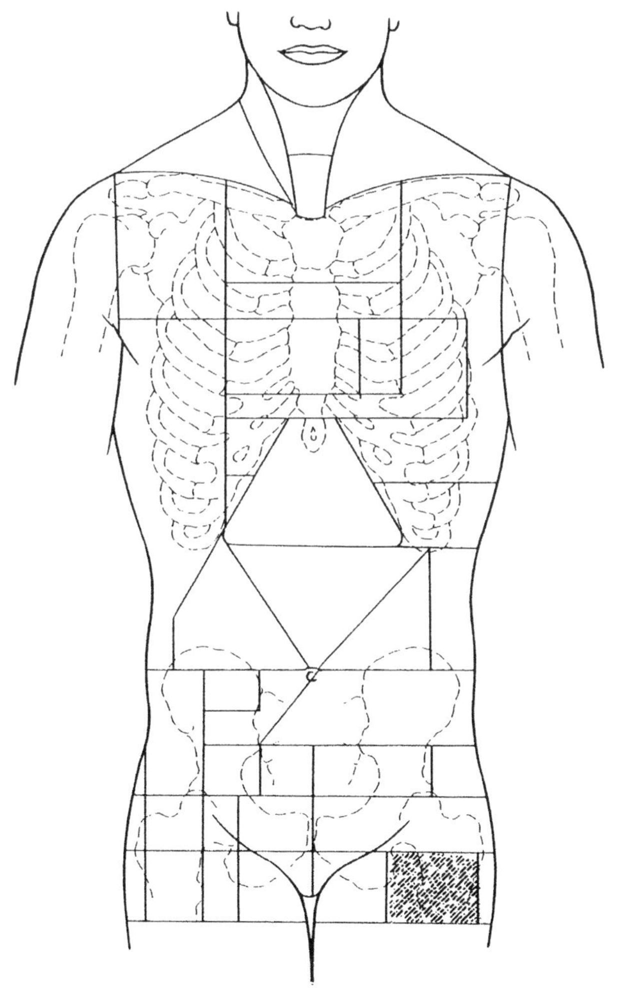

起自恥骨下緣，結束於臀夾下方 1 指寬之延伸線。

內邊界為身體中心線向外側 4 指寬處之垂直線，外邊界是由腋前褶之向下延伸線。

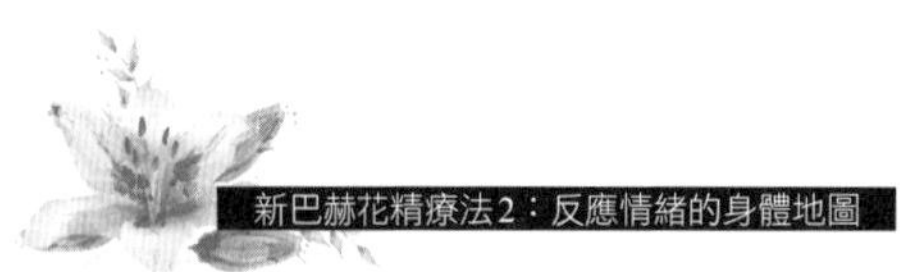

6. Cherry Plum 櫻桃李

對男性而言，本區域為前列腺投射在身體表面上的位置。

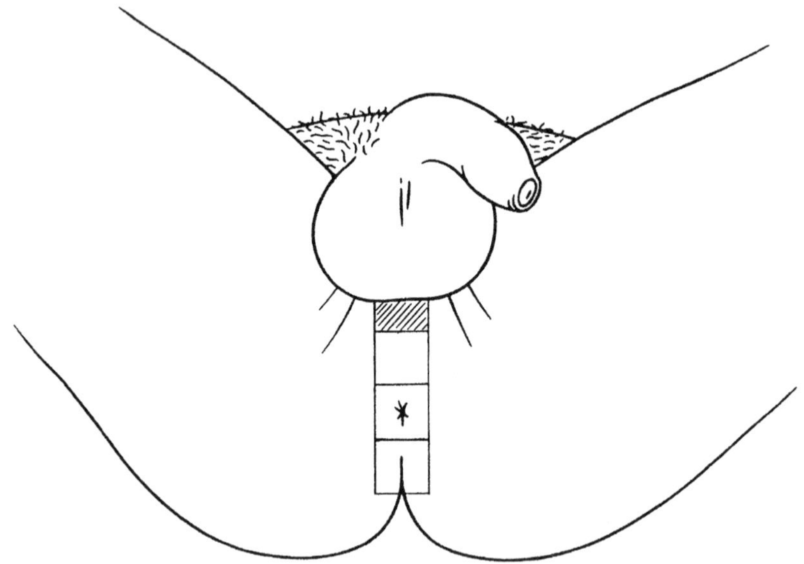

起自睪丸根部，結束於其後方 2 指寬處。

兩側邊界為大腿根部鼠蹊部褶皺處。

6. Cherry Plum 櫻桃李

對女性而言，本區域為G點投射在皮膚表面上的位置。

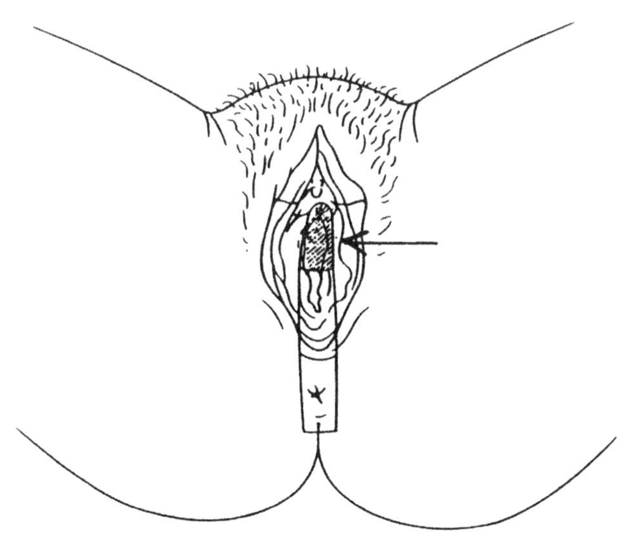

起自陰道頂部，於陰蒂下方結束。兩側邊界為小陰唇。

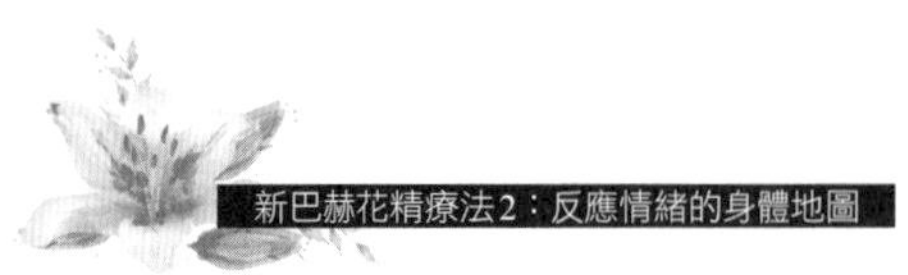

7. Chestnut Bud 栗樹芽苞

本區域位於右大腿前方。

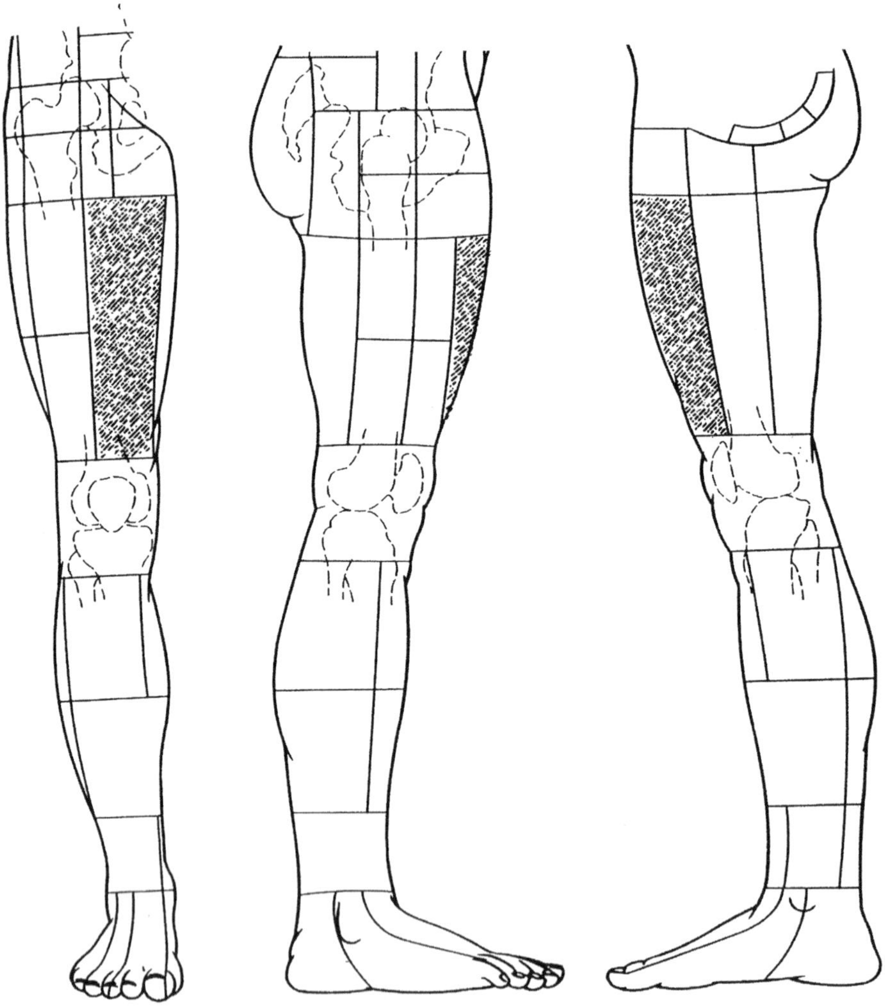

起自臀夾下方 1 指寬處之水平線，結束於膝蓋骨上方 1 指處之水平線。

外邊界為「膝蓋骨外緣線往內側 1 指寬處之垂直線」；內邊界的下端點在膝蓋骨內緣向左 2 指寬處，上端點在身體中心線向外側 4 指寬處。

7. Chestnut Bud 栗樹芽苞

本區域位於右小腿後方。

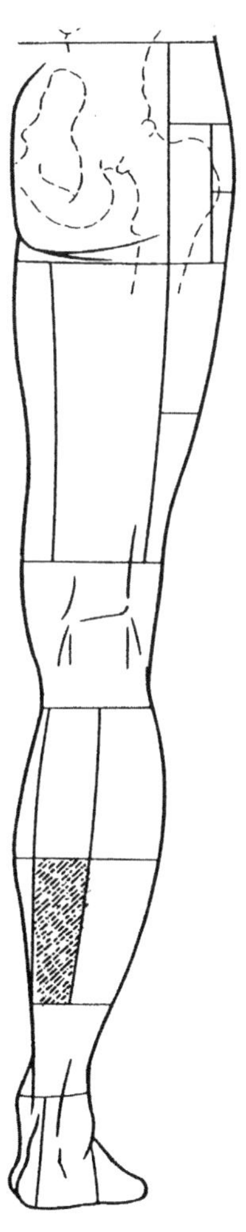

起自內踝上緣向上 4 指處之水平線，由此再向上 6 指寬處結束。

後邊界為小腿中心線上從阿基里斯腱到膕窩之垂直線，由此向內側 3 指寬處之平行線為前邊界。

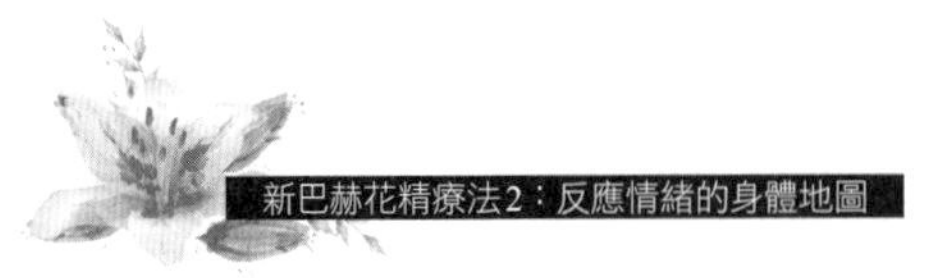

8. Chicory 菊苣

本區域位於右下腹。

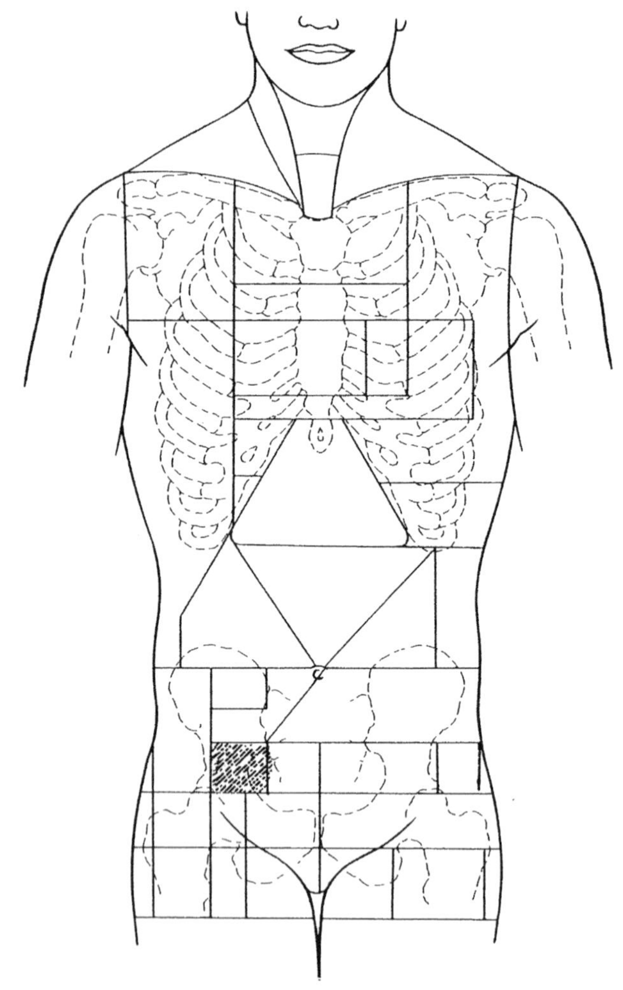

起自「恥骨上緣至肚臍之間的中心水平線」，延伸至陰毛叢上緣結束。

內邊界為身體中心線向外 3 指寬處之垂直線，由此再向外 3 指寬之垂直線為外邊界。

8. Chicory 菊苣

本區域位於右肩後方。

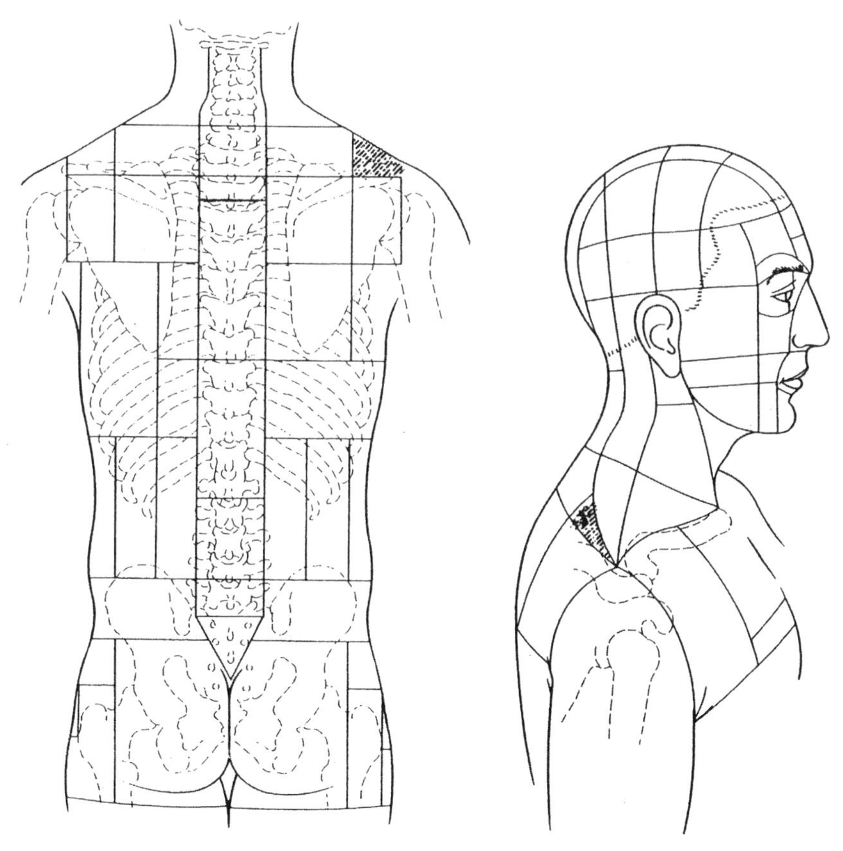

起自斜方肌上緣之第六頸椎，結束於第二胸椎。

右邊界是從腋窩向上之延伸線，由此往內側 3 指寬之平行線為左邊界。

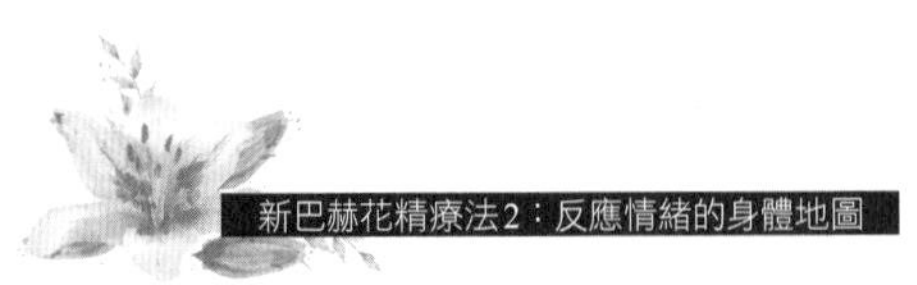

8. Chicory 菊苣

本區域位於右眼。

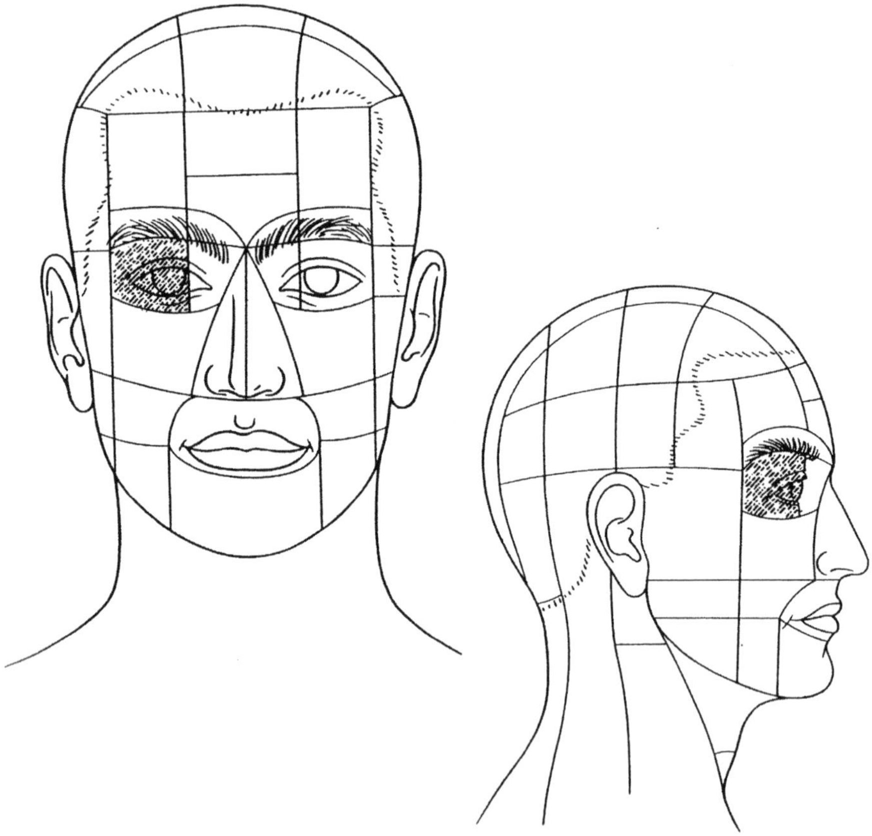

起自眉毛下緣，延伸至眼窩下緣。

內邊界為通過虹膜之垂直線，外邊界是通過眉尾之垂直線。

8. Chicory 菊苣

本區域位於頭部右側。

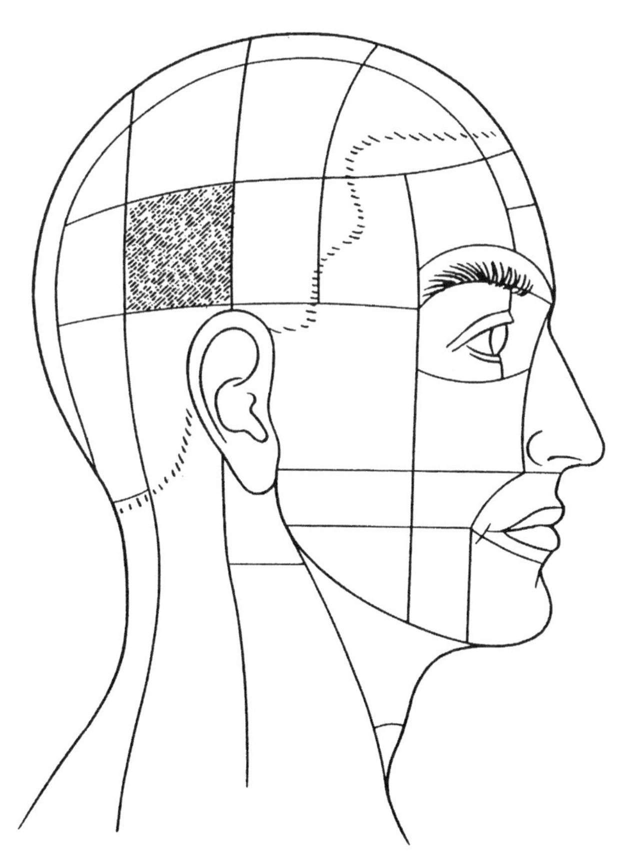

起自右耳上緣之水平線，平行向上 3 指寬處結束。

前邊界為通過耳尖之垂直線，平行前邊界往後 3 指寬之垂直線為後邊界。

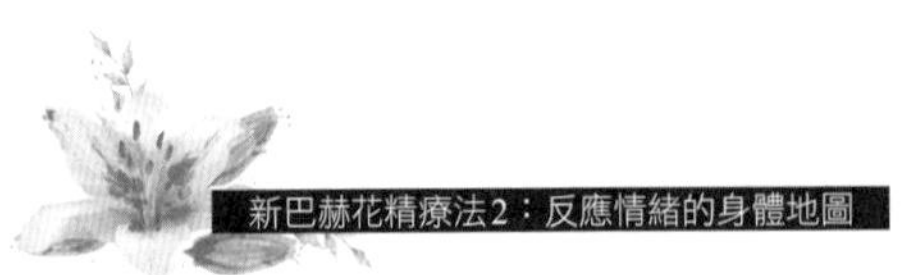

8. Chicory 菊苣

本區域位於左下臂。

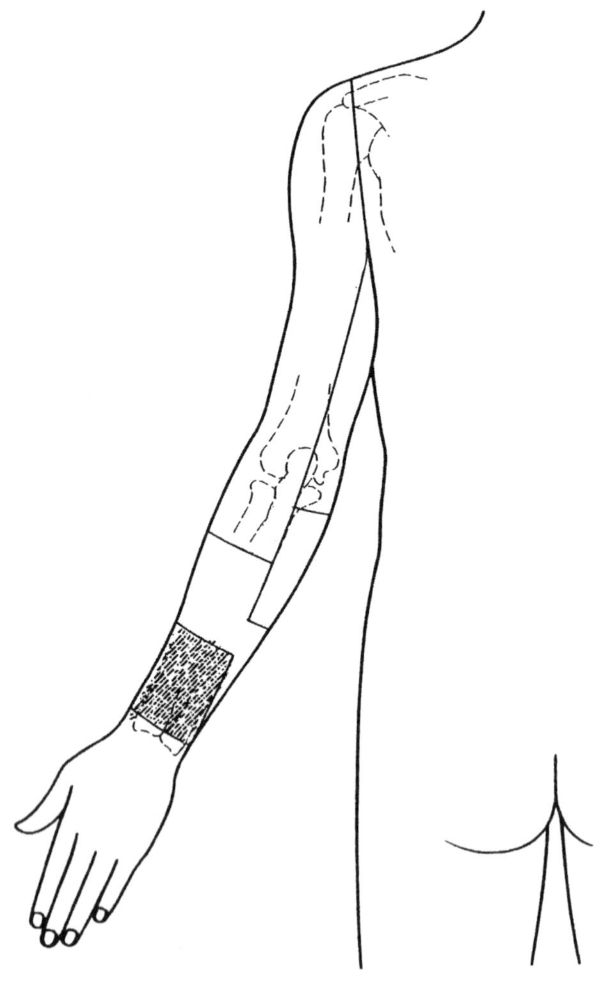

起自手腕褶線上方 1 指寬處，向上 5 指寬處結束。

兩側邊界為下臂骨頭外側邊緣。

8. Chicory 菊苣

本區域位於左手背，涵蓋範圍為拇指和食指內緣。

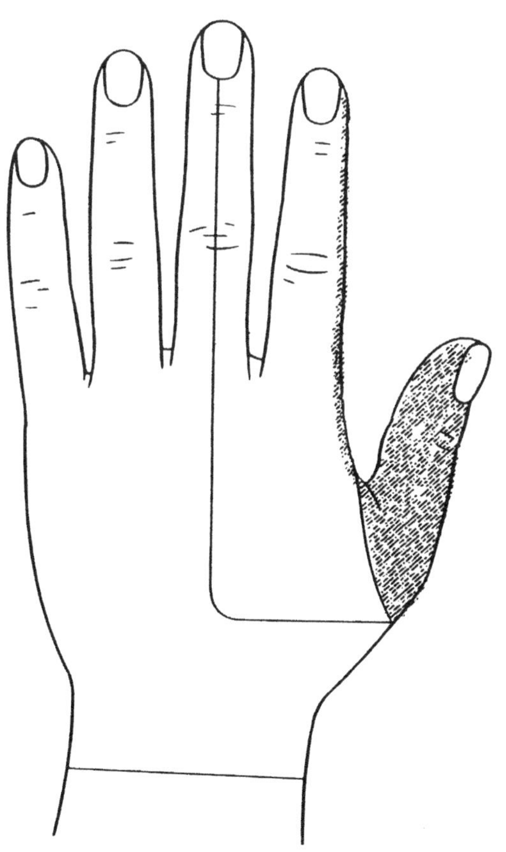

起自食指內側指甲邊緣，沿著食指內緣延伸至虎口處，結束於手背內緣上距離手腕 2 指寬處，從此處沿著大拇指邊緣到大拇指內側指甲邊緣。

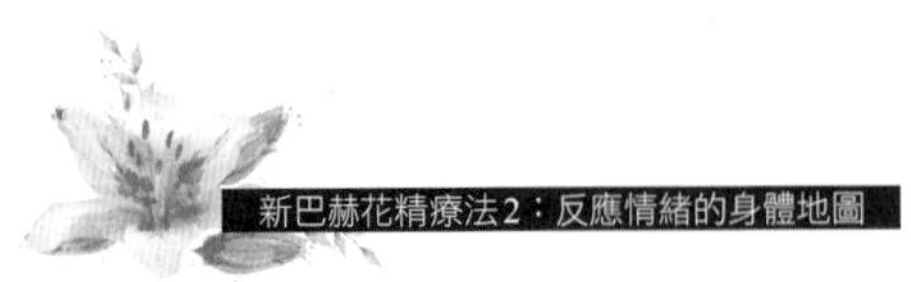

8. Chicory 菊苣

本區域位於左大腿前方。

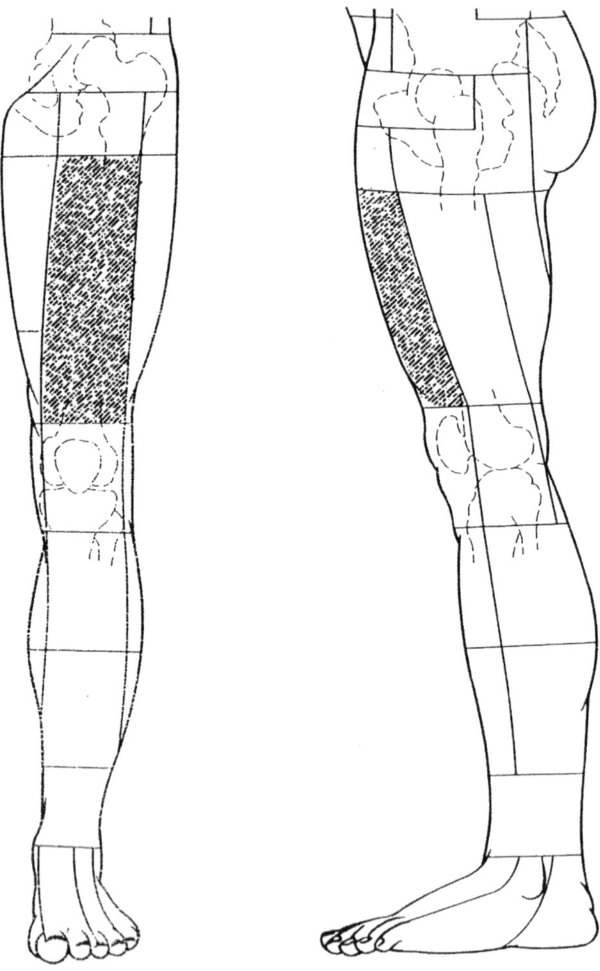

起自臀夾下方 1 指寬之水平線，延伸至膝蓋骨上方 1 指寬之水平線結束。

外邊界上段為腋前褶之向下延伸線，下段為膝蓋骨側邊 2 指寬處。

內邊界上段為身體中心線向外 4 指寬處，下段為膝蓋骨向右 1 指寬處。

8. Chicory 菊苣

本區域位於左小腿前方。

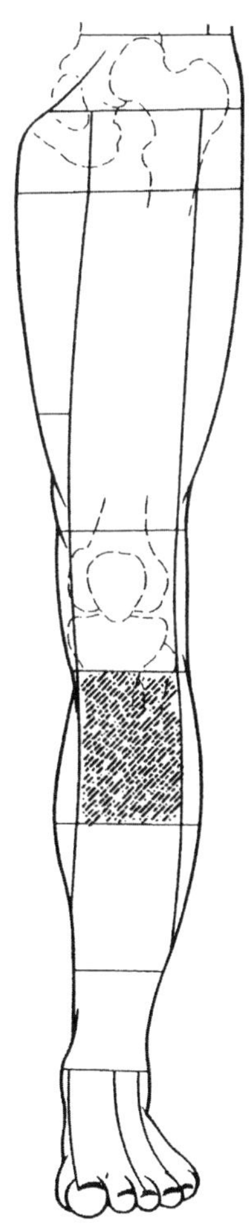

起自膝蓋骨下方 3 指半之水平線，由此向下 6 指寬處結束。
兩側邊界為膝蓋骨分別向左、向右 2 指寬之垂直線。

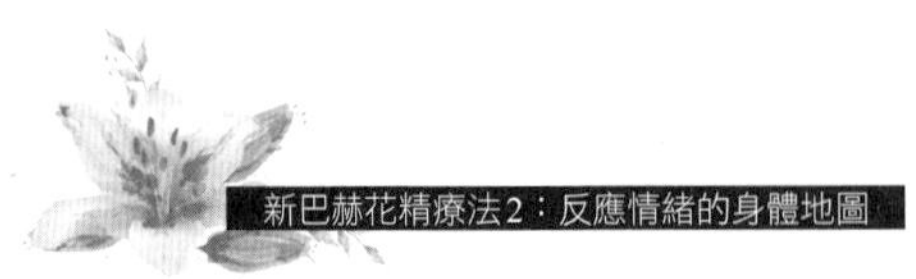

8. Chicory 菊苣

本區域位於右陰唇。

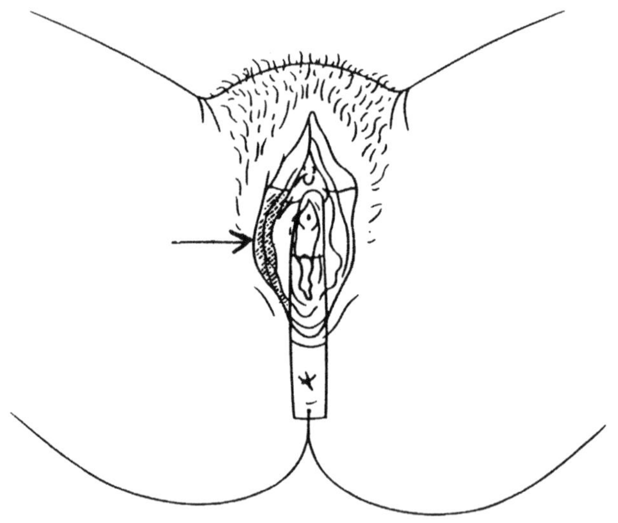

從大陰唇內緣至小陰唇外緣，向上至陰蒂水平線處結束。

9. Clematis 鐵線蓮

本區域位於右臉頰。

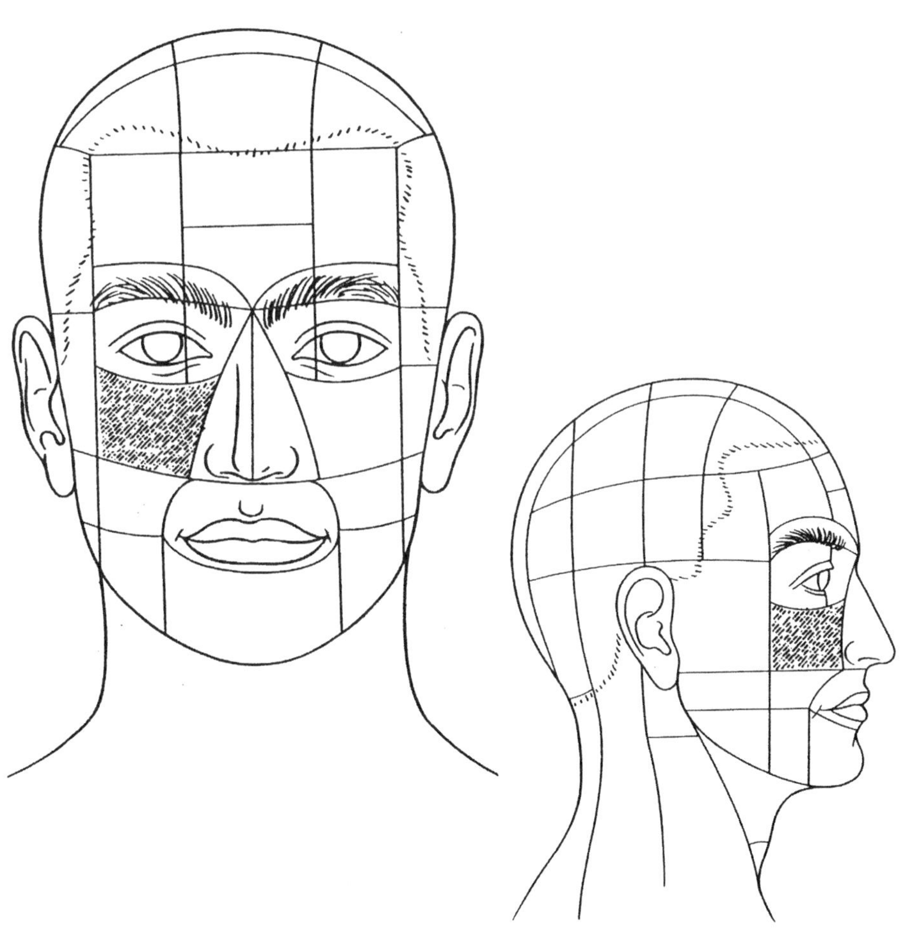

起自眼窩下緣，結束於鼻子下緣之水平線。

內邊界距離鼻子約三釐米處，外邊界為通過眉尾之垂直線。

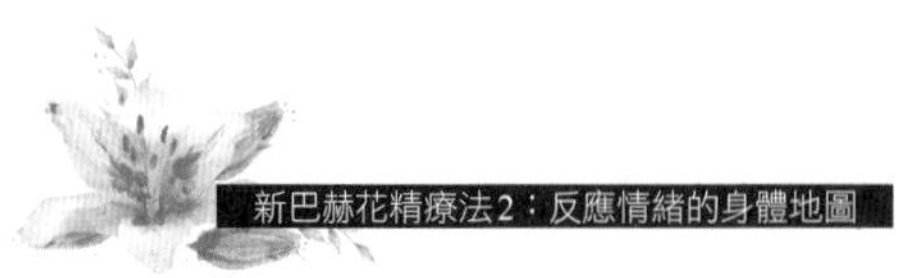

9. Clematis 鐵線蓮

本區域位於右頸部。

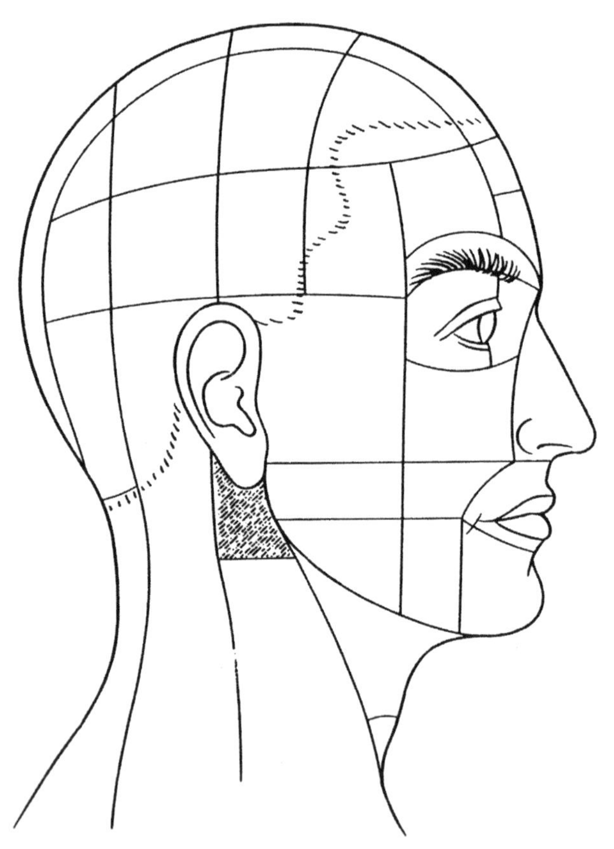

起自耳朵下方，向下至下頷角處結束。
兩側邊界為耳朵前、後緣向下之延伸線。

9. Clematis 鐵線蓮

本區域位於左腳腳跟。

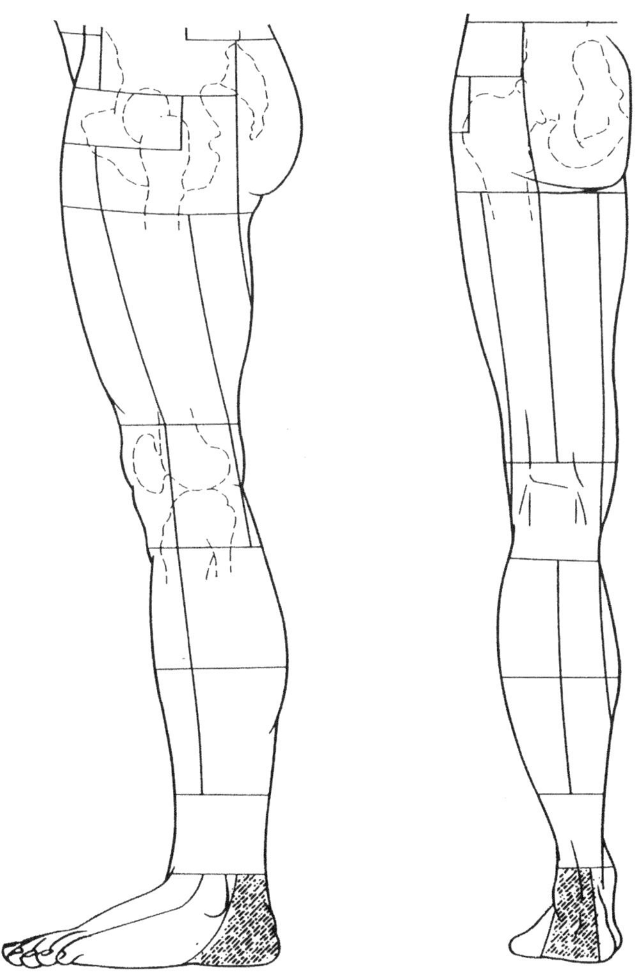

起自內踝上緣之水平延伸線，至腳底結束。

後邊界為阿基里斯腱；前邊界起於外踝後緣，微微斜向前方延伸。

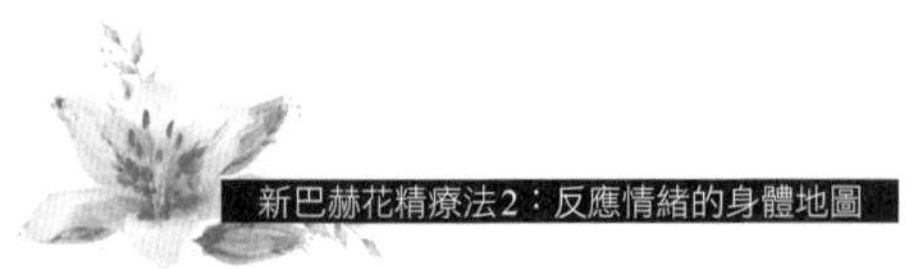

10. Crab Apple 酸蘋果

本區域位於頸部。

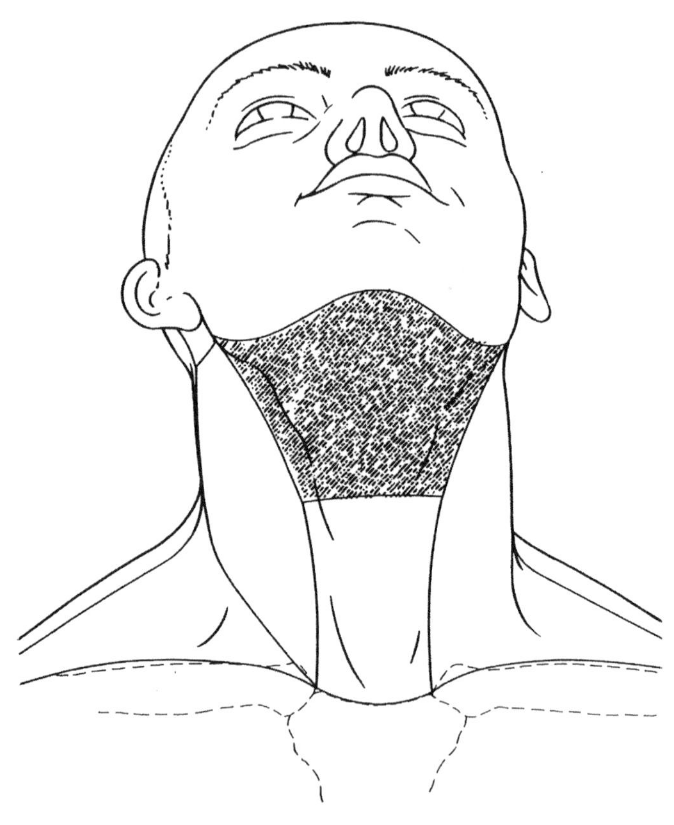

起自下頜下緣，結束於甲狀軟骨橫向中心線。

兩側邊界為兩側胸鎖乳突肌上緣。

10. Crab Apple 酸蘋果

本區域位於左下背。

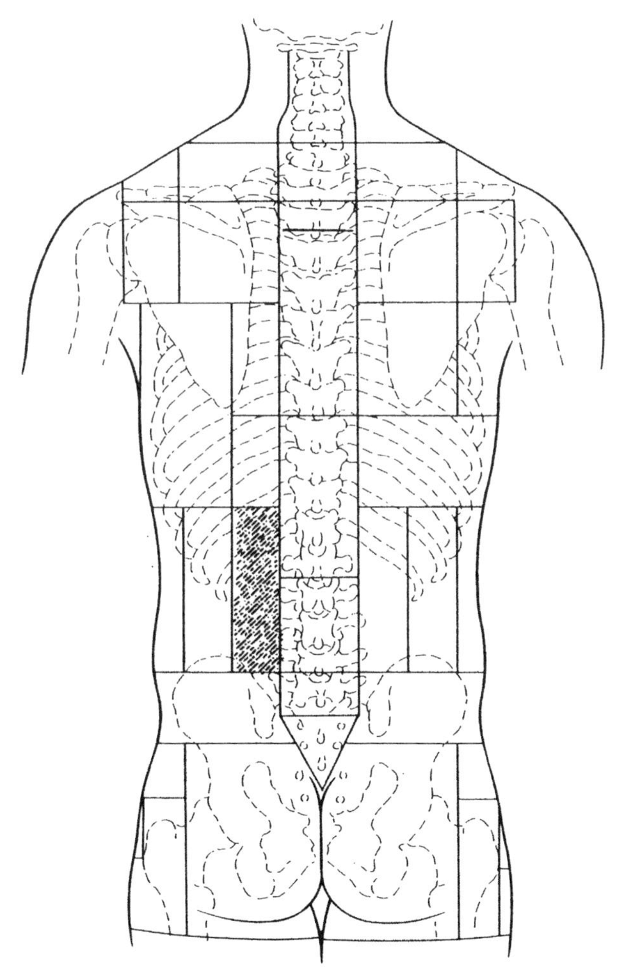

起自第十一胸椎，結束於第四腰椎。

內邊界為身體中心線左側 2 指處，再向左 3 指寬處為外邊界。

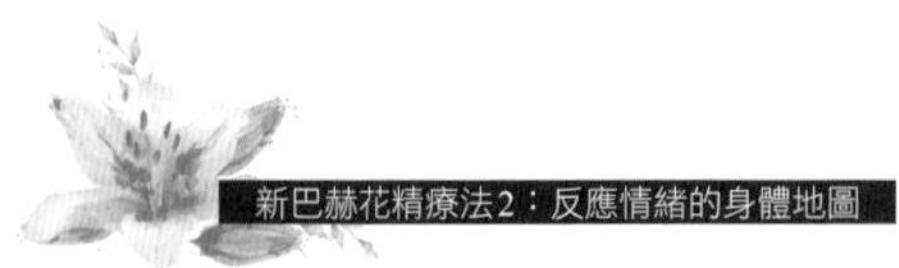

10. Crab Apple 酸蘋果

本區域位於男、女性生殖器。

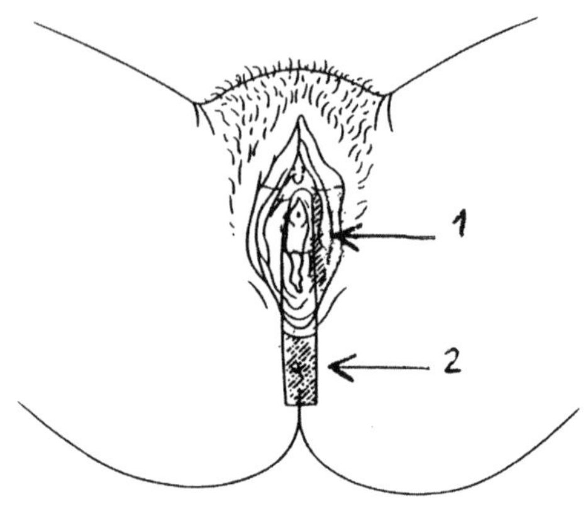

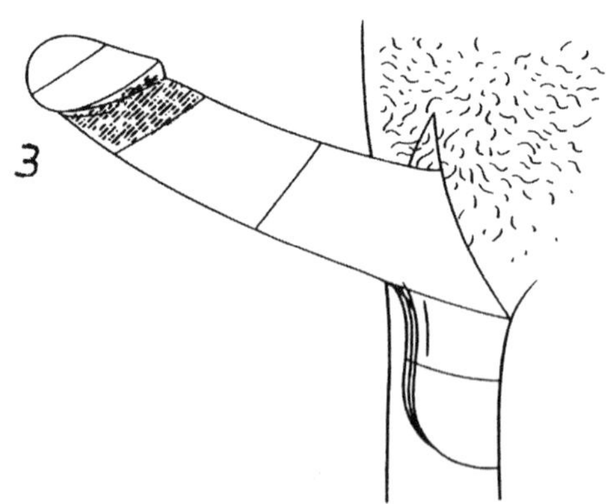

就女性而言，分為二個區域，分別位於左側小陰唇內側（1）、肛門和其周圍深紅色皮膚區（2）。

就男性而言，位於陰莖前部，起自龜頭上緣，環著陰莖冠狀溝，範圍約 1 指寬（3）。

11. Elm 榆樹

本區域位於右上腹。

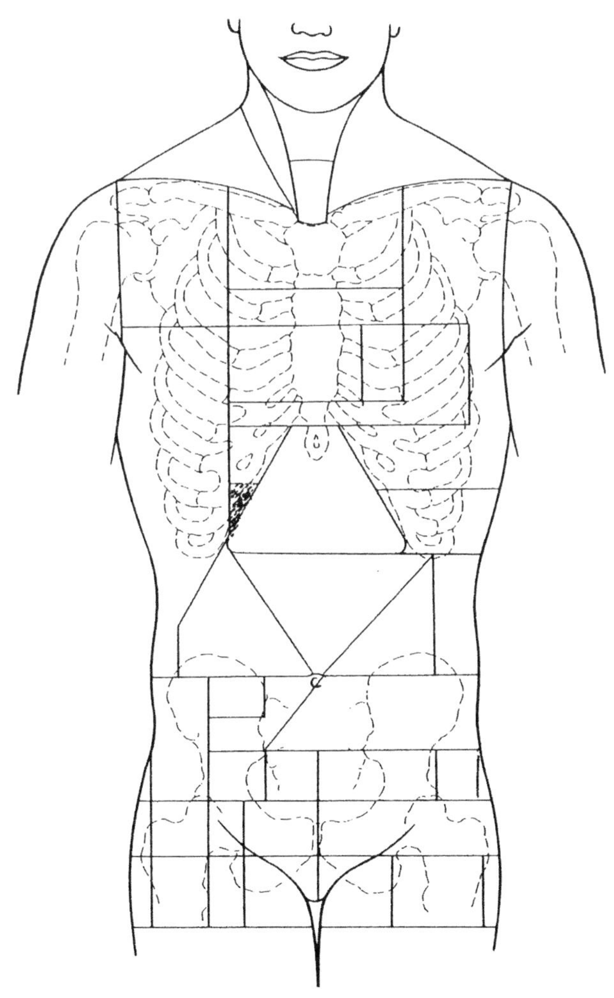

上邊界為胸骨下緣 3 指寬處之水平線。

內邊界為肋弓處，外邊界為身體中心線向右 4 指寬處。

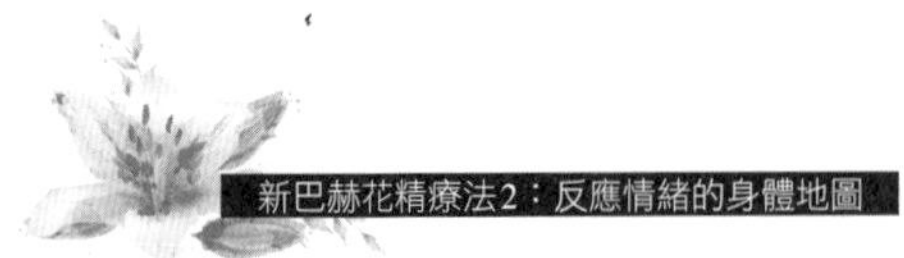

11. Elm 榆樹

本區域位於左側身。

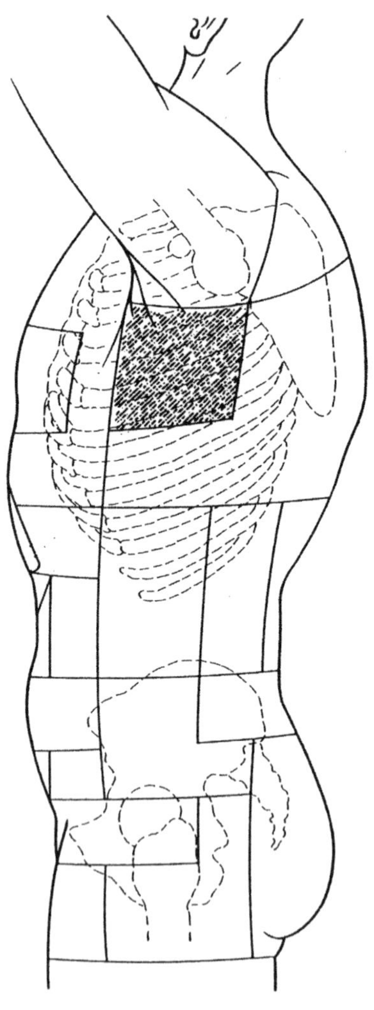

起自「腋窩至第五胸椎之中心」，結束於第八胸椎。

兩側邊界為腋前褶、腋後褶向下之延伸線。

11. Elm 榆樹

本區域位於右上臂。

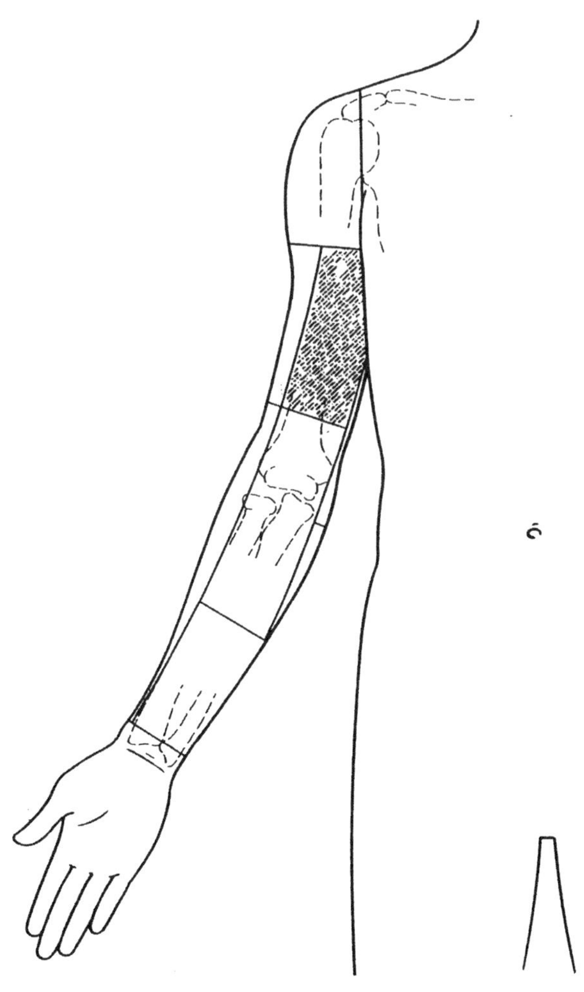

起自腋前褶下方 2 指寬處，結束於肘窩上方 3 指寬處。

外邊界為肱二頭肌外緣，內邊界為肱二頭肌內緣。

11. Elm 榆樹

本區域位於右前臂。

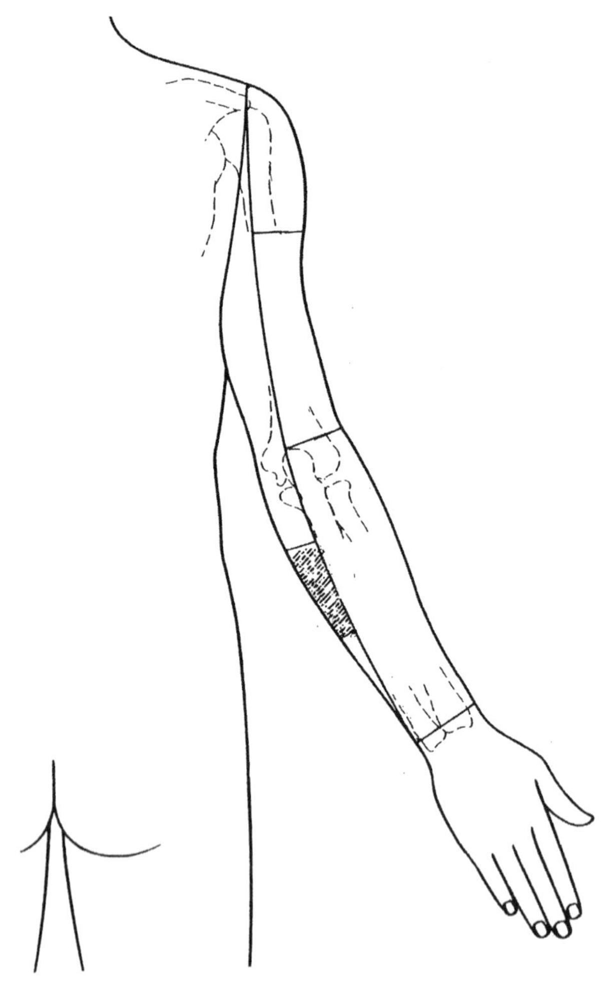

起自手肘下方 2 指寬處，向下延伸 5 指寬處結束。
內邊界為小指外緣往內肘窩之延伸線，外邊界為尺骨骨緣。

12. Gentian 龍膽

本區域位於左腹部。

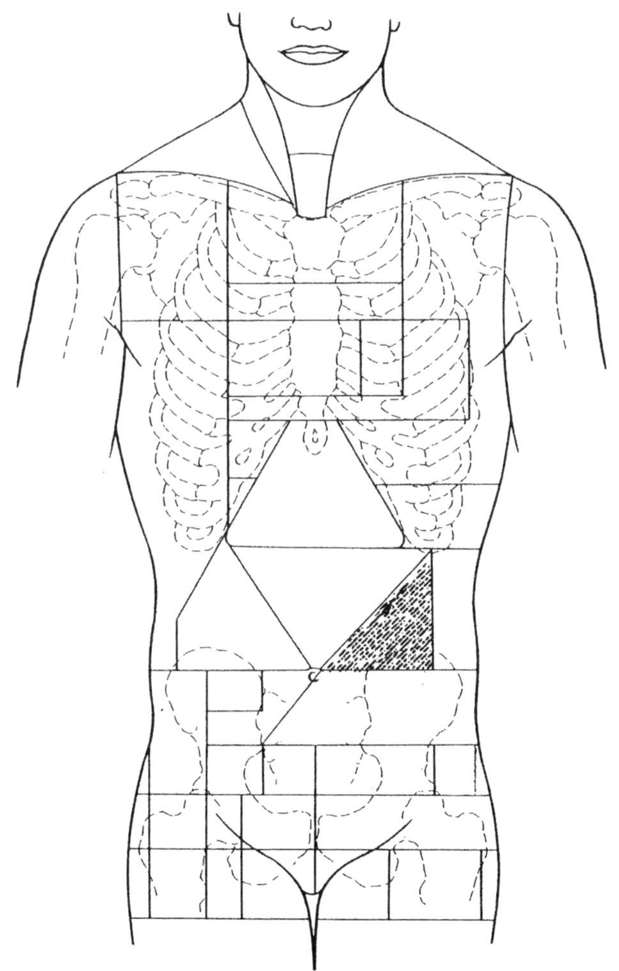

下邊界為通過肚臍之水平線。

上邊界為「胸骨至肚臍間的中心之水平線」和「通過乳頭之垂直線」的交點。

從此交點連往肚臍的對角線為內邊界，外邊界在「通過乳頭之垂直線」上，範圍從上邊界到垂直線與「通過肚臍之水平線」的交點處。

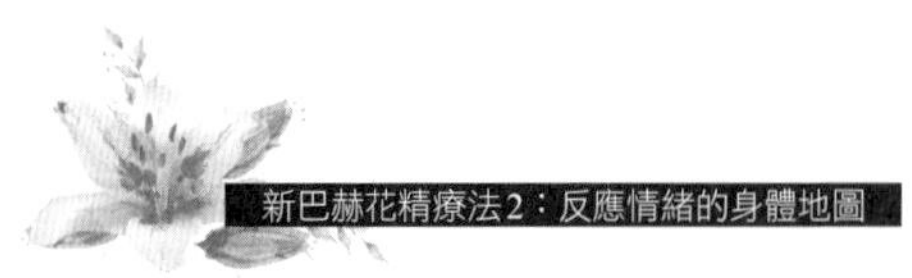

12. Gentian 龍膽

本區域位於背部右側。

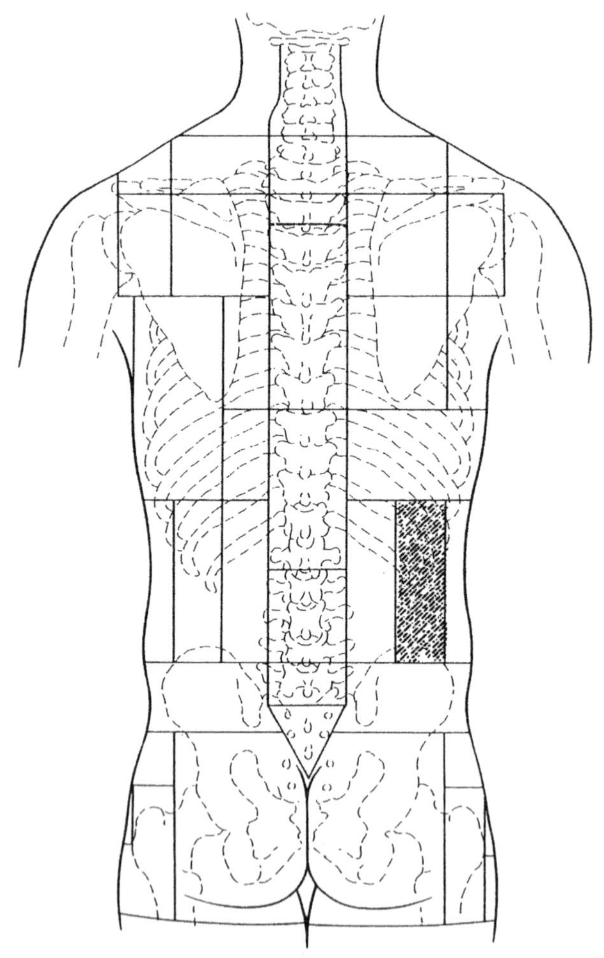

起自第十一胸椎，結束於第四腰椎。

內邊界在身體中心線向右約 5 指寬處，向外側 3 指寬處為外邊界。

12. Gentian 龍膽

本區域位於左肩部，在鎖骨和肩胛骨之間的三角區域。

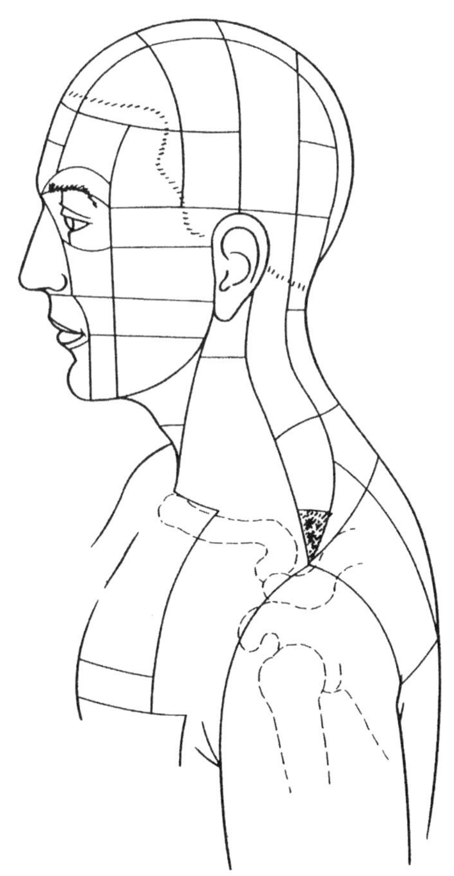

起自斜方肌的前緣和上緣。

外邊界為腋前褶、腋後褶向上延伸至凹陷處——通常按壓會感到疼痛——的交點處。此點向內 1 指半處為內邊界。

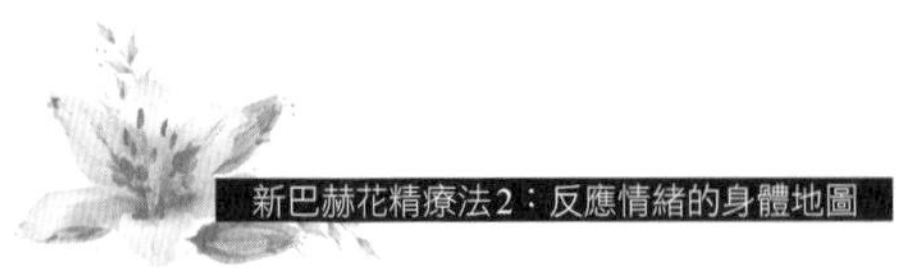

12. Gentian 龍膽

本區域位於左臉頰。

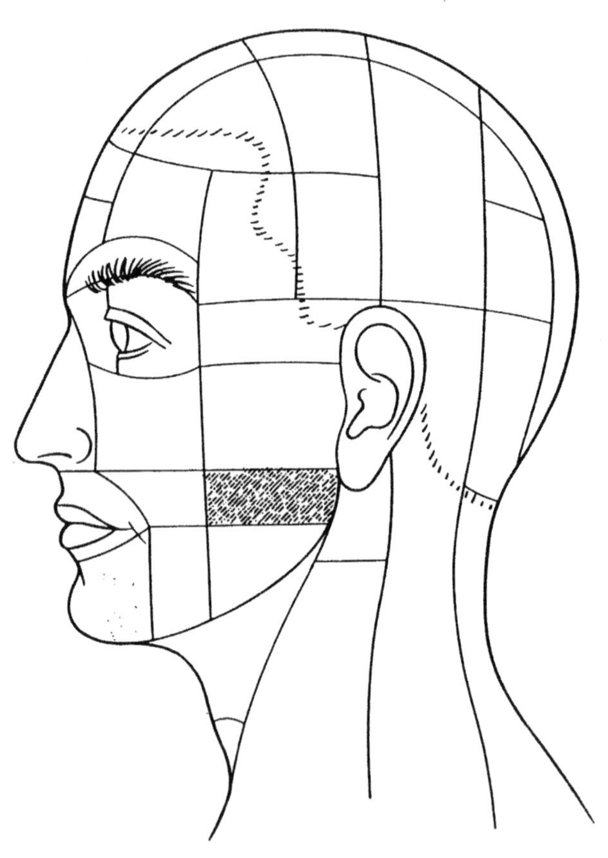

起自鼻下緣之水平延伸線，結束於通過嘴角之水平線。
內邊界為通過眉尾之垂直線，外邊界為耳垂根部。

12. Gentian 龍膽

本區域位於左膝內側。

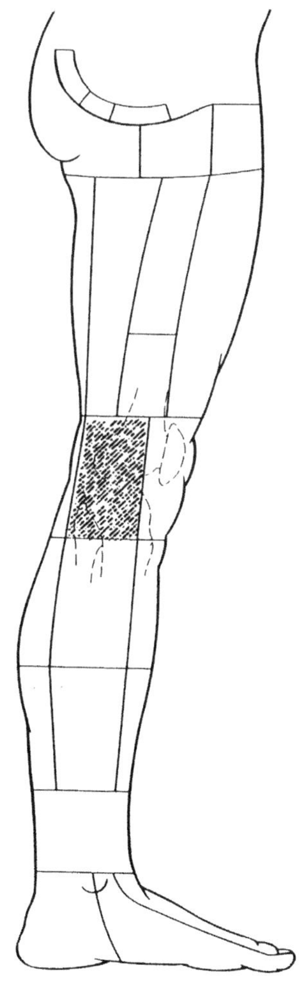

起自膝蓋骨向右 2 指寬處，向內側延伸 4 指寬處結束。

上邊界為膝蓋骨上方 1 指寬處之水平線，下邊界為膝蓋骨下方 3 指半處之水平線。

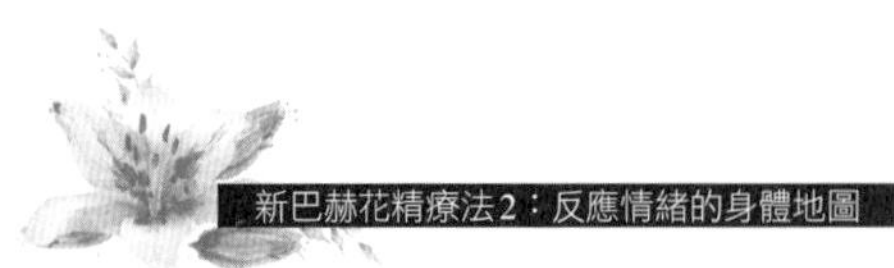

12. Gentian 龍膽

本區域位於左小腿外側。

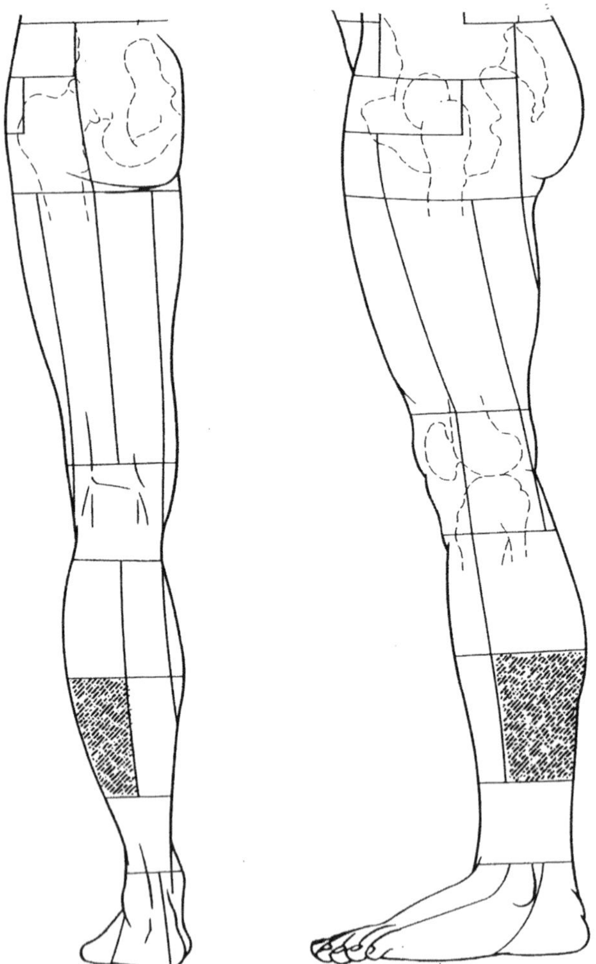

起自內踝上緣向上 4 指寬之水平線，向上延伸 6 指寬處結束。

右邊界為由阿基里斯腱連向膕窩中心點之小腿中心線，左邊界為膝蓋骨向外側 2 指寬處之垂直線。

12. Gentian 龍膽

本區域位於右小腿。

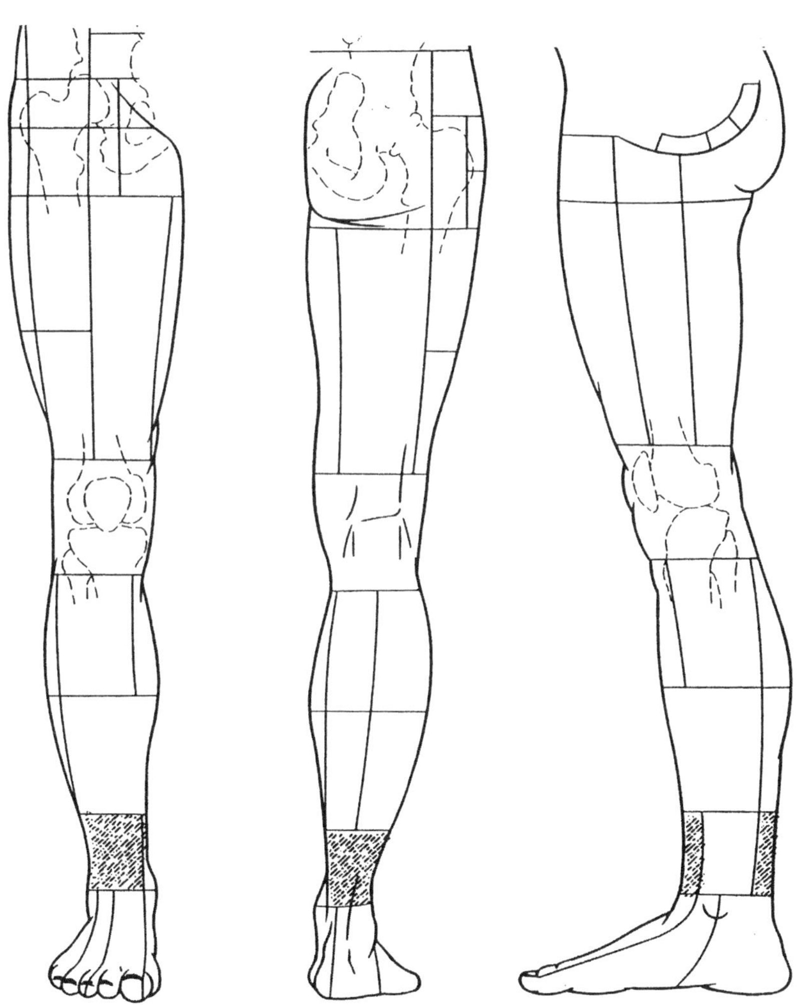

起自內踝上緣水平線，由此向上 4 指寬處之水平線結束。

前邊界為內踝前緣垂直線，由此向外側約環繞小腿底部一圈，在內踝後緣 1 指寬處之垂直線結束。

12. Gentian 龍膽

本區域位於男性生殖器。

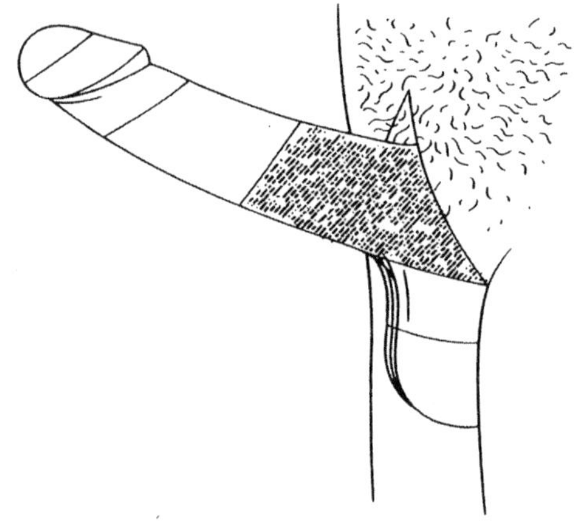

起自酸蘋果區域後緣（龜頭向後 1 指寬處）和陰莖底部間的中心線，延伸至陰莖根部結束。

13. Gorse 金雀花

此處分為左腹部、右大腿根部兩個區域。

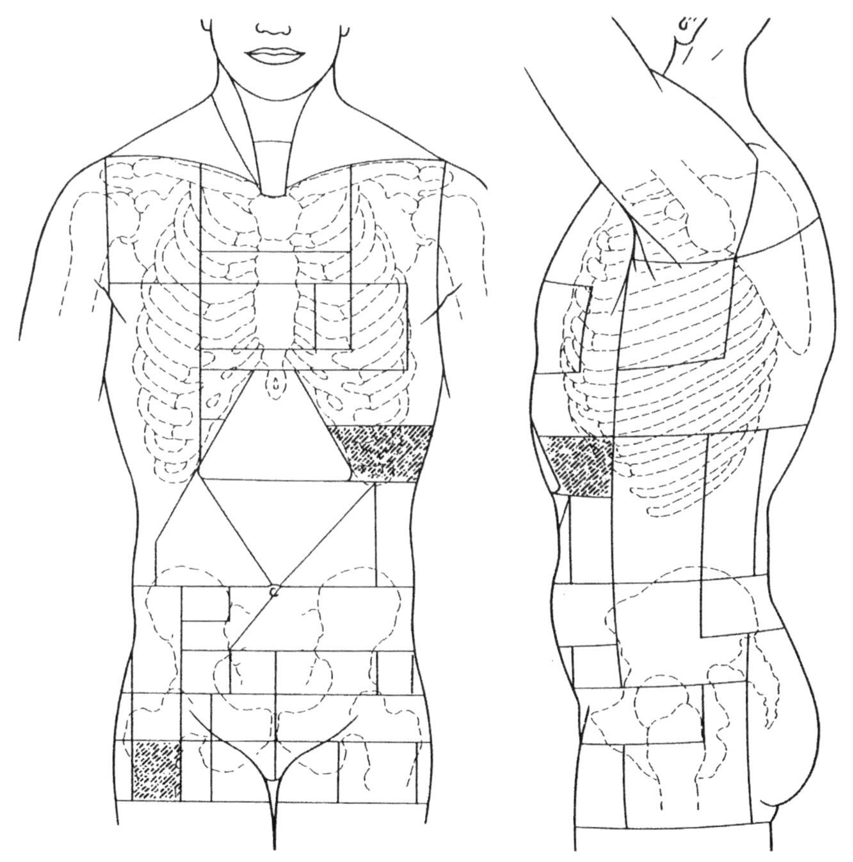

上部區域起自於通過「肚臍至胸骨下緣之中心點（中脘穴 KG12）」的水平線，由此平行向上 3 指寬處之水平線結束。

內邊界為肋弓邊緣，外邊界為腋前褶向下之延伸線。

下部區域起自恥骨下緣，結束於臀夾下方 1 指寬處向前延伸之水平線。

內邊界為通過乳頭之垂直線，外邊界為腋前褶向下延伸之垂直線。

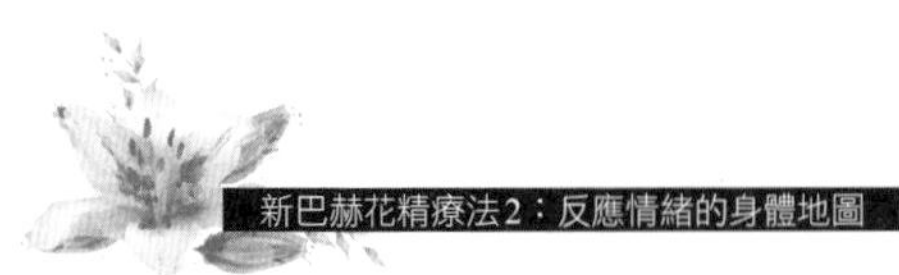

13. Gorse 金雀花

本區域位於左背部。

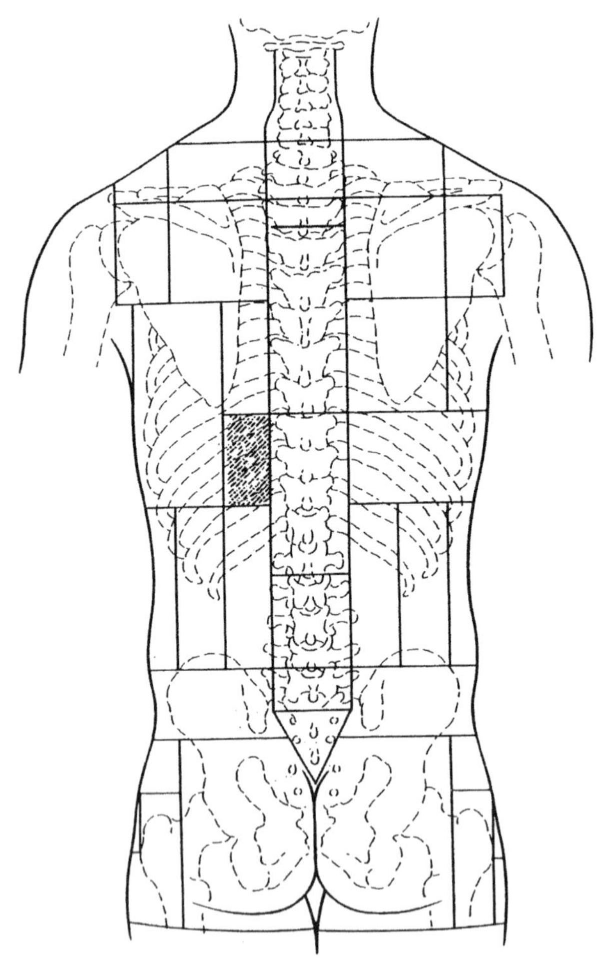

起自第八胸椎，結束於第十一胸椎。

內邊界為身體中心線向左 2 指寬處，向外側延伸 3 指寬處為外邊界。

13. Gorse 金雀花

本區域位於左肩膀。

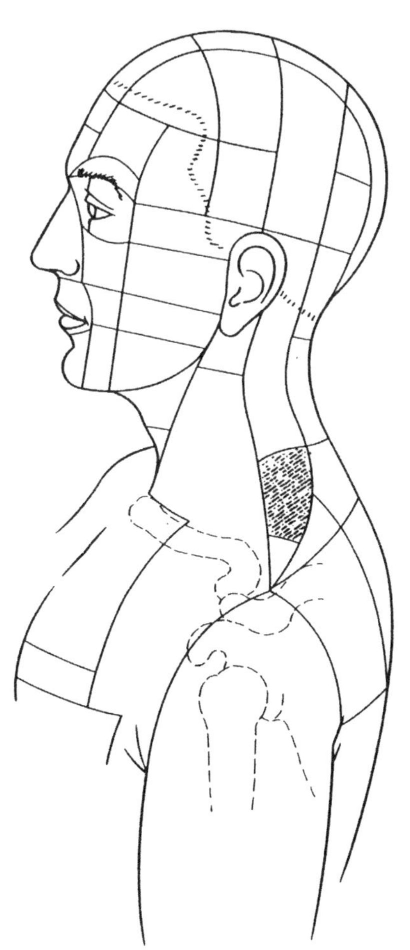

起自斜方肌前緣，至其上緣結束。

內邊界為頸根處，外邊界為腋前褶、腋後褶向上延伸之交點向內側之 1 指半處。

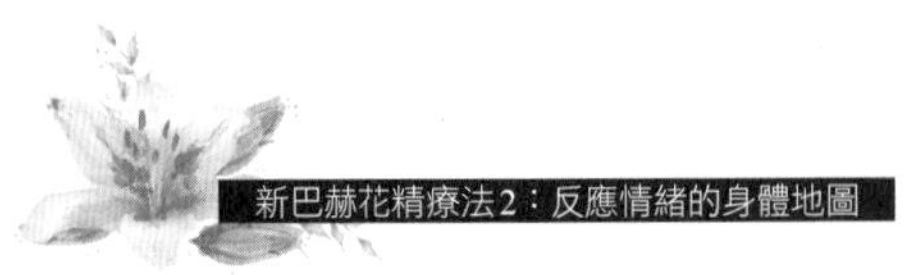

13. Gorse 金雀花

本區域位於左後頸。

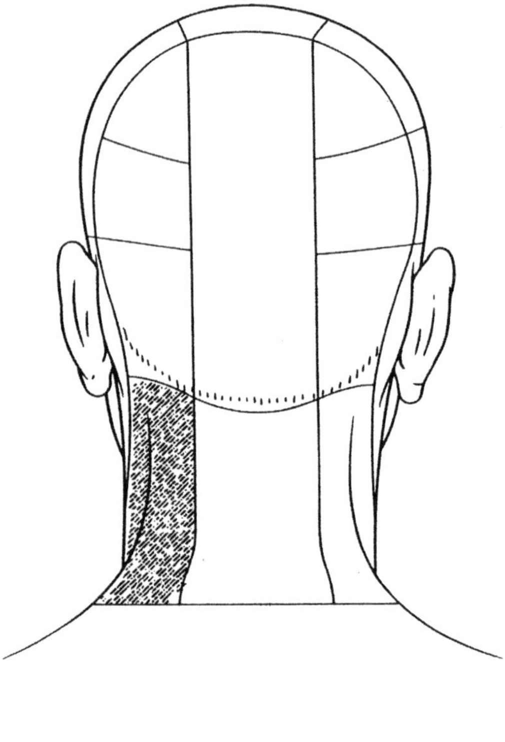

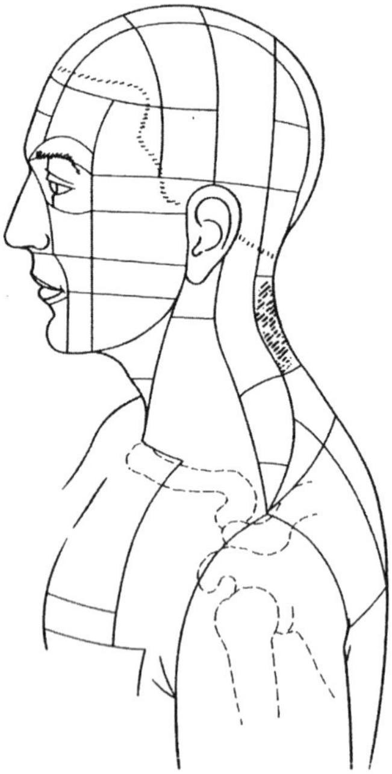

起自顱骨邊緣，至頸根處結束。

左邊界為後耳根向後 2 指寬處向下之延伸線，右邊界為頭中心線向左 1 指半處之垂直線。

13. Gorse 金雀花

本區域位於頭部右側。

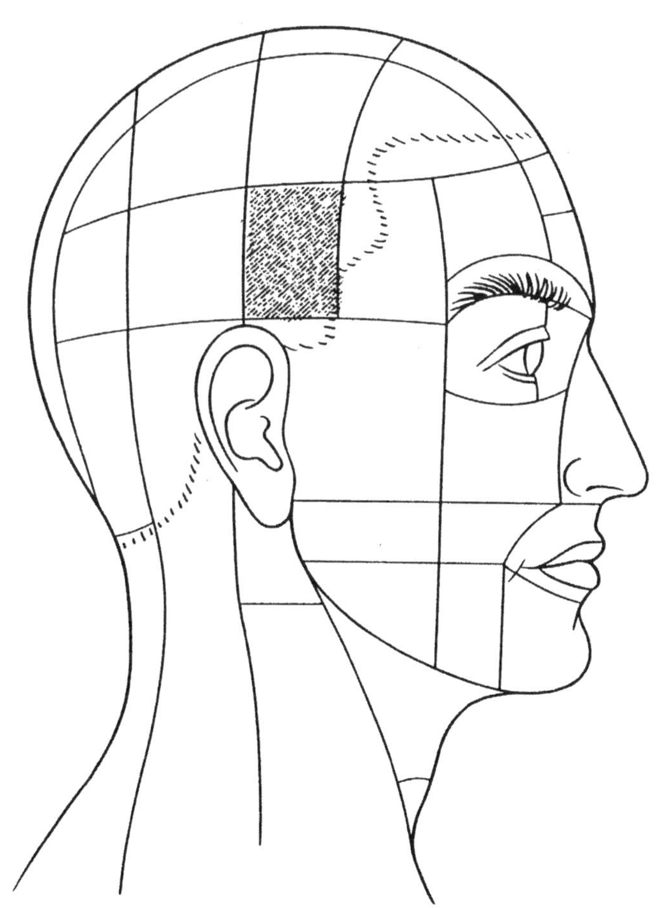

起自耳朵上緣，由此向上延伸 3 指寬處結束。

前邊界為眉尾向後 2 指半之垂直線，後邊界為通過耳尖之垂直線。

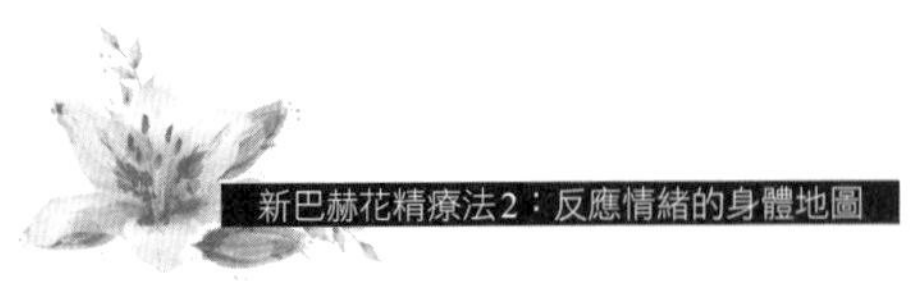

13. Gorse 金雀花

本區域位於左手臂內側。

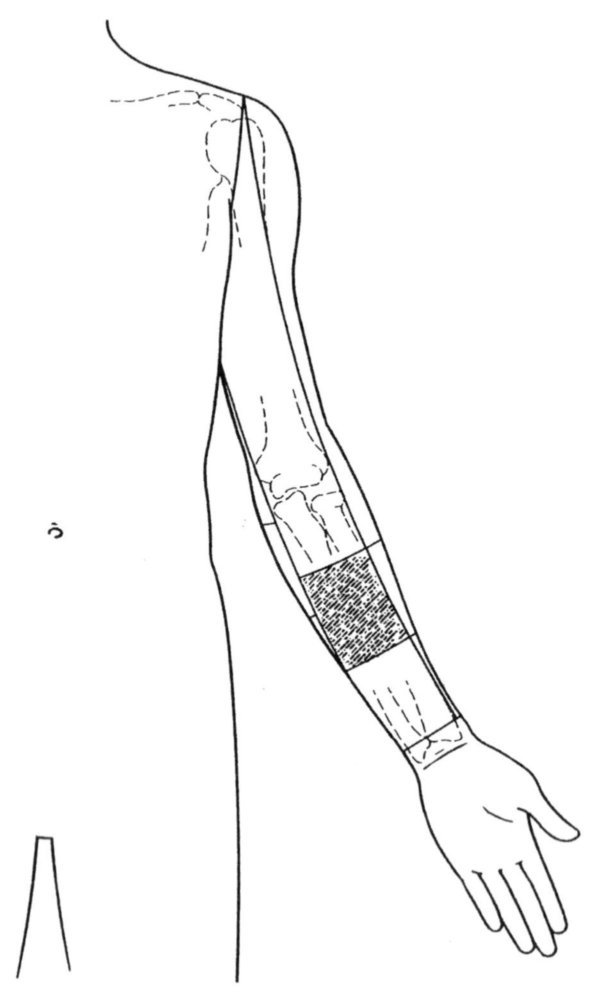

起自肘窩向下 3 指寬處之水平線，由此向下 5 指寬處結束。
內邊界為小指外緣向內肘窩之延伸線，外邊界為橈骨外緣。

13. Gorse 金雀花

本區域位於右大腿外側。

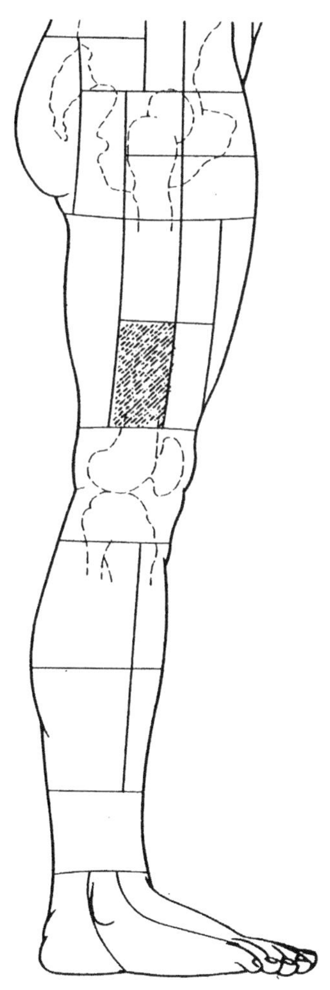

起自膝蓋骨上方 1 指寬處之水平線，由此向上 6 指寬處結束。

左邊界為膝蓋骨向外 2 指寬之垂直線，由此向外側 6 指寬處為其右邊界。

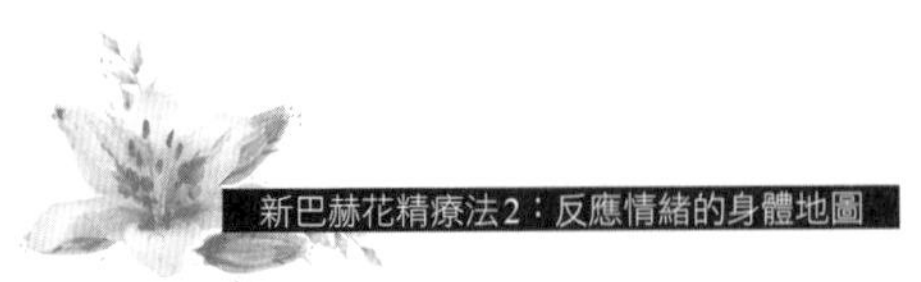

14. Heather 石楠

本區域位於左胸部。

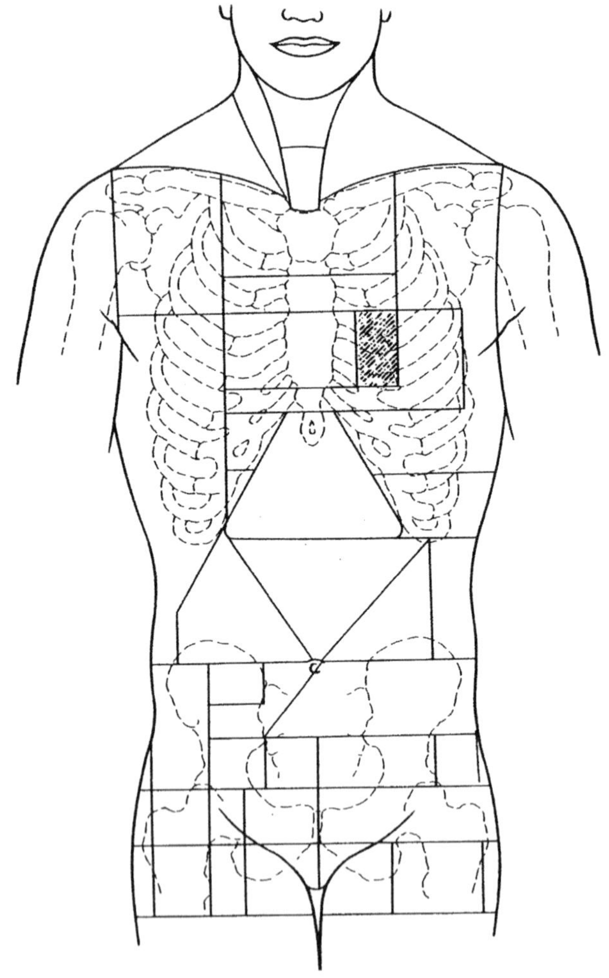

起自第三肋間隙，結束於第六肋間隙。

內邊界為身體中心線向左 2 指寬處，由此向外側 2 指寬處為外邊界。

14. Heather 石楠

本區域位於右小腿內側。

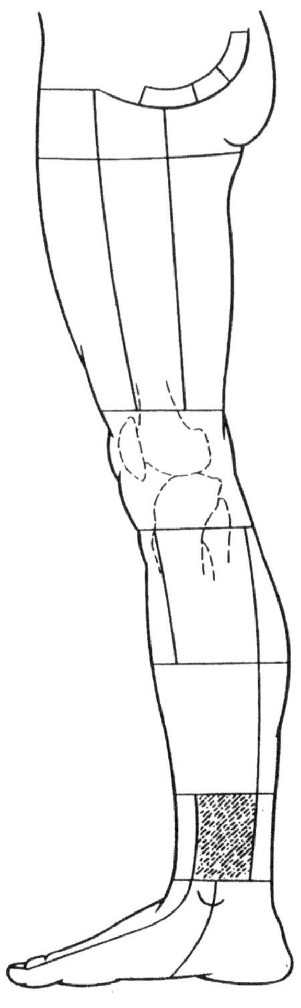

起自內踝上緣，由此向上 4 指寬處之水平線結束。

前邊界為通過內踝前緣之垂直線，後邊界為內踝後緣向後 1 指寬之垂直線。

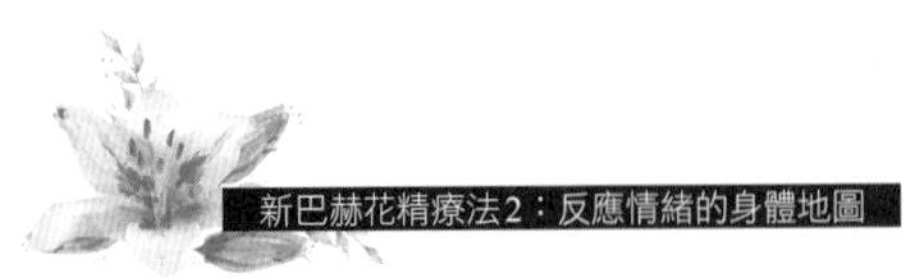

15. Holly 冬青

此處分為右胸腹部、右大腿根部兩個區域。

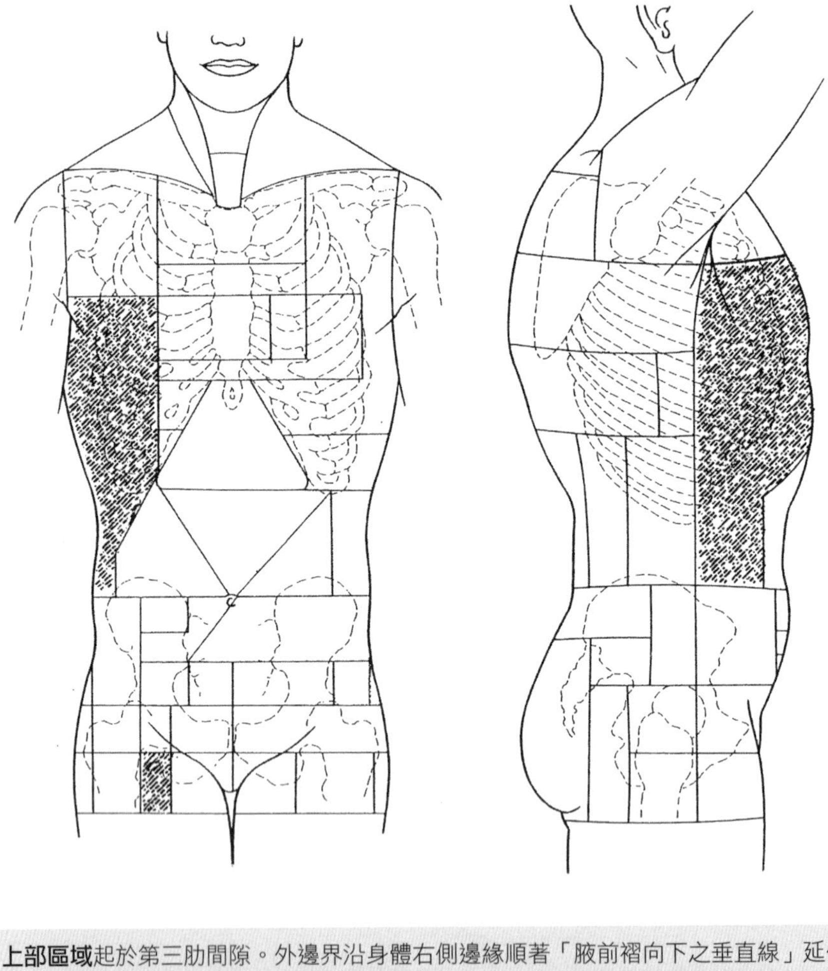

上部區域起於第三肋間隙。外邊界沿身體右側邊緣順著「腋前褶向下之垂直線」延伸至「肚臍高度的水平線」。內邊界上段為「身體中心線向右 4 指寬處之垂直線」向下延伸至肋弓處，之後沿著肋弓邊緣到第十一肋骨、再垂直延伸向下到髖骨上緣。

下部區域起自恥骨下緣，結束於臀夾下方 1 指寬處向前延伸之水平線。

內邊界為身體中心線向右 4 指寬處之垂直線，由此再向右 2 指寬處為外邊界。

15. Holly 冬青

本區域位於左側身。

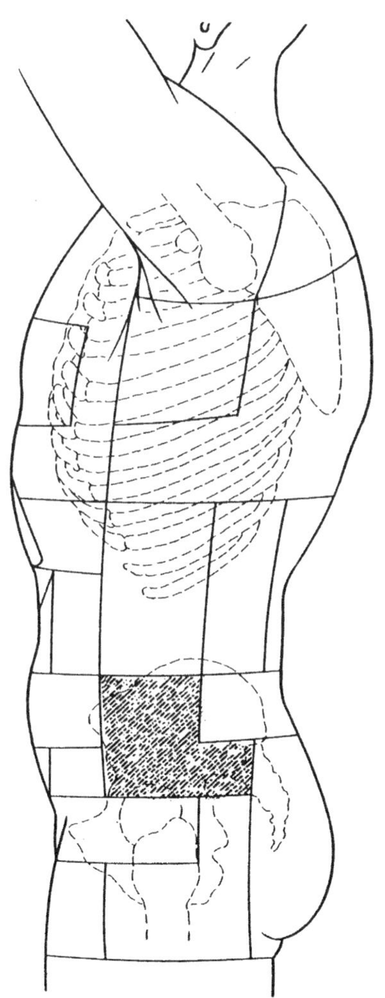

起自第四腰椎，結束於陰毛叢上緣。

前邊界為腋前褶向下之延伸線。後邊界上段為腋後褶向下之垂直線，延伸至「恥骨上緣至肚臍之中心點處」，下段從此點向後 3 指寬處、再向下 3 指寬之垂直線。

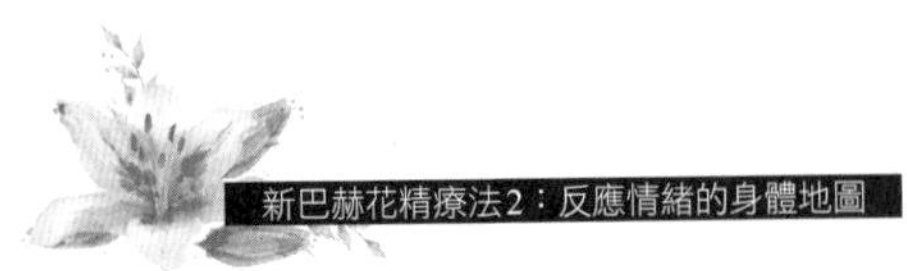

15. Holly 冬青

本區域位於左上背。

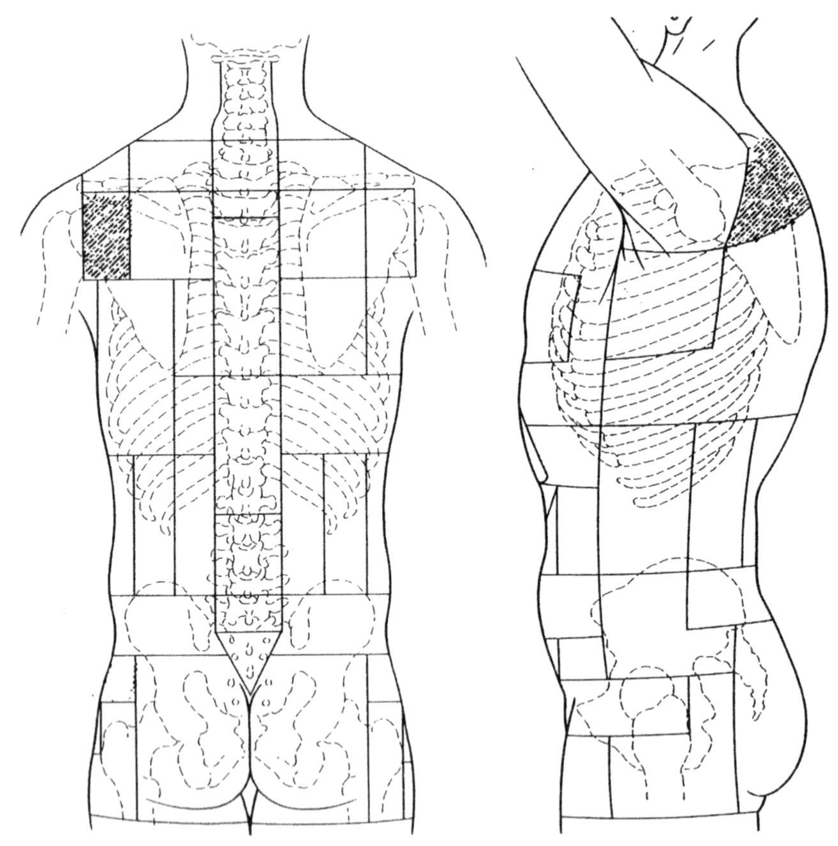

起自第二胸椎，結束於第五胸椎。

外邊界為腋後褶向上之延伸線，由此向內側 3 指寬處之平行線為內邊界。

15. Holly 冬青

本區域位於臉頰兩端，為對稱的兩個區域。

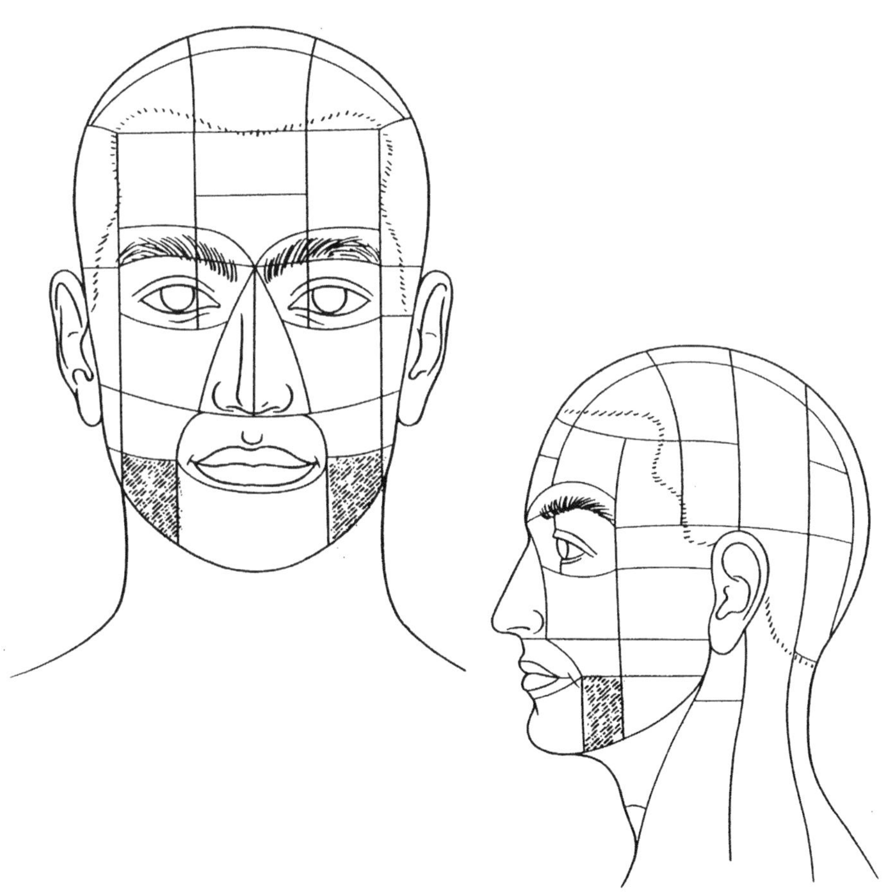

起自通過嘴角之水平線，於下巴下緣結束。

前邊界分別為通過左、右嘴角之垂直線，後邊界為通過左、右眉尾之垂直線。

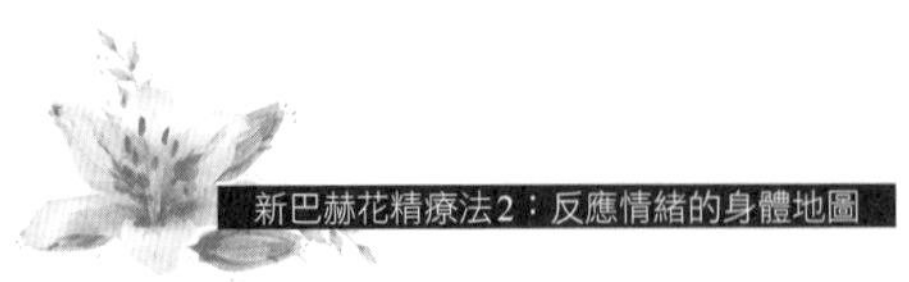

15. Holly 冬青

本區域位於右臉頰。

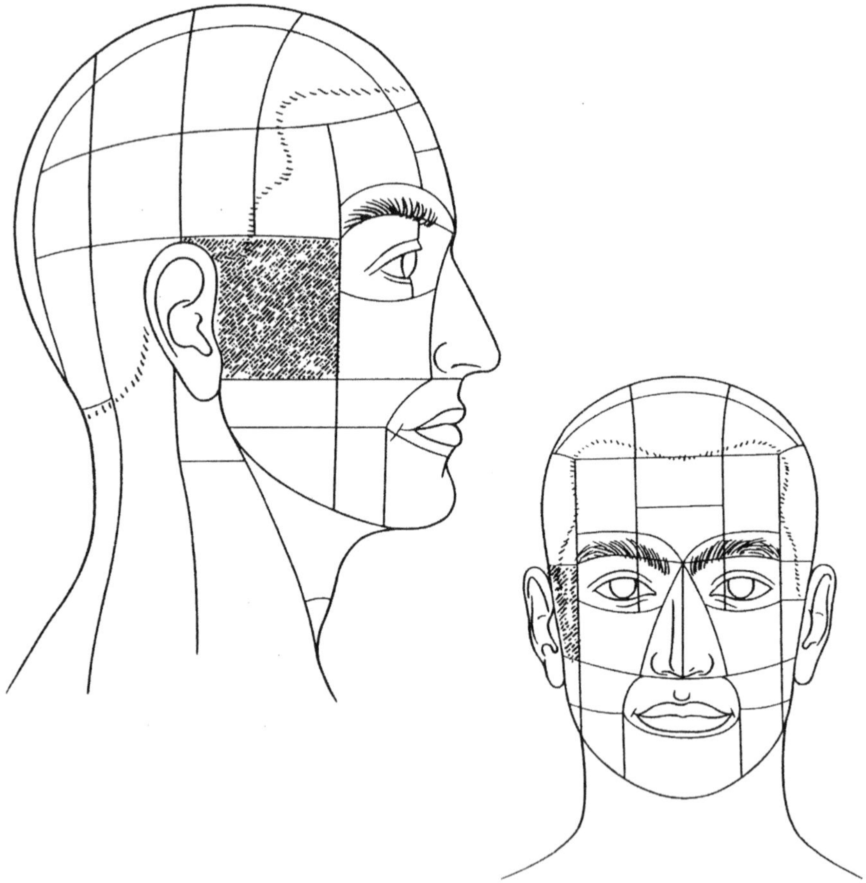

起自通過眉心之水平線，結束於鼻子下緣之水平延伸線。

內邊界為通過眉尾之垂直線，外邊界為耳朵前緣。

15. Holly 冬青

此處包含位於頭頂前側和頭部左側的三個區域。

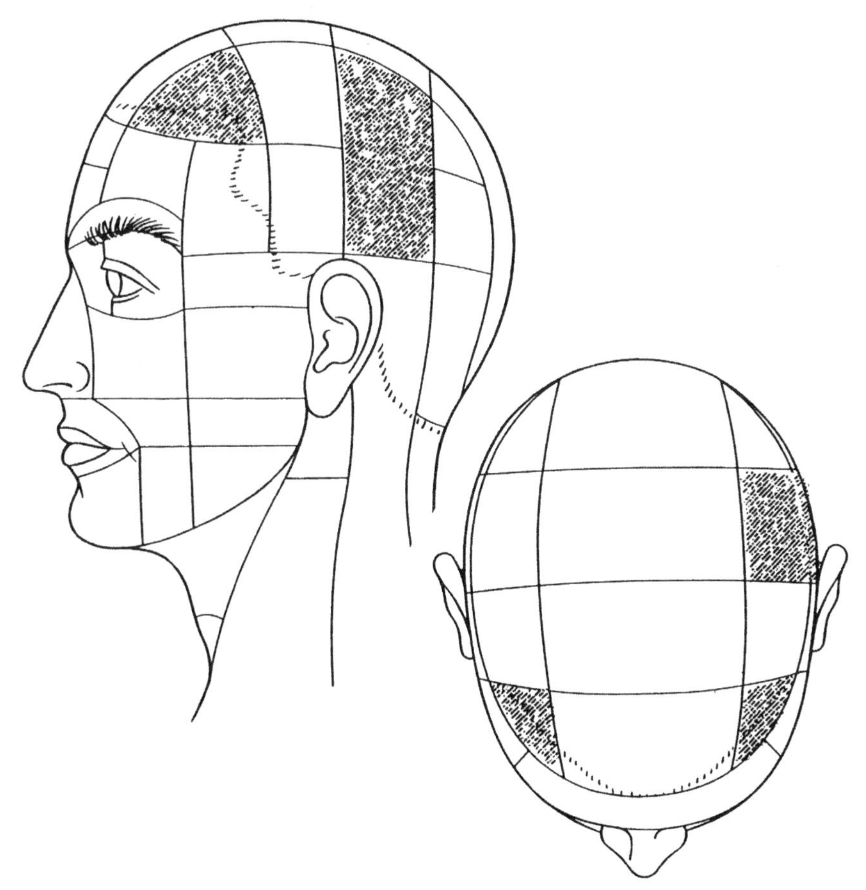

前部區域為兩個對稱區域，分別起自於頭中心線向左、向右 1 指半之垂直線，再分別繼續向左、向右 3 指寬處結束。

前邊界為髮際線，髮際線向後 3 指寬處為後邊界。

後部區域位於頭部左側，起自頭中心線向左 1 指半處之水平線，至通過耳尖之水平線結束。

前邊界為通過耳尖之垂直線，由此向後 3 指寬之平行線為後邊界。

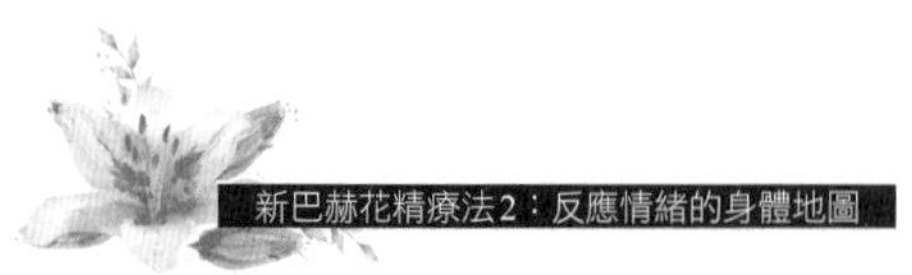

15. Holly 冬青

本區域位於頭部右側。

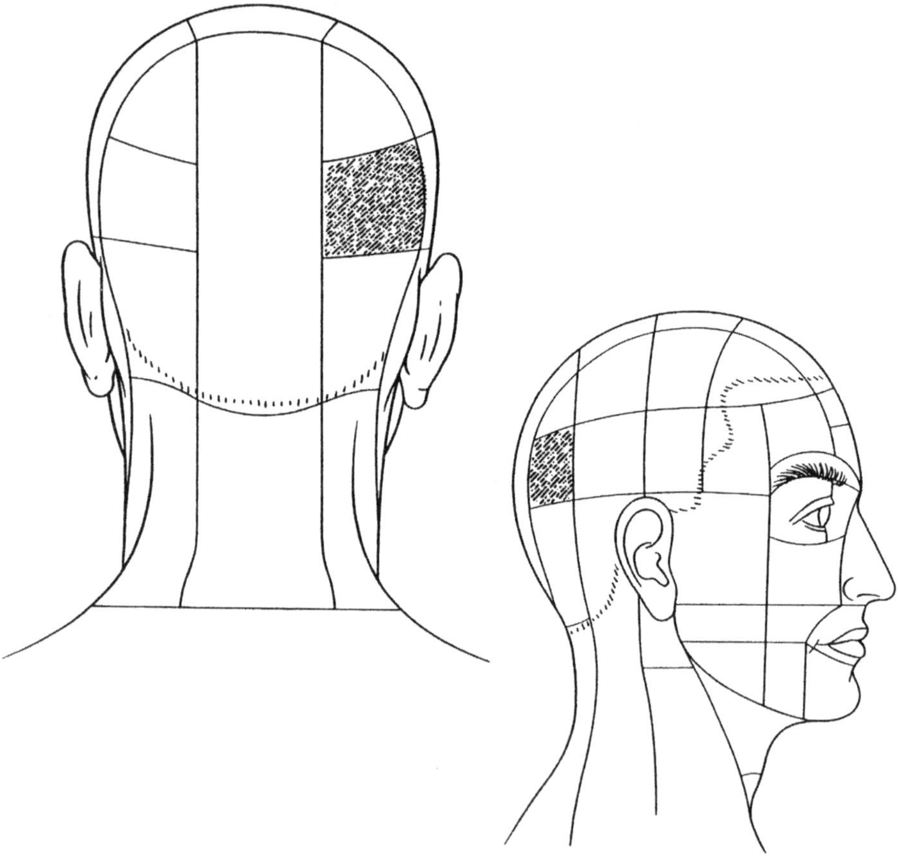

起自通過耳尖之垂直線向後 3 指寬處之垂直線，由此再向後 3 指寬處結束。
下邊界為通過耳尖之水平線，由此線向上 3 指寬處為上邊界。

15. Holly 冬青

此處分為左手背、右手掌兩個區域。

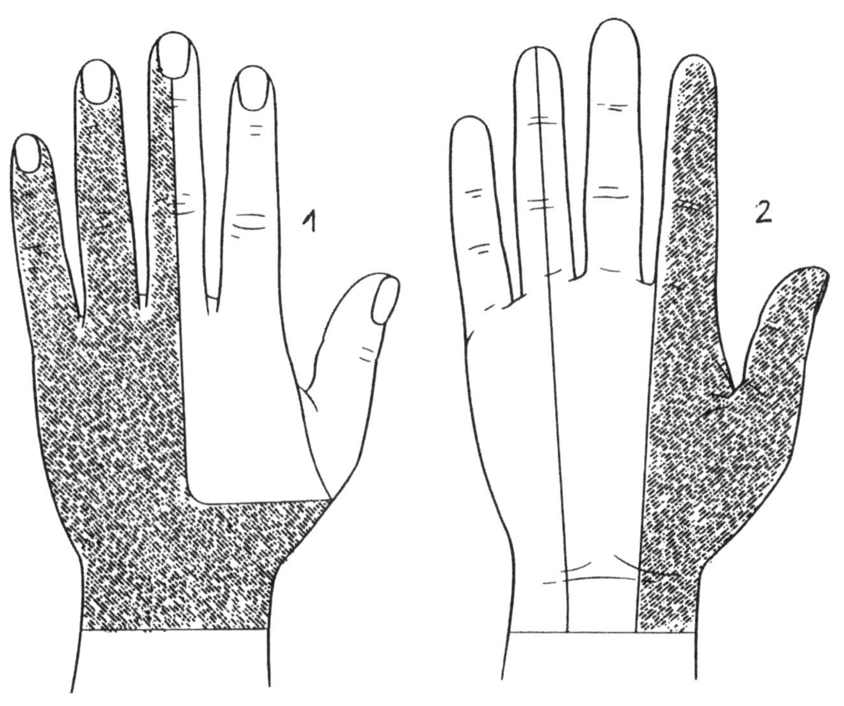

（1）**左手背區域**，起自手腕褶線向後 1 指寬處之水平線，延伸向指尖處。

內邊界為中指中心線，垂直從中指指尖至「手腕褶線向前 2 指寬處」，再水平移動往大拇指邊緣處，順著手腕線延伸向後。

外邊界為手的外緣，沿手肘邊緣向小指指甲邊緣處延伸。

（手心和手背這兩個區域間的邊界為手指內側之中心線）

（2）**右手掌區域**，起自手腕褶線向後 1 指寬處之水平線，至大拇指和食指指尖結束。

右邊界為手肘外緣延伸至大拇指指甲邊緣。

左邊界為手肘右側外緣向內 1 指寬處，向食指左邊緣延伸。

（手心和手背這兩個區域間的邊界為手指內側之中心線）

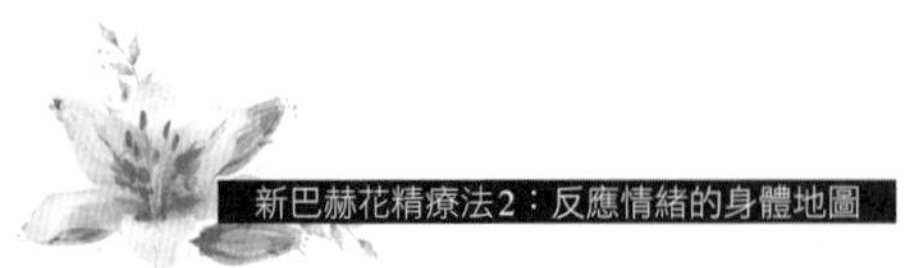

15. Holly 冬青

本區域位於左小腿內側。

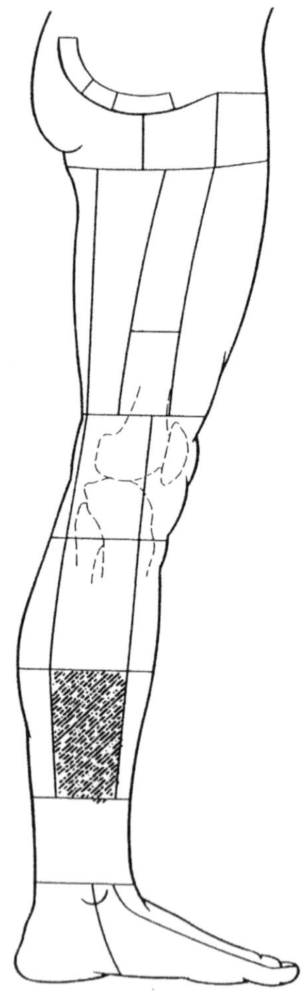

起自內踝上緣 4 指寬處之水平線，至此線再向上 6 指寬處結束。

前邊界為脛骨內緣，後邊界上端為脛骨內緣向內側 4 指寬處，下端為 3 指寬處，所以此區域下段較窄。

15. Holly 冬青

本區域位於左腳背。

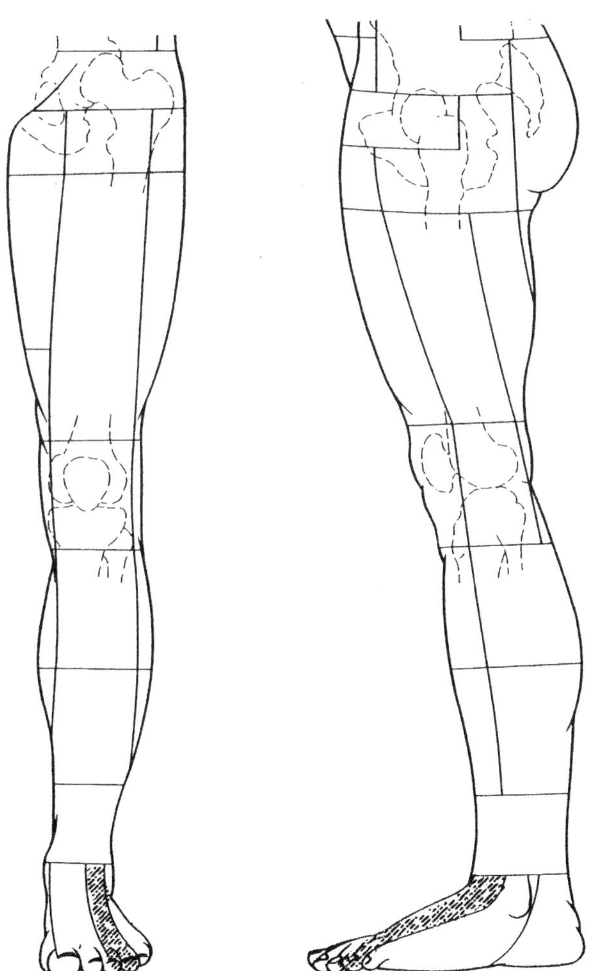

起自內踝上緣，延伸至腳趾處結束。

內邊界為腳背中心至中趾中心之延伸線，外邊界為外踝前緣向「第四趾和小趾間的趾縫」之延伸線。

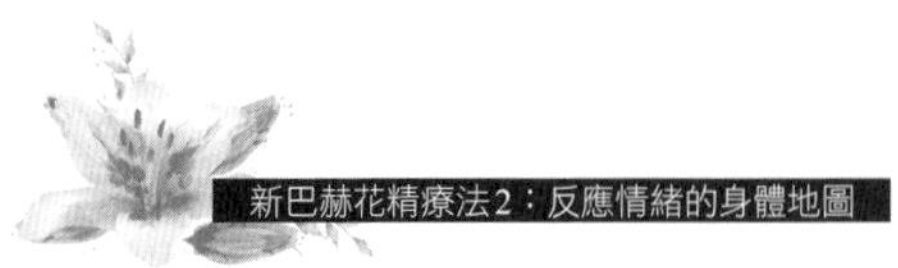

15. Holly 冬青

本區域位於右大腿內側。

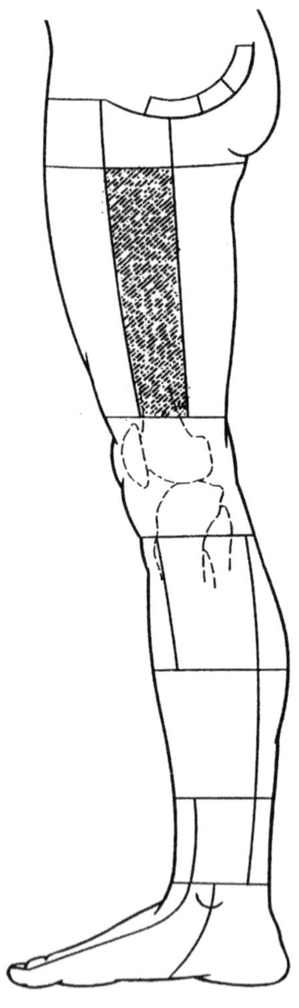

起自臀夾下方 1 指寬之水平線，至膝蓋骨上方 1 指寬處之水平線結束。

上半段之內邊界為身體中心線，外邊界為中心線向側邊 4 指寬處。

下半段之內邊界為膝蓋骨向左 2 指寬之垂直線，由此再向左 2 指半處為外邊界。

15. Holly 冬青

本區域位於右小腿後部。

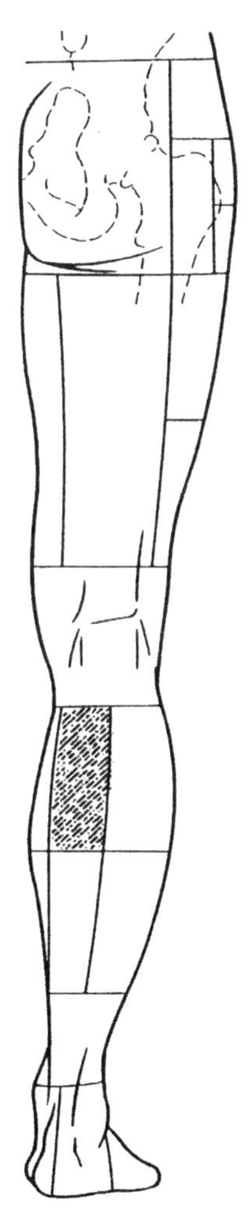

起自膝蓋骨下方 3 指半處之水平線，由此向下 6 指寬處結束。

後邊界為小腿中心線，從阿基里斯腱上緣延伸向膕窩中心，從此線向左 3 指寬為前邊界。

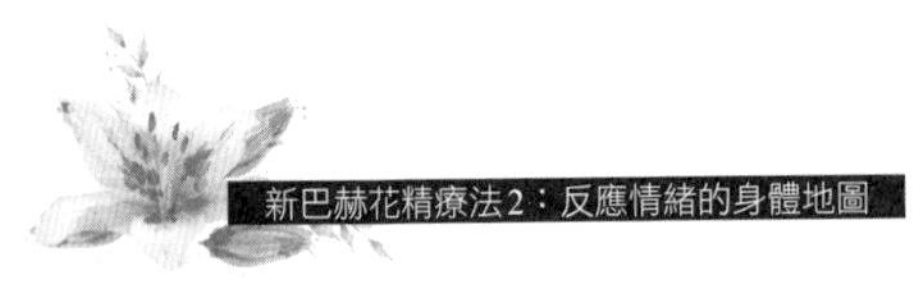

15. Holly 冬青

本區域位於右腳背。

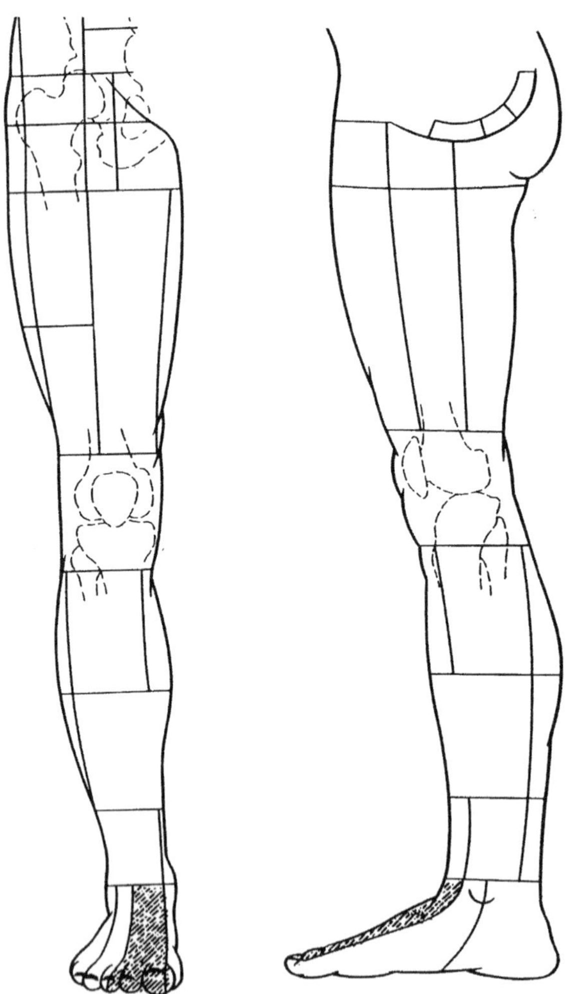

起自內踝上緣，延伸往腳趾處，至腳底結束，腳趾內縫也屬於此區域。

內邊界由腳踝前緣延伸往大拇趾外側指甲邊緣，外邊界由腳背中心線延伸往中趾中心線。

15. Holly 冬青

本區域位於男性生殖器，分為兩個區域。

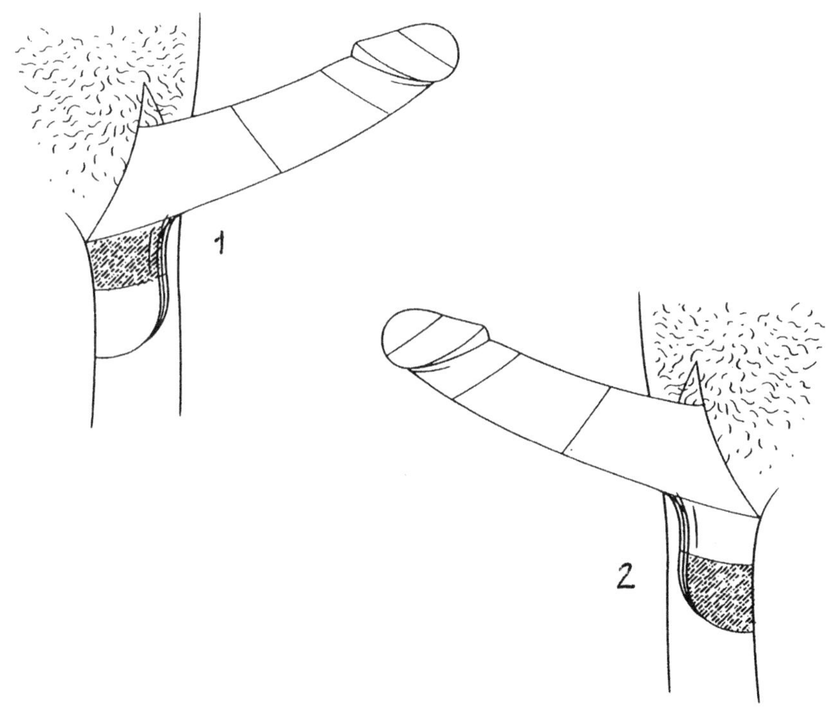

一個區域在右睪丸上半部（1），另一個區域在左睪丸下半部（2）。
皆起自睪丸中心線，結束於睪丸底部外緣處。

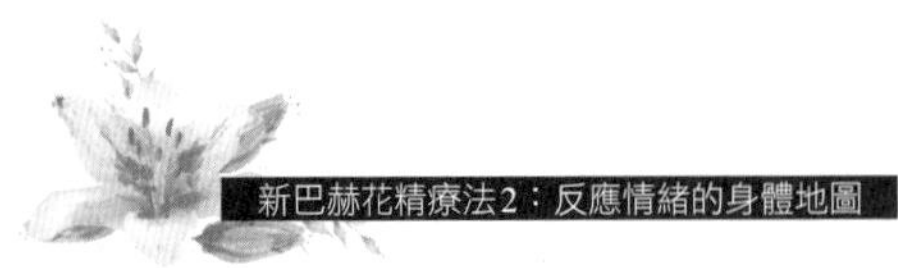

16. Honeysuckle 忍冬

此處分為前胸、右下腹兩個區域。

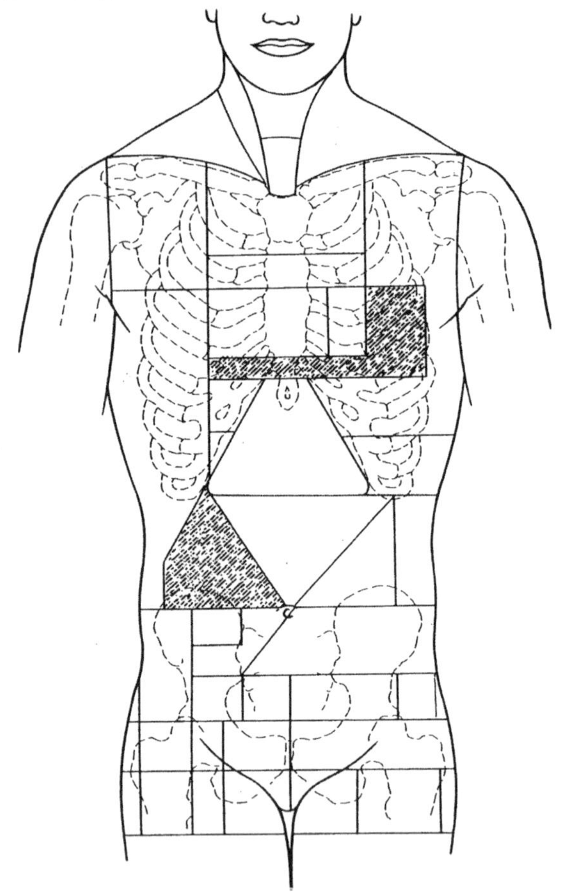

上部區域，起自第三肋間隙，結束於第七肋間隙。

外邊界為身體中心線向左 8 指寬處之垂直線，第三至第六肋間隙間的內邊界為身體中心線向左 4 指寬處之垂直線。第六至第七肋間隙間的內邊界為身體中心線向右 4 指寬處。

下部區域之下邊界為通過肚臍之水平線，上邊界為「肚臍至胸骨下緣間的中心水平線」延伸到肋弓邊的交點。由此點連到肚臍的對角斜線為左邊界，右邊界沿著肋弓延伸向下，外邊界為通過第十肋骨尾端之垂直線。

16. Honeysuckle 忍冬

本區域位於右前臂。

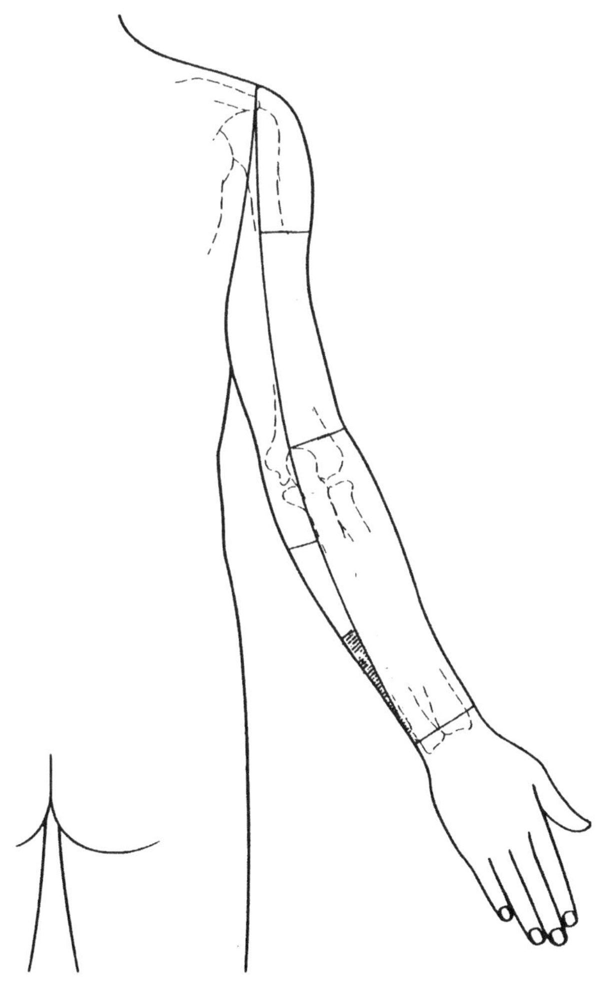

起自肘窩下方 6 指寬，延伸至手腕褶線後方 1 指寬處結束。

內邊界為小指外緣向內肘窩之延伸線，外邊界為尺骨骨緣。

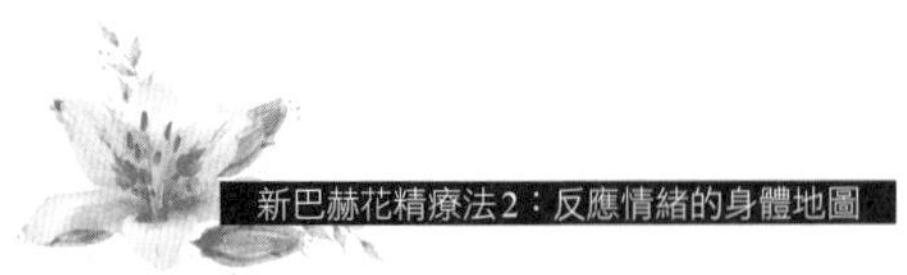

16. Honeysuckle 忍冬

本區域位於右小腿前部。

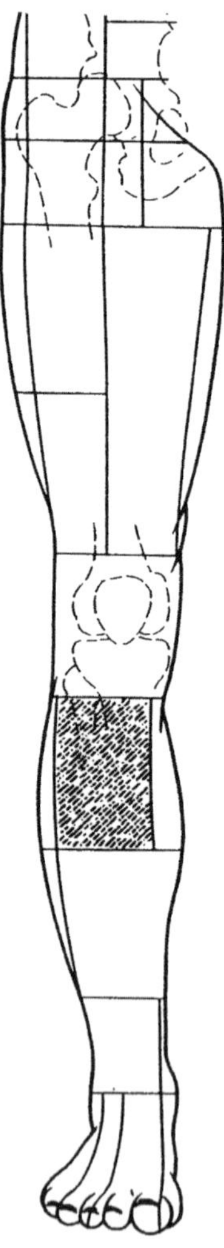

起自膝蓋骨下方 3 指半處之水平線，由此向下 6 指寬處結束。

右邊界為膝蓋骨右緣向右 2 指寬處之垂直線，左邊界為膝蓋骨左緣垂直線。

17. Hornbeam 角樹

本區域位於左下背。

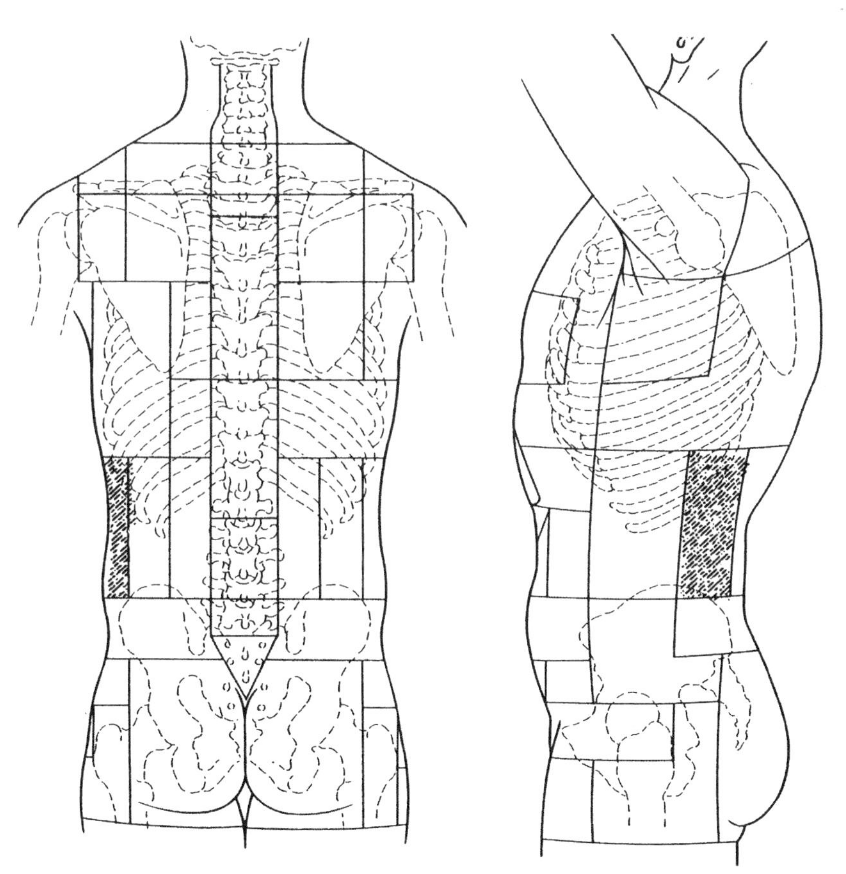

起自第十一胸椎，結束於第四腰椎。

前邊界為腋前褶向下之延伸線，由此向後 3 指寬之平行線為後邊界。

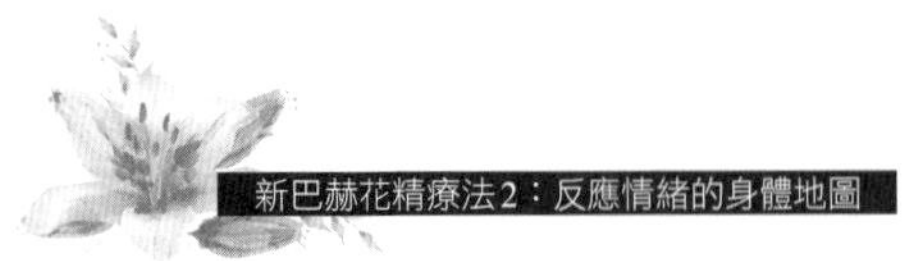

17. Hornbeam 角樹

本區域位於右側身。

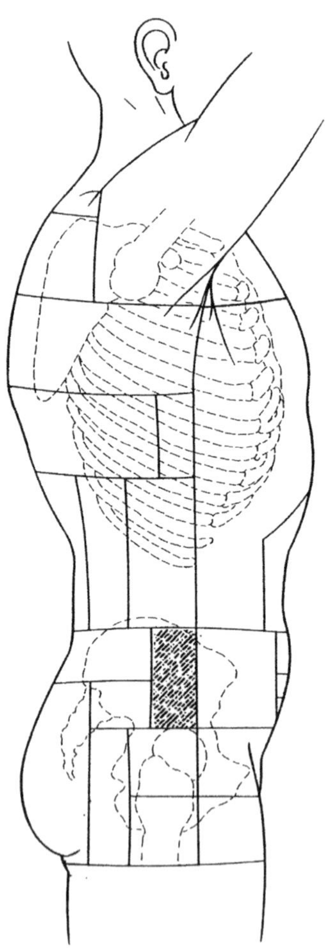

起自髂脊上緣，至陰毛叢處之水平線結束。

前邊界為腋前褶向下之垂直線，向後 3 指半處之平行線為後邊界。

17. Hornbeam 角樹

本區域位於右手臂內側。

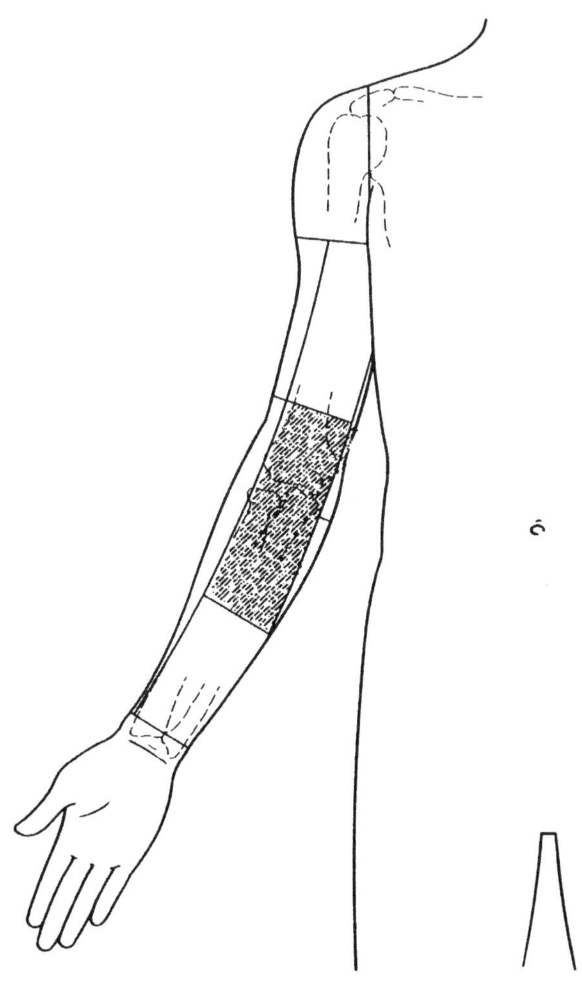

起自肘內窩向上 3 指寬處之水平線，結束於肘內窩向下 6 指寬處之水平線。
右邊界為肱二頭肌外緣往大拇指之延伸線，左邊界為肱二頭肌內緣往小指之延伸線。

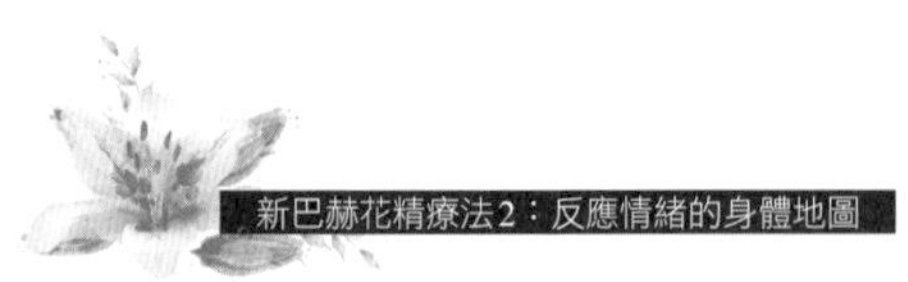

18. Impatiens 鳳仙花

本區域涵蓋整個左眉毛。

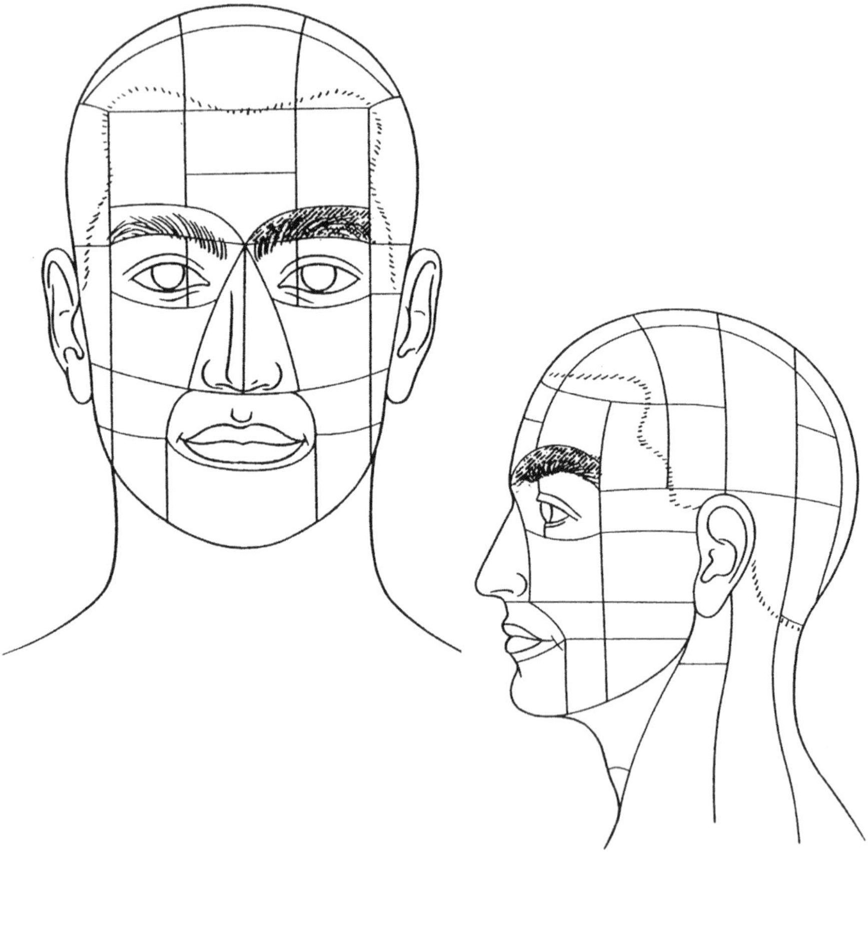

18. Impatiens 鳳仙花

本區域位於頭頂。

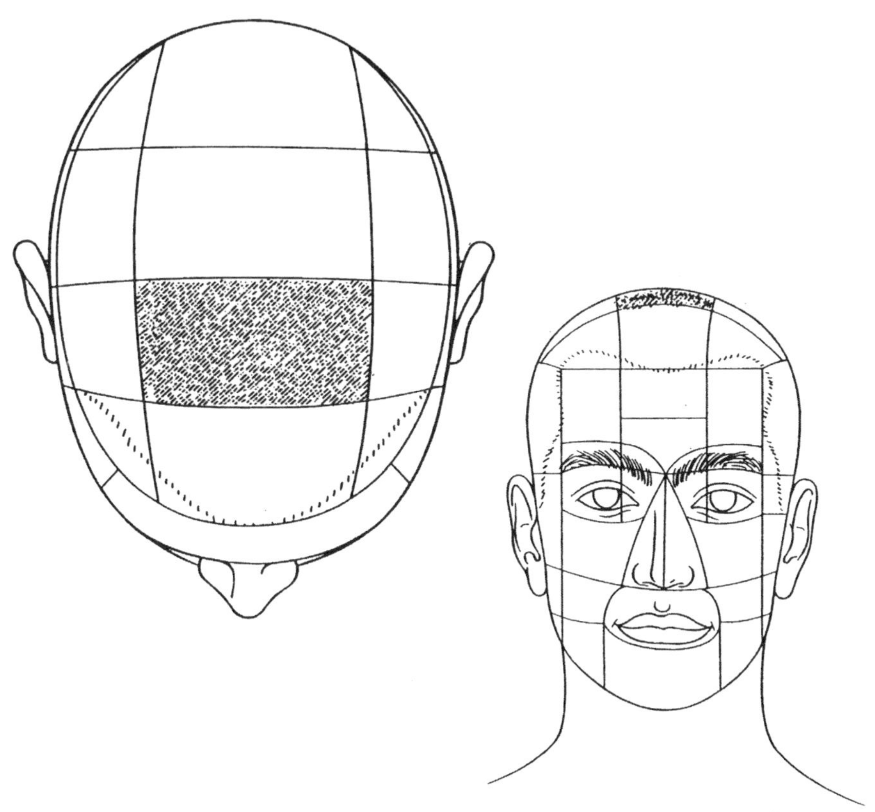

起自髮際線向後 3 指寬處之水平線，結束於垂直通過耳尖向上往頭頂之延伸線。
兩側邊界為頭中心線向左、向右 1 指半處之平行線。

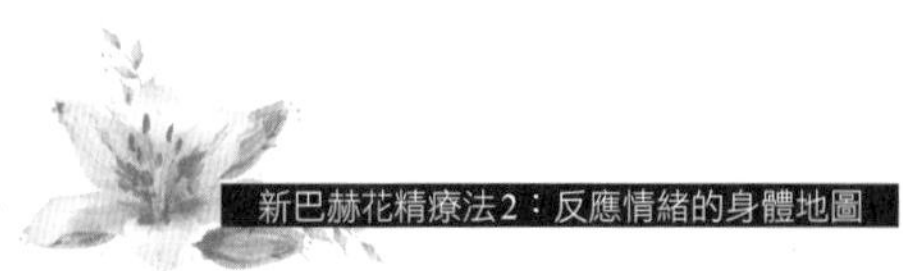

18. Impatiens 鳳仙花

本區域位於左手臂內側。

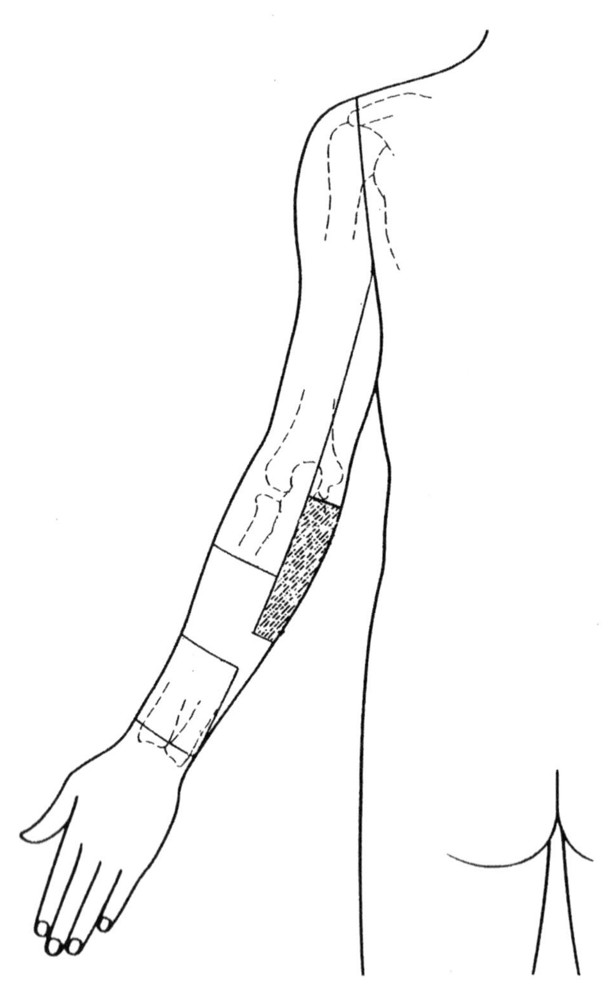

起自於肘尖（鷹嘴突）水平線，由此向下 7 指寬處結束。
前邊界為小指外緣往肘窩之延伸線，後邊界為尺骨骨緣。

18. Impatiens 鳳仙花

本區域位於陰莖。

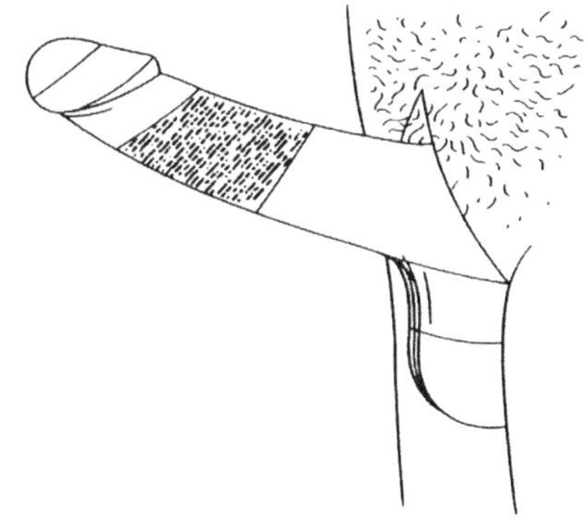

起自龜頭向後 1 指寬處，結束於陰莖橫向之中心線。

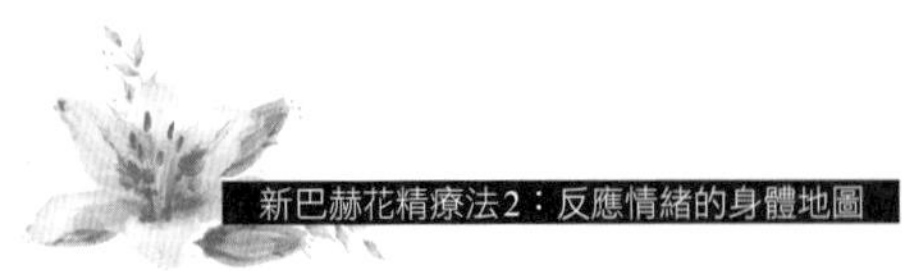

19. Larch 落葉松

本區域位於腹部。

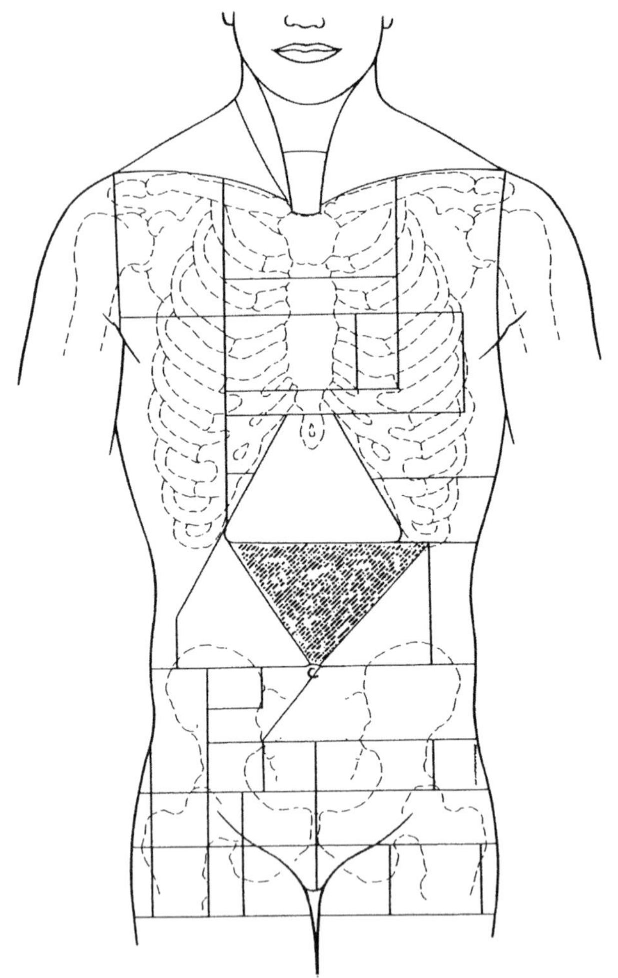

上邊界為通過「肚臍至胸骨間中點」之水平線。

左邊界的起點為上邊界與「通過乳頭向下之垂直線」間的交點，從此點連到肚臍之斜線為左邊界。

右邊界的起點為肋弓處向右 1 指寬處，從此處連到肚臍之斜線為右邊界。

19. Larch 落葉松

本區域位於左背部。

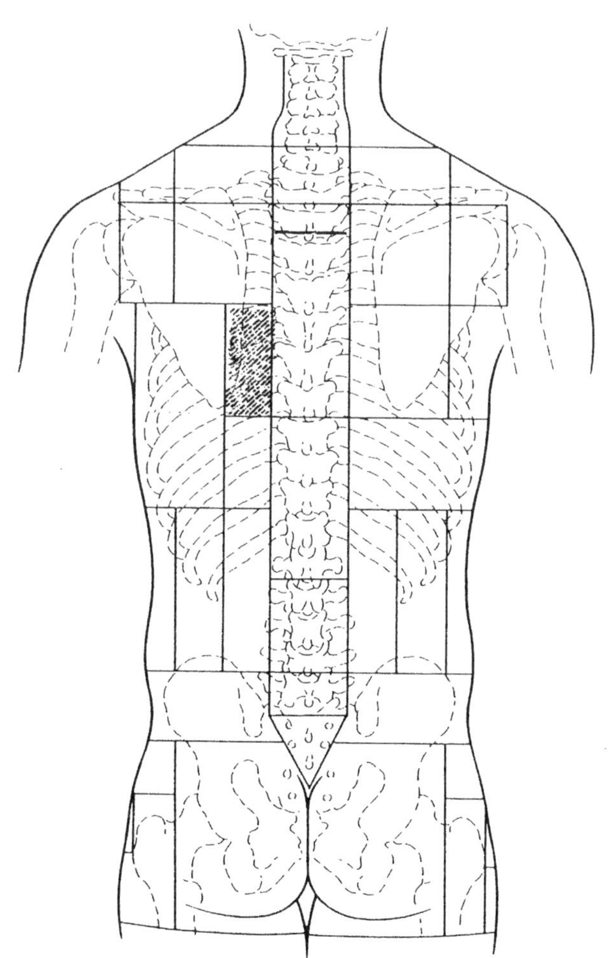

起自第五胸椎，結束於第八胸椎。

內邊界為身體中心線向左 2 指寬處之垂直線，由此線再往左 3 指寬處為外邊界。

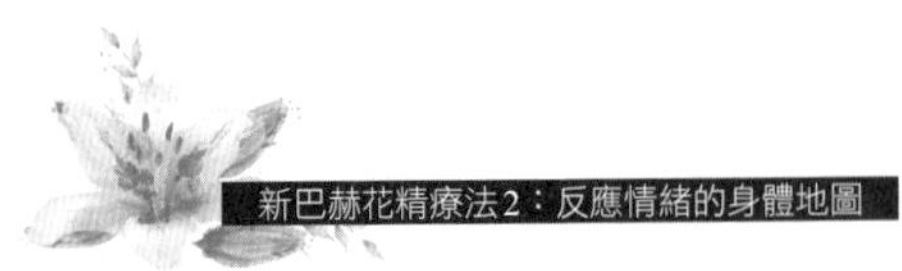

19. Larch 落葉松

本區域位於右前臂。

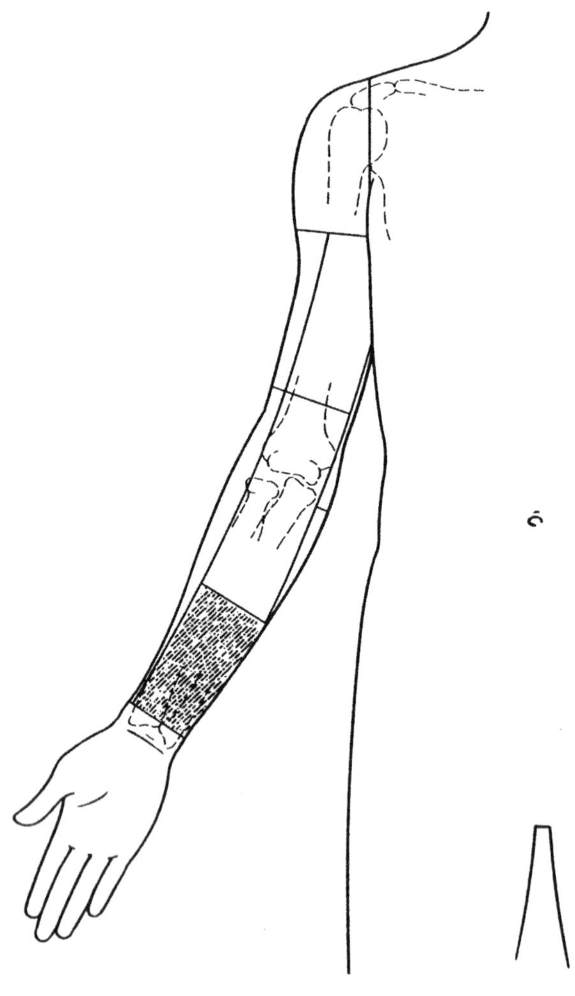

起自肘窩處向下 6 指寬處之水平線，結束於手腕褶線向後 1 指寬處之水平線。左邊界為小指外緣連向內肘窩處（手臂曲起）之延伸線，右邊界為橈骨骨緣。

19. Larch 落葉松

1.本區域位於右手背。2.本區域位於龜頭後半部，結束於龜頭上緣。

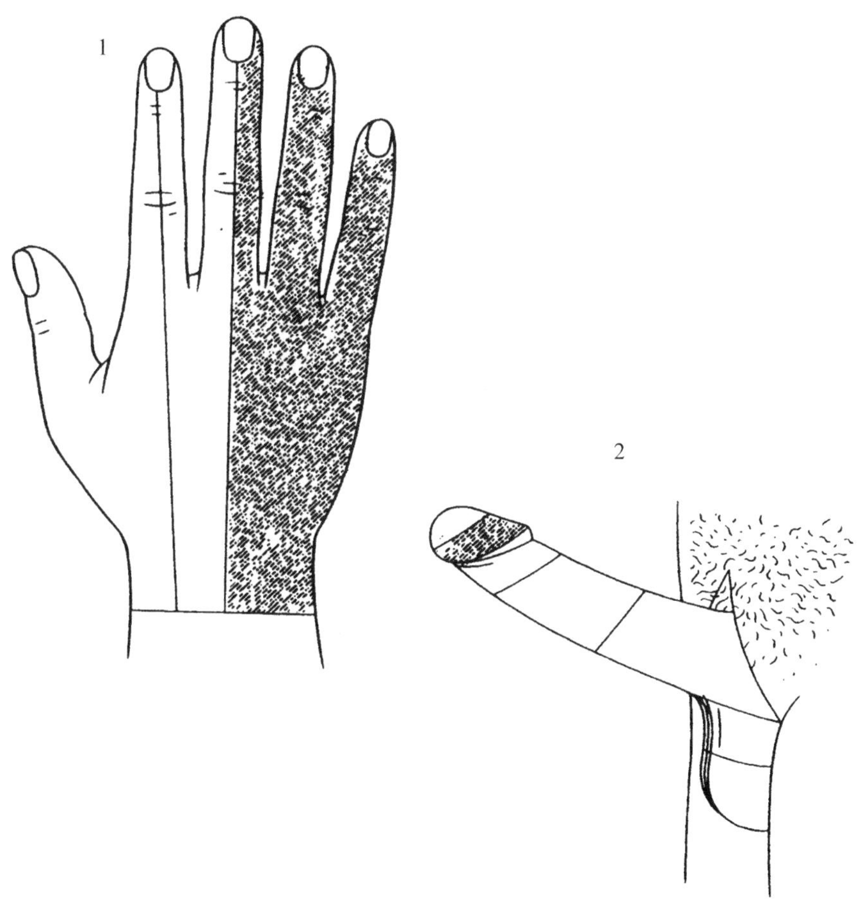

（1）起自手腕褶線向後 1 指處，延伸至手指指尖處。

內邊界為手腕中心連向中指中心之延伸線，外邊界從「手腕中心向手腕外側 2 指寬處」沿著手外緣向「小指外側指甲邊緣」之延伸線（手心和手背這兩個區域間的邊界為手指內側之中心線）。

（2）本區域位於龜頭後半部，結束於龜頭上緣。

20. Mimulus 溝酸漿

本區域位於背部，分成上背和右下背兩個區域。

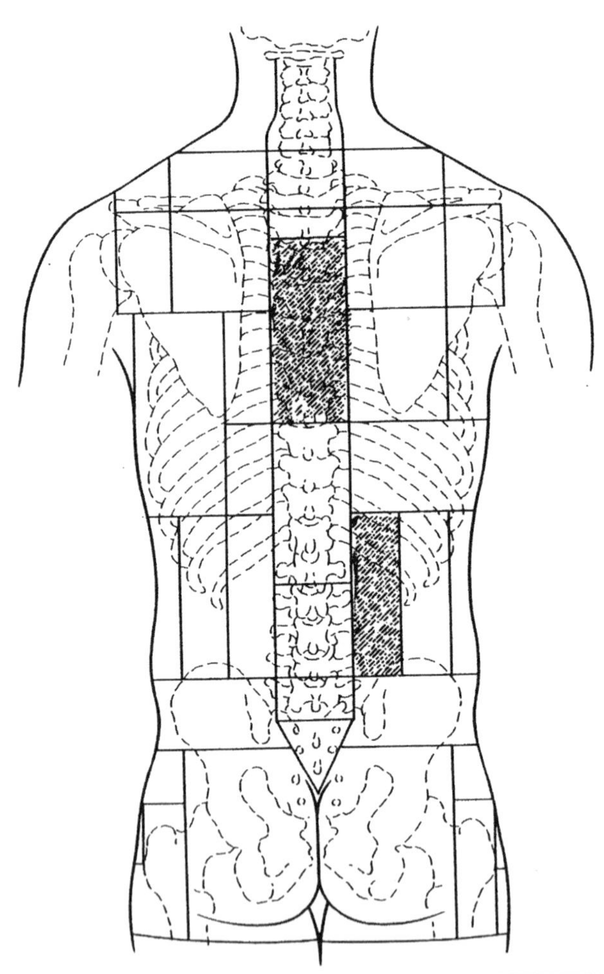

上部區域起自第三胸椎，結束於第八胸椎。

兩側邊界為身體中心線向左、向右 2 指寬之垂直線。

下部區域起自第十一胸椎，結束於第四腰椎。

內邊界為身體中心線向右 2 指寬處之垂直線，由此再向右 3 指寬之垂直線為外邊界。

20. Mimulus 溝酸漿

本區域位於左下腹。

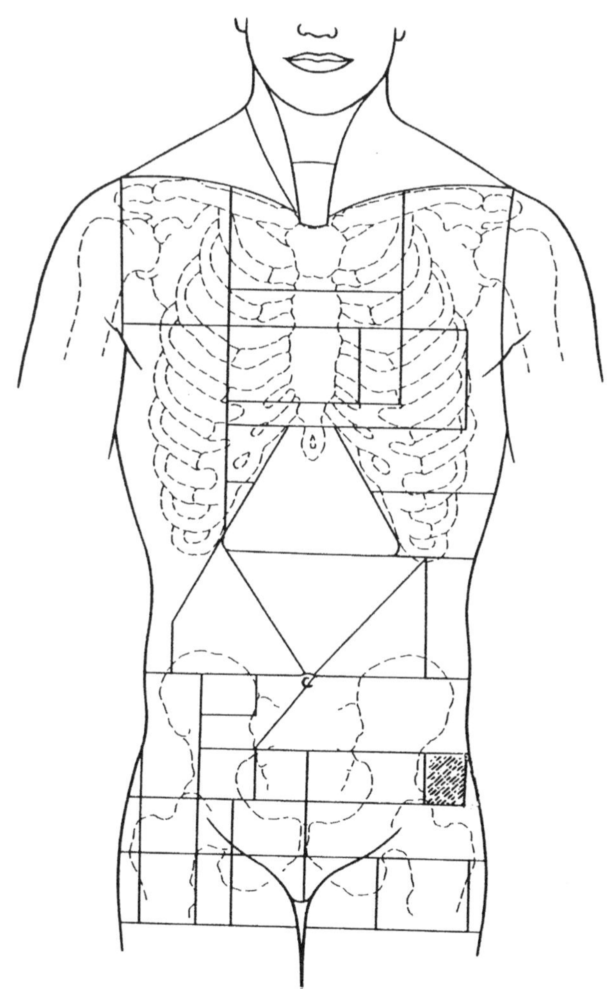

起自通過「恥骨上緣和肚臍間之中心」水平線，結束於恥骨上緣上方 1 指寬處之水平線。內邊界為通過乳頭向下之垂直線，外邊界為腋前褶向下之延伸線。

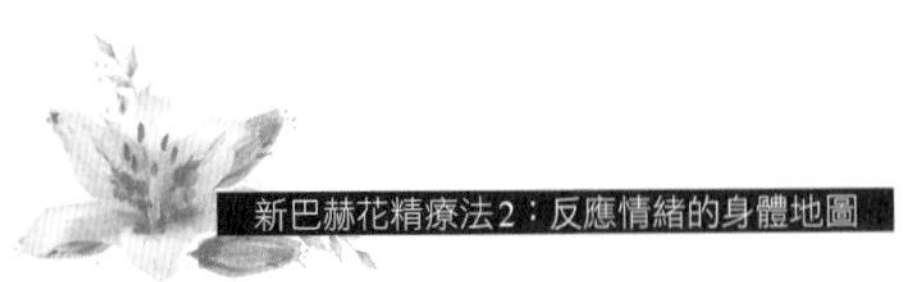

20. Mimulus 溝酸漿

本區域位於右頸。

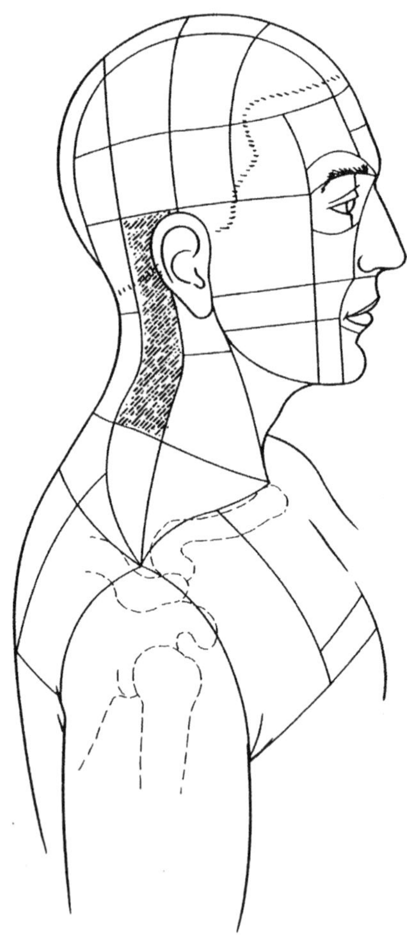

起自耳朵上緣水平線，結束於頸根處。前邊界為耳後根處之垂直線，此處向後 2 指寬之垂直線為後邊界。

20. Mimulus 溝酸漿

本區域位於左上臂。

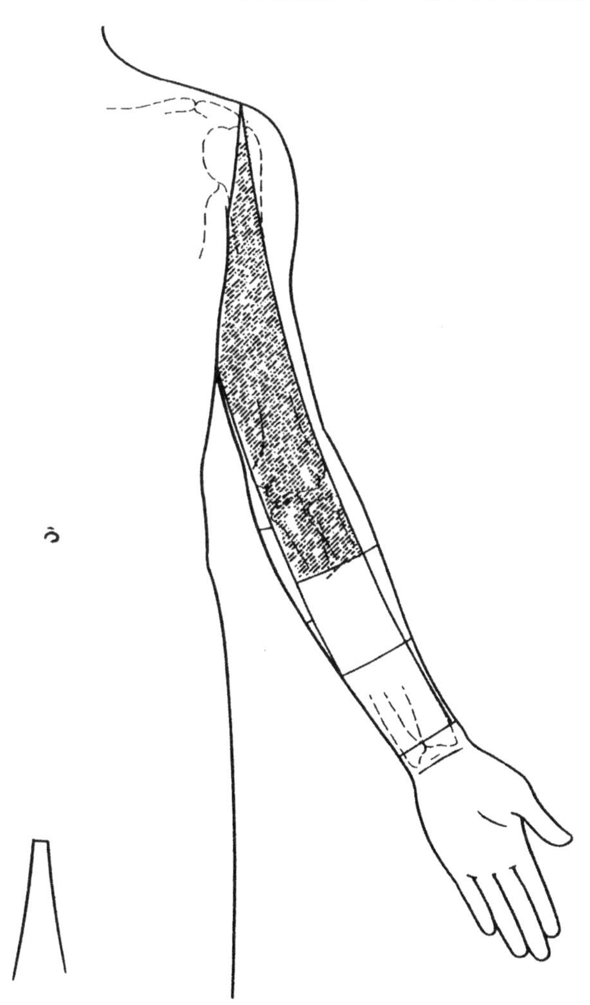

起點為肩峰突，沿腋前褶垂直延伸線向下直到與肱二頭肌外緣線之交點——此點為一凹陷處，按壓時會有疼痛感——為止。由此線沿手臂內側向下延伸，至肘窩處下方3指寬處之水平線結束。外邊界為肱二頭肌外緣延伸線，內邊界為肱二頭肌內緣延伸線。

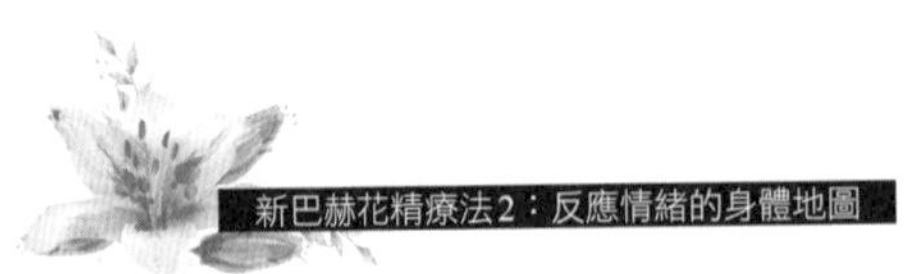

20. Mimulus 溝酸漿

本區域位於右腳掌、男性生殖器兩個區域。

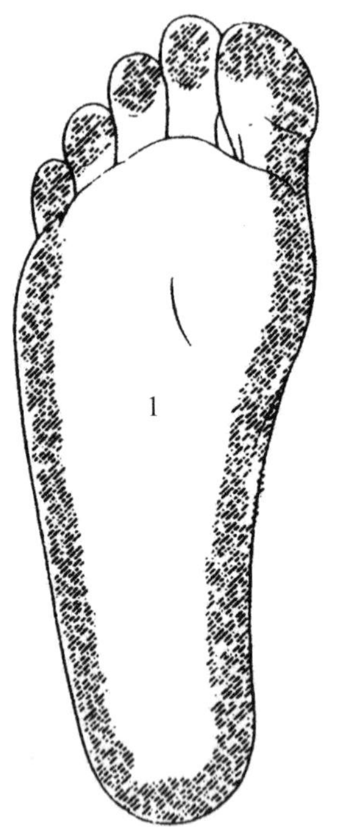

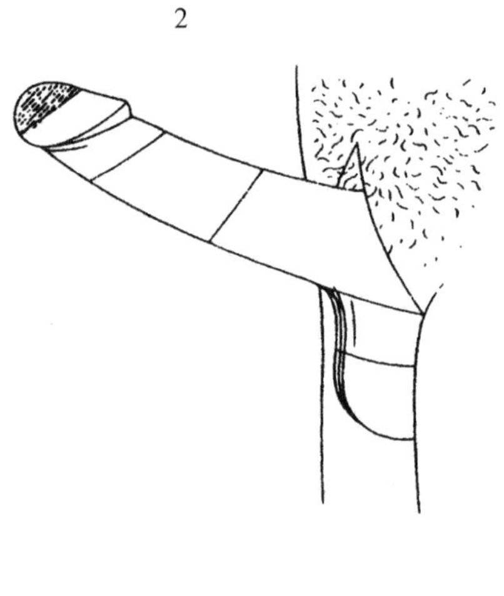

1. 涵蓋整個右腳掌和五隻趾頭底部。2. 位於龜頭前半部。

21. Mustard 歐白芥

本區域位於左大腿內側。

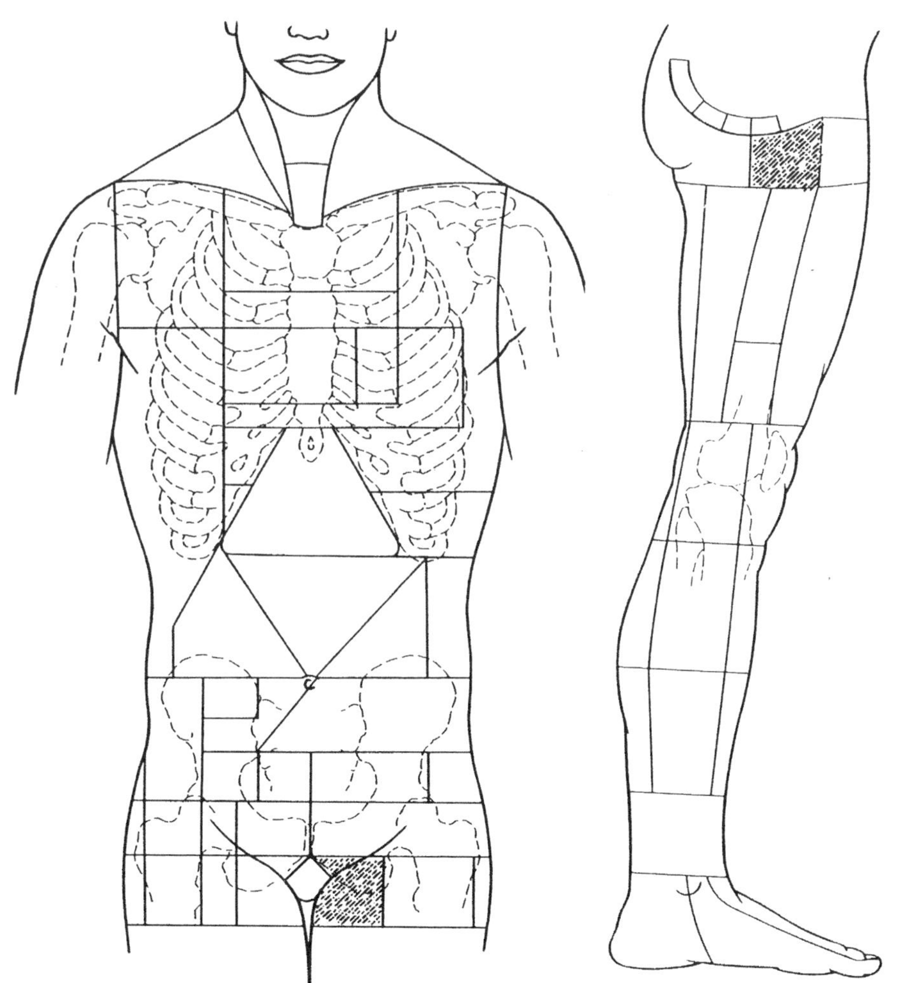

起自恥骨下緣，結束於臀夾下方 1 指寬處向前延伸之水平線，在生殖器周圍。
內邊界為身體中心線，由此平行向前 4 指寬處為外邊界。

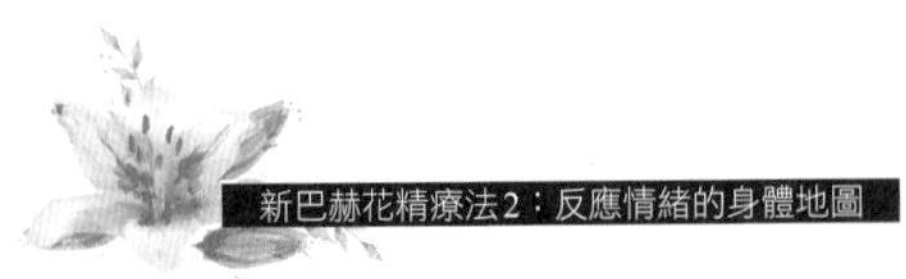

21. Mustard 歐白芥

本區域位於左背部。

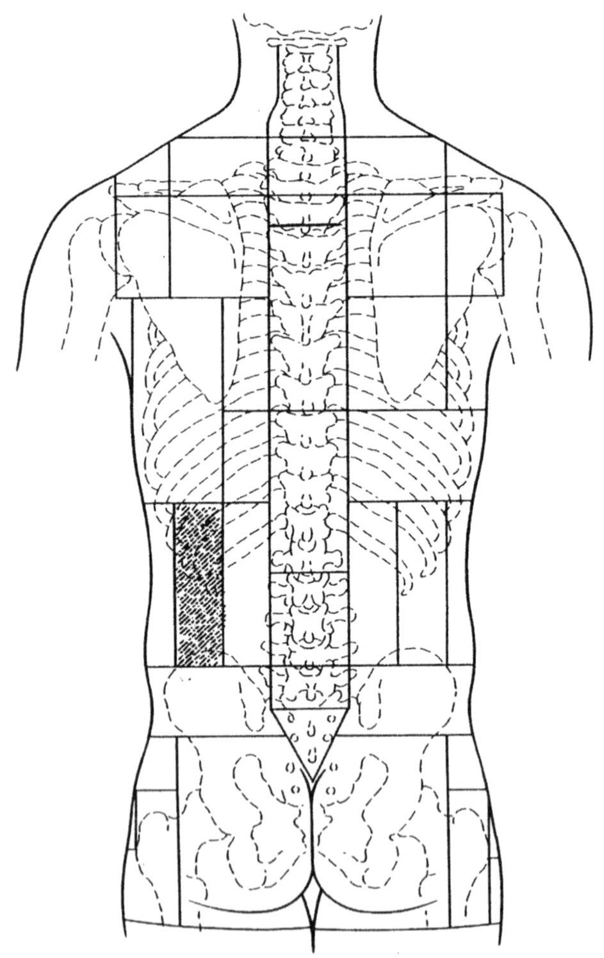

起自第十一胸椎，結束於第四腰椎。

內邊界為身體中心線向左約 5 指寬處之垂直線，再繼續向左 3 指寬處為外邊界。

21. Mustard 歐白芥

本區域位於右臉頰。

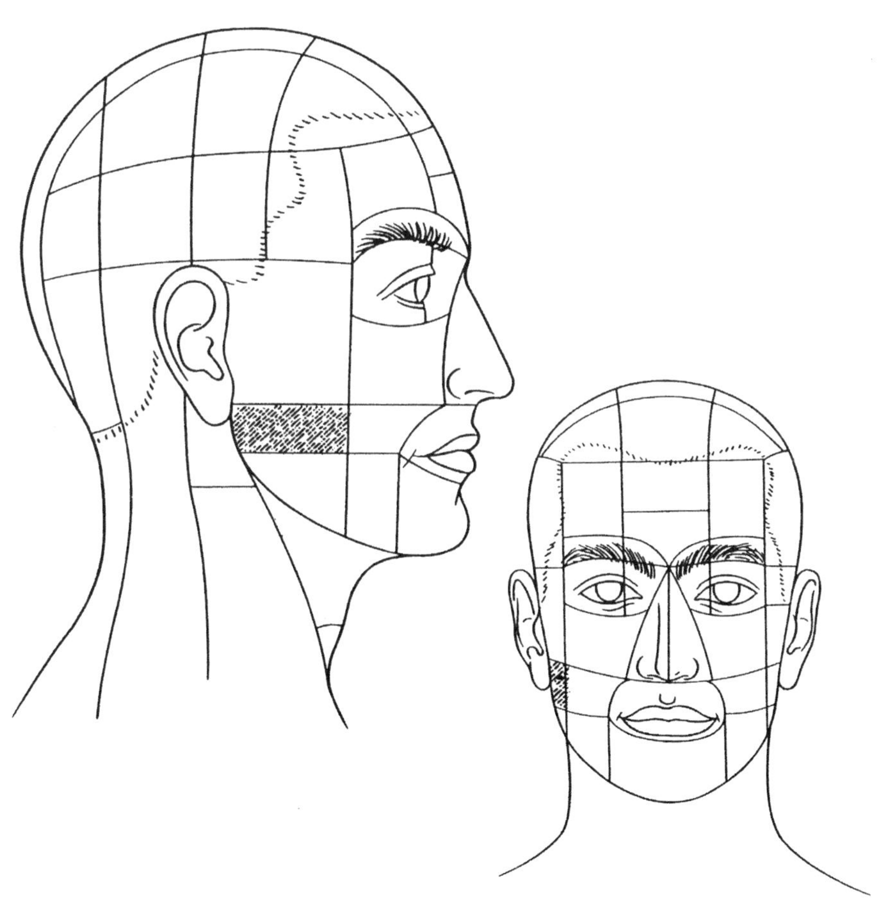

起自鼻子下緣之水平延伸線，結束於嘴角之水平延伸線。

內邊界為通過眉尾向下延伸之垂直線，外邊界為耳垂底部區域。

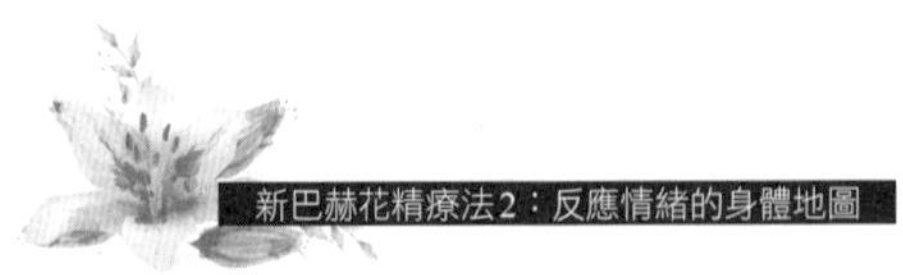

21. Mustard 歐白芥

本區域位於右腳後部。

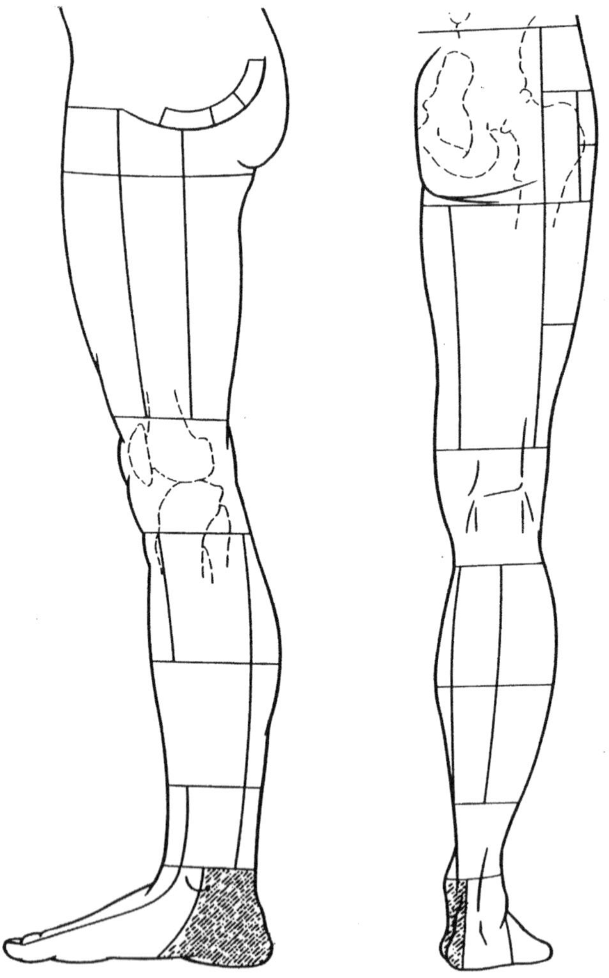

起自內踝上緣，結束於腳底。

前邊界為內踝上緣處通過腳踝微斜向下延伸至腳底，後邊界為阿基里斯腱。

21. Mustard 歐白芥

本區域位於男性生殖器。

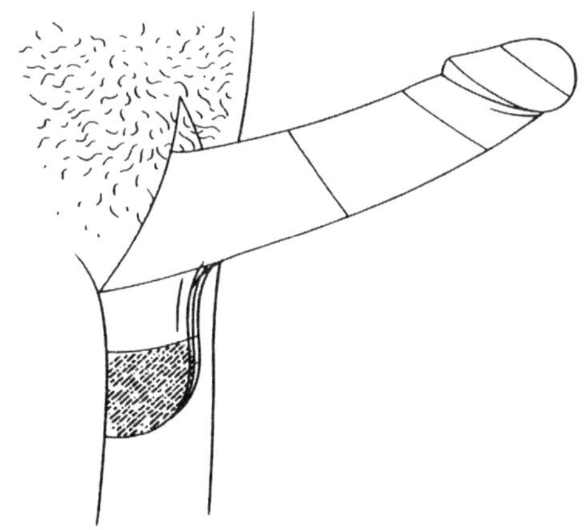

涵括右側睪丸的下半部，起自睪丸中心線，至睪丸底部外緣結束。

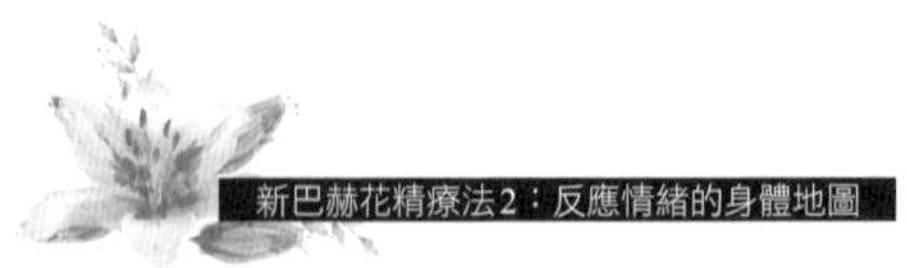

22. Oak 橡樹

本區域位於前胸。

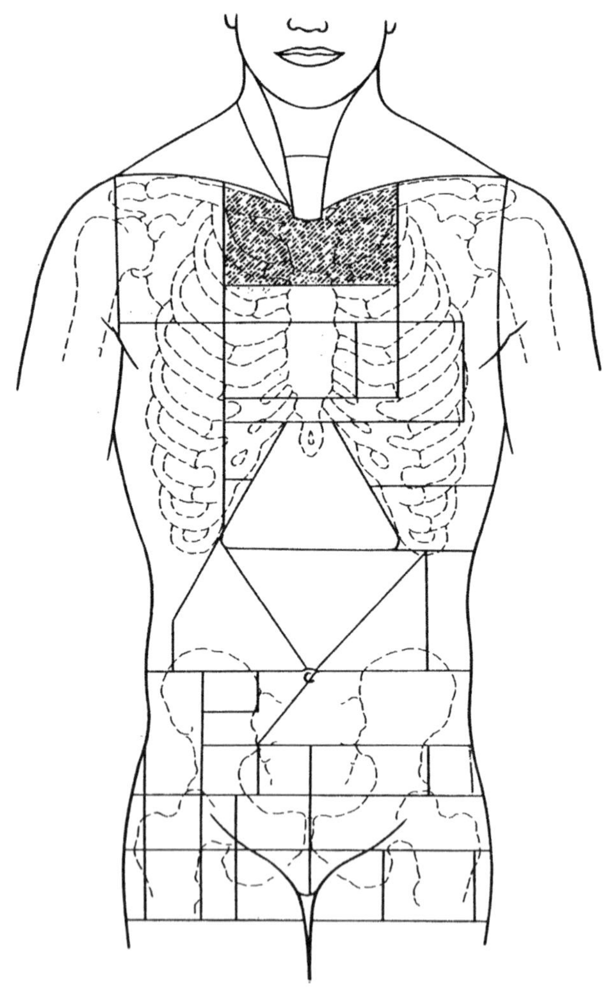

起自鎖骨上緣，在此下方約一掌寬處、約在第二肋間隙處結束。

兩側邊界為身體中心線向左、向右 4 指寬處。

22. Oak 橡樹

本區域位於右後頸。

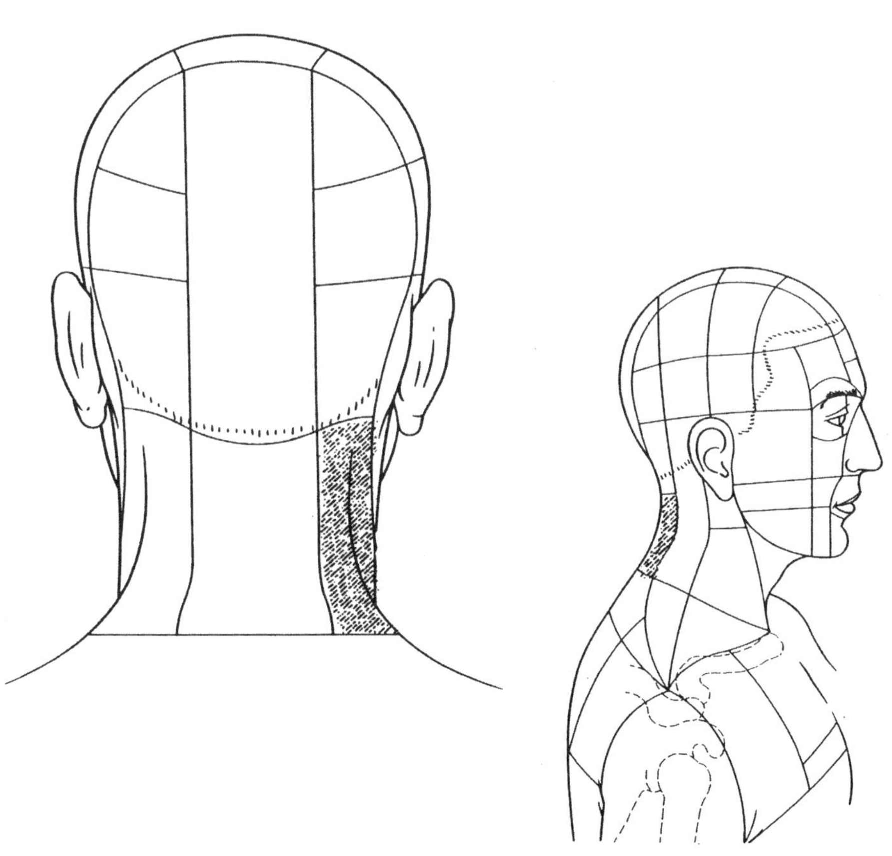

起自顱骨下緣，於頸根處結束。

前邊界為後耳根向後 2 指寬處之垂直線，後邊界為頭中心線向外側 1 指半處之垂直線。

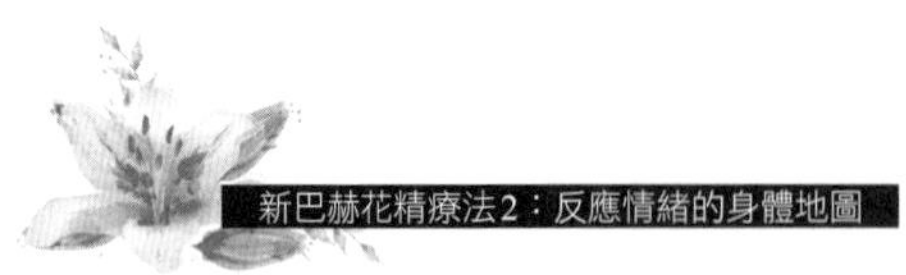

22. Oak 橡樹

本區域位於右肩。

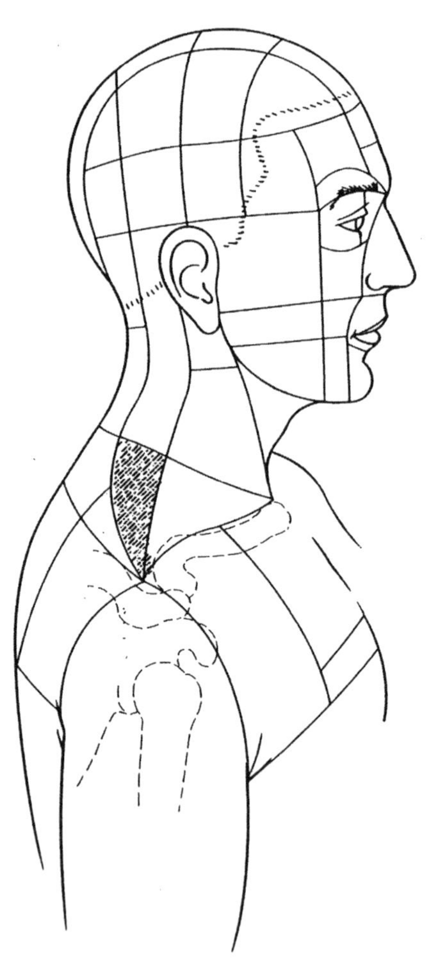

起自斜方肌前緣往上緣處。

內邊界為頸根處，外邊界為腋前摺、腋後褶向上延伸線之交點處，此點為一凹陷處，按壓時會有疼痛感。

22. Oak 橡樹

本區域位於左臉頰。

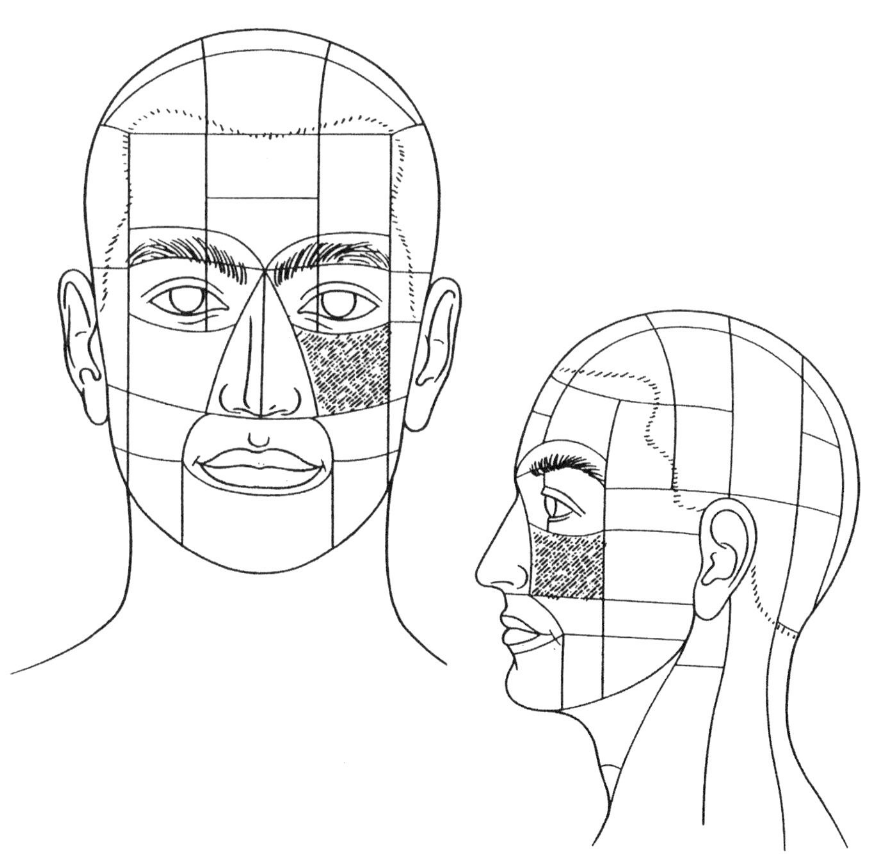

起自眼窩下緣，結束於鼻子下緣處之延伸線。

內邊界為鼻子旁 3 釐米處，外邊界為通過眉尾之垂直線。

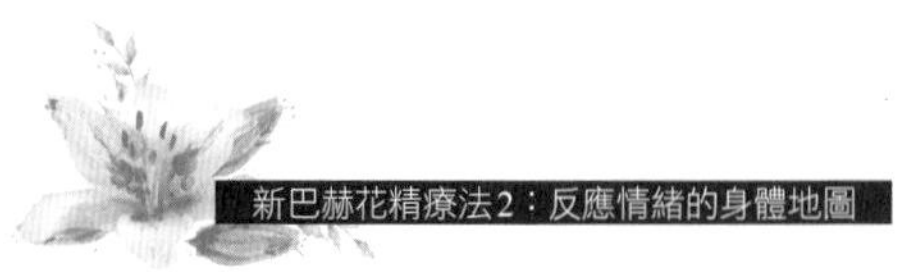

22. Oak 橡樹

本區域位於頭部左側。

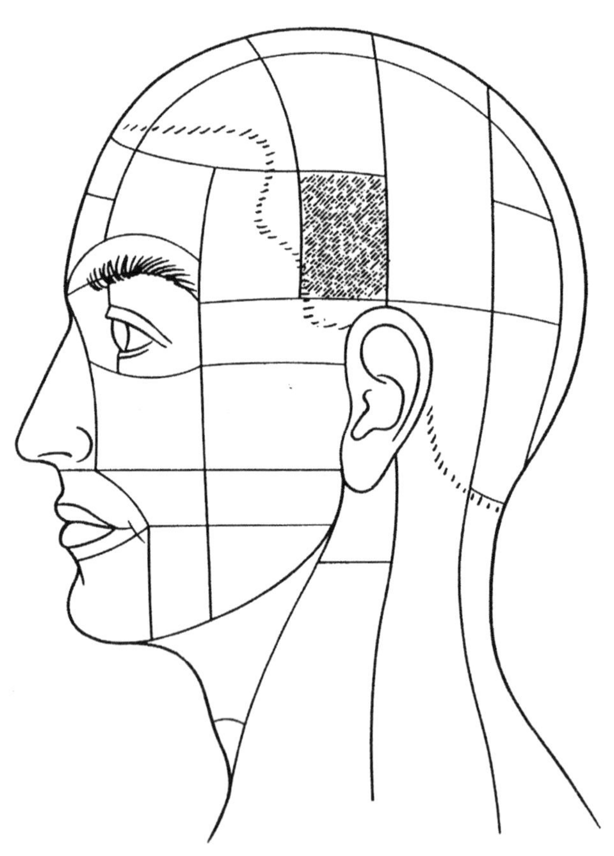

起自耳朵上緣水平線，於此向上 3 指寬之平行線結束。

前邊界為眉尾向後 2 指半處之垂直線，後邊界為通過耳尖之垂直線。

22. Oak 橡樹

本區域位於左手掌。

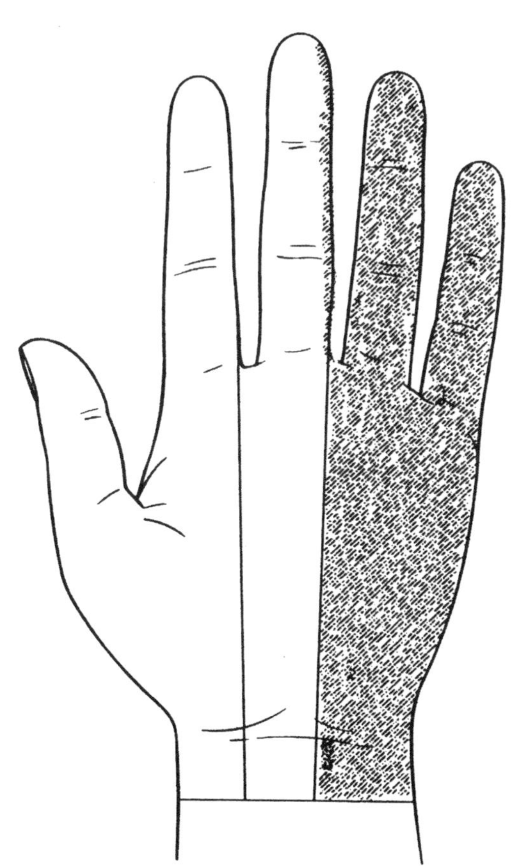

起自手腕褶線後方 1 指寬處之水平線，到手指指尖處結束。

左邊界為手腕中心線向中指右緣之延伸線，右邊界為手外緣向小指外側指甲邊緣之延伸線（手心和手背這兩個區域間的邊界為手指內側之中心線）。

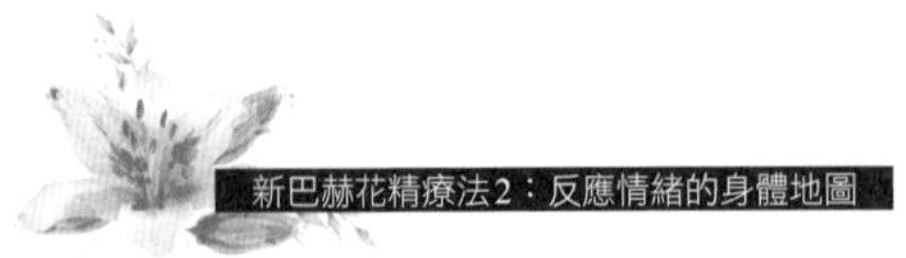

22. Oak 橡樹

本區域位於生殖器。

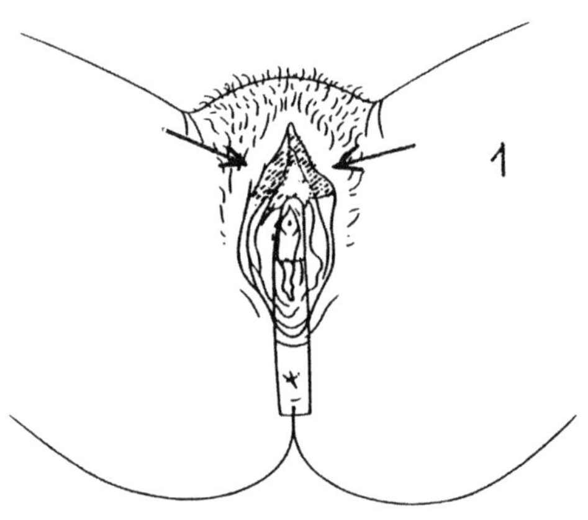

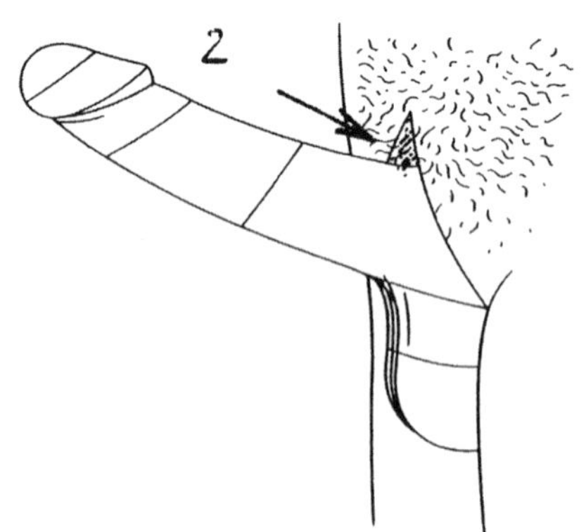

（1）就女性而言，此區域起於恥骨下緣，圍繞大陰唇內側直到陰蒂前端的位置結束。

（2）就男性而言，此區域起於恥骨下緣，至陰莖根部處的三角形區塊結束。

23. Olive 橄欖

本區域位於上背部，為對稱的二個區域。

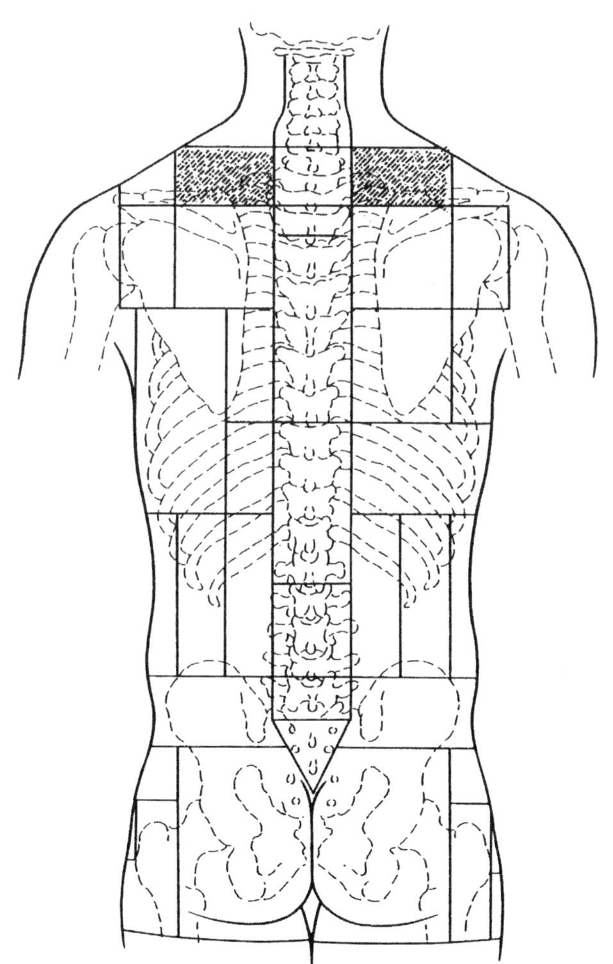

起自第六頸椎，結束於第二胸椎。

內邊界為身體中心線向左、向右 2 指寬處之垂直線，從兩條內邊界再分別向外側 6 指寬處之垂直線為外邊界。

23. Olive 橄欖

此處分為上腹部和下腹部兩個區域。

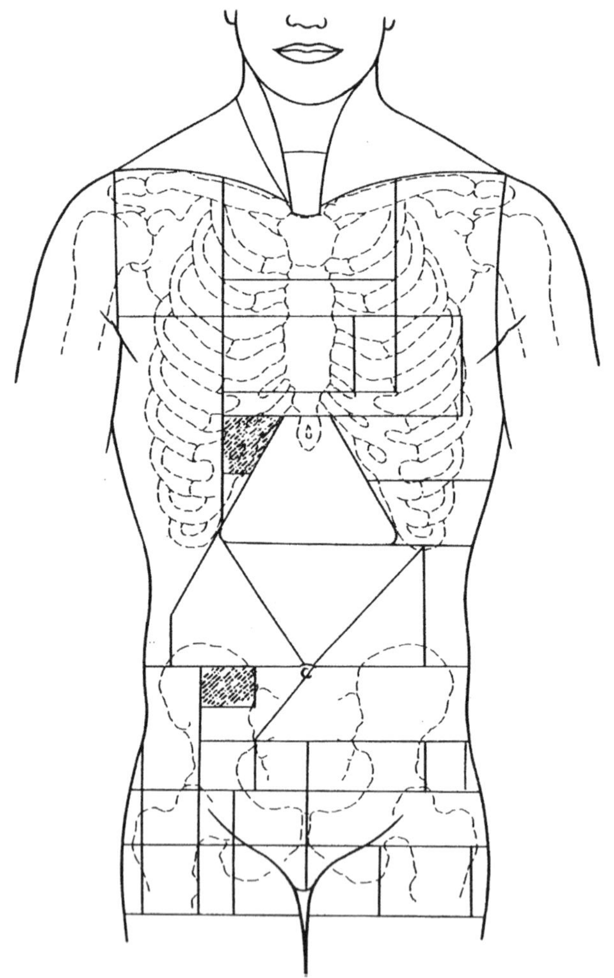

上腹部區域起自胸骨尾端，在此處下方 3 指寬之水平處結束。

內邊界為肋弓邊緣，外邊界為身體中心線向右 4 指寬處之垂直線。

下腹部區域起自通過肚臍之水平延伸線，外邊界為通過乳頭之向下垂直線，該區域為一個 3 指寬、2 指高的長方形。

23. Olive 橄欖

本區域位於右額頭。

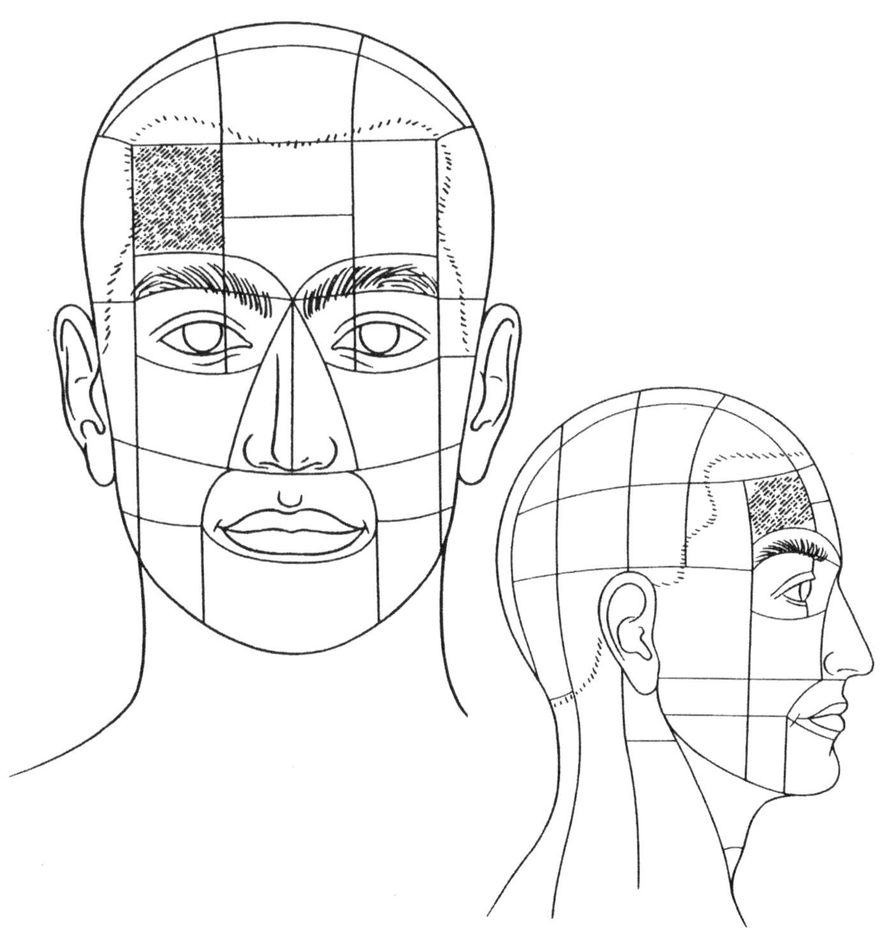

起自髮際線，至眉毛處結束。

內邊界為頭中心線向右 1 指半處之垂直線，外邊界為通過眉尾之垂直線。

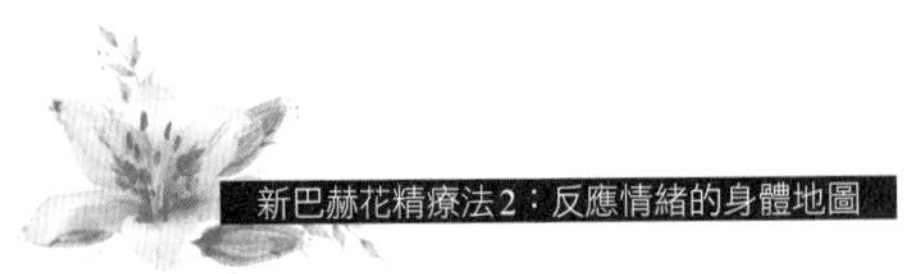

24. Pine 松樹

本區域位於下背部，區域呈現倒三角形。

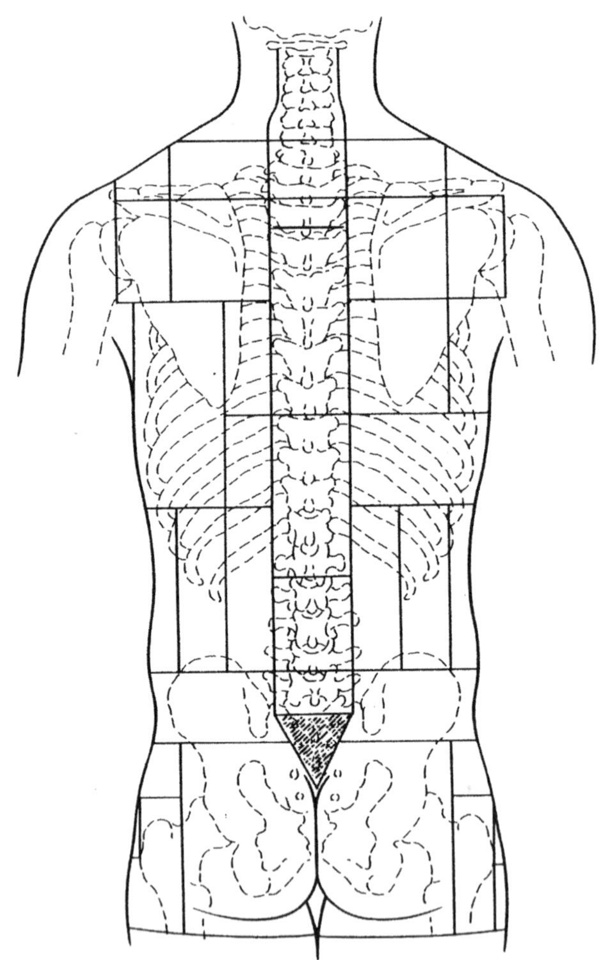

起於薦骨上緣。

兩側邊界上端點為身體中心線向左、向右 2 指寬處的兩點，將此兩點分別連向肛周皮膚皺褶處。

24. Pine 松樹

此處分為上腹部和下腹部兩個區域。

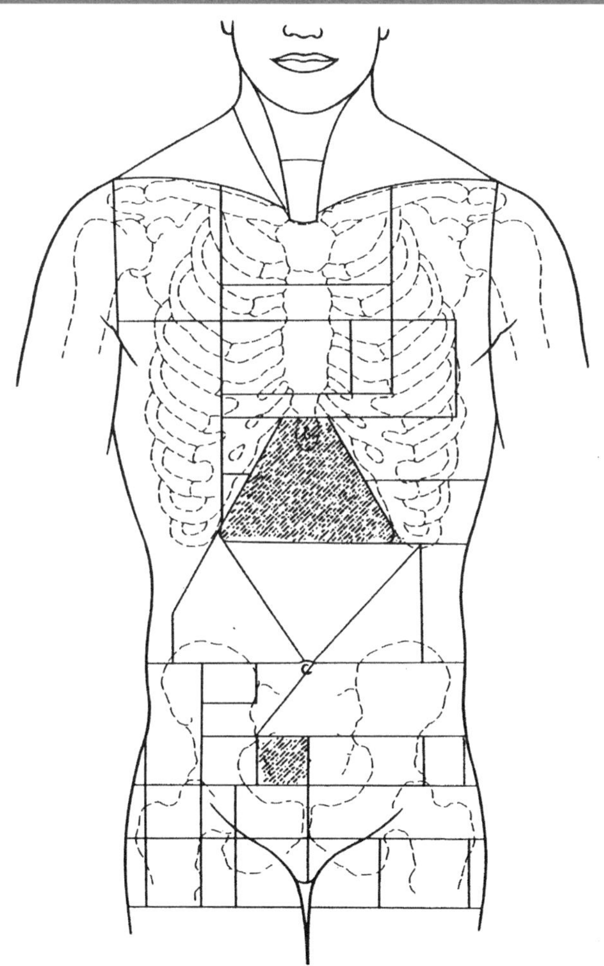

上腹部區域起自胸骨下緣，下緣線與左肋骨、右肋骨形成兩個交點；下邊界為肚臍和胸骨間之中心的水平延伸線。

兩側邊界為兩側之肋弓邊緣。

下腹部區域位於身體右側。起自「恥骨上緣和肚臍間之中心水平線」，結束於陰毛叢上緣。內邊界為身體中心線，由此向外側 3 指寬處為外邊界。

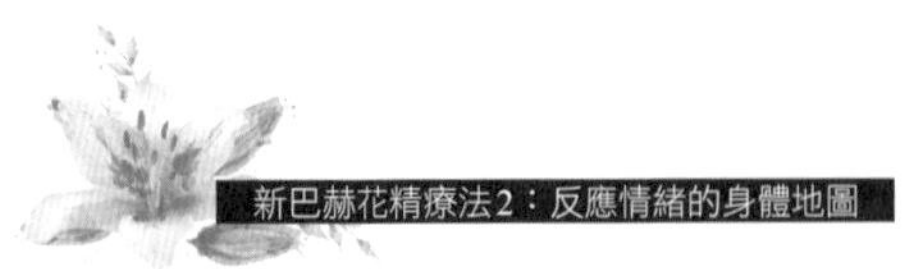

24. Pine 松樹

本區域位於右側身。

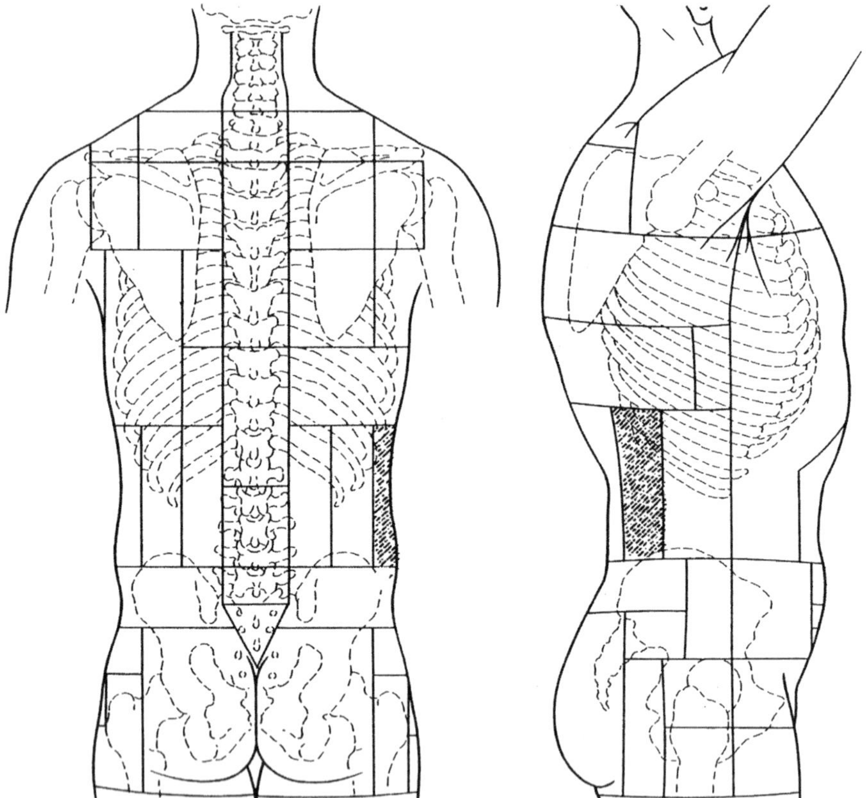

起自第十一胸椎，結束於第四腰椎。

外邊界為腋後褶垂直向下之延伸線，由此向後 3 指寬之平行線為內邊界。

24. Pine 松樹

本區域位於後腦。

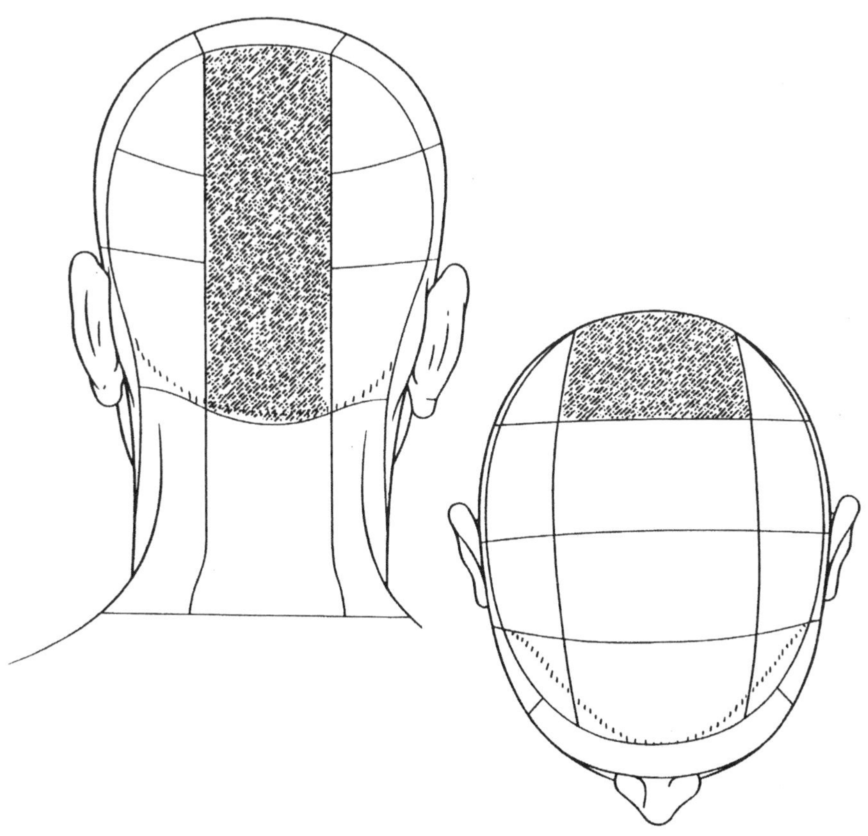

起於由「垂直通過耳尖向上的延伸線」向後 3 指寬處，結束於顱骨下緣。

兩側邊界為頭中心線向左、向右 1 指半之垂直線。

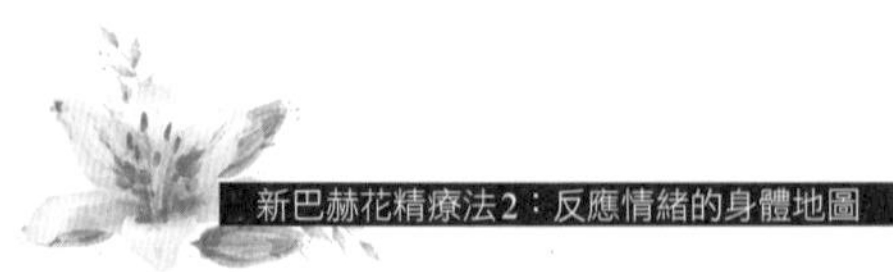

24. Pine 松樹

本區域位於左臉頰，分成兩個區域。

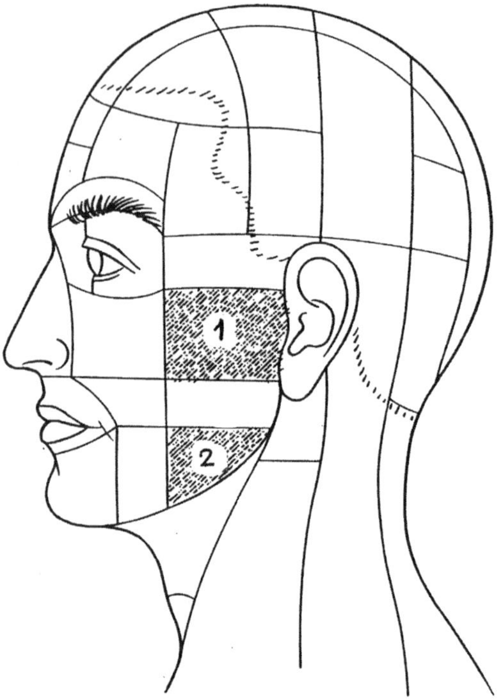

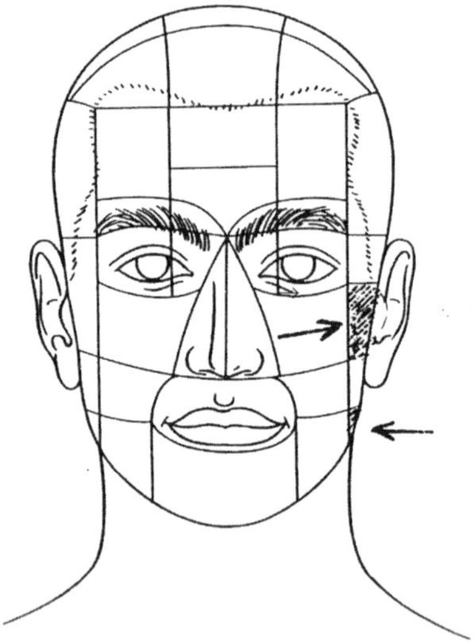

上部區域起自眼窩下緣之水平延伸線，在鼻子下緣之水平延伸線結束。

內邊界為眉尾向下之垂直線，外邊界為耳朵前緣。

下部區域起自嘴角之水平延伸線，結束於下巴下緣。

前邊界為眉尾向下之垂直線，向後至下頜骨處。

24. Pine 松樹

本區域位於右上臂。

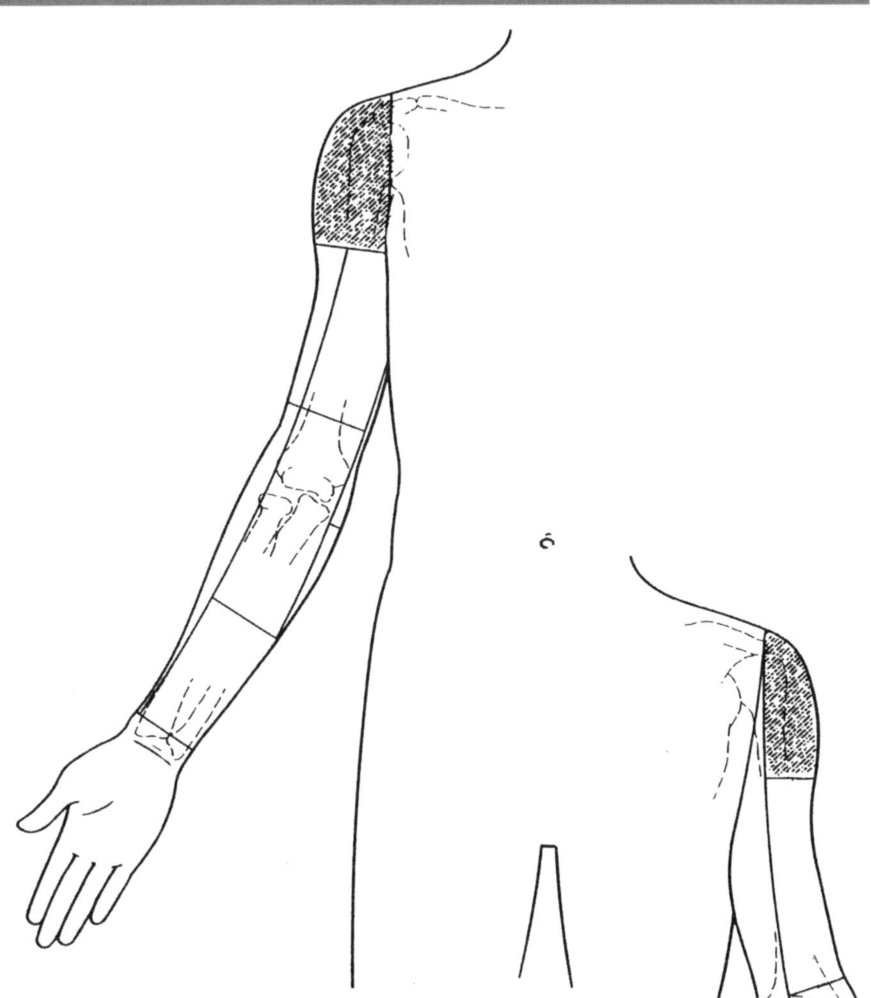

起自右肩緣上按壓會有疼痛感的凹陷處，此凹陷處為腋前褶、腋後褶向上之延伸線的交點。下邊界為腋後褶水平向外之延伸線。

前邊界為腋前褶向上延伸之垂直線，自腋後褶向右側 3 指處斜向肩膀的延伸線為外邊界。

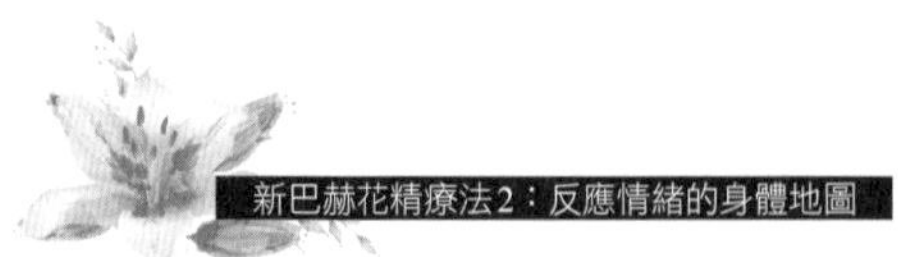

24. Pine 松樹

本區域位於左大腿內側。

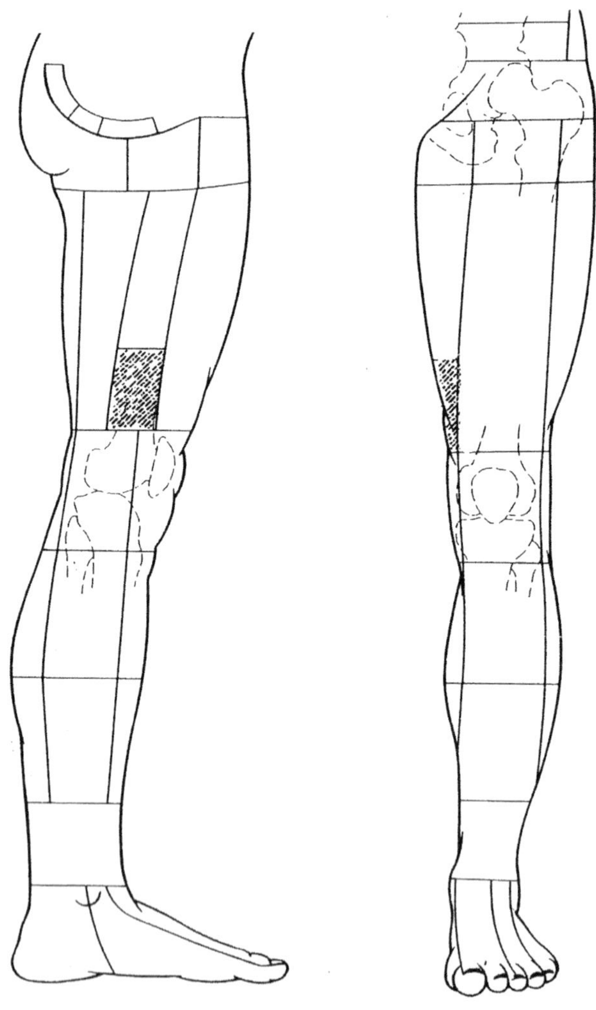

起自膝蓋骨上方 1 指寬處之水平線，由此往上方 4 指處結束。

左邊界為膝蓋骨向後 1 指寬處之垂直線，由此再向右 3 指寬處之垂直線為右邊界。

24. Pine 松樹

本區域位於左小腿外側。

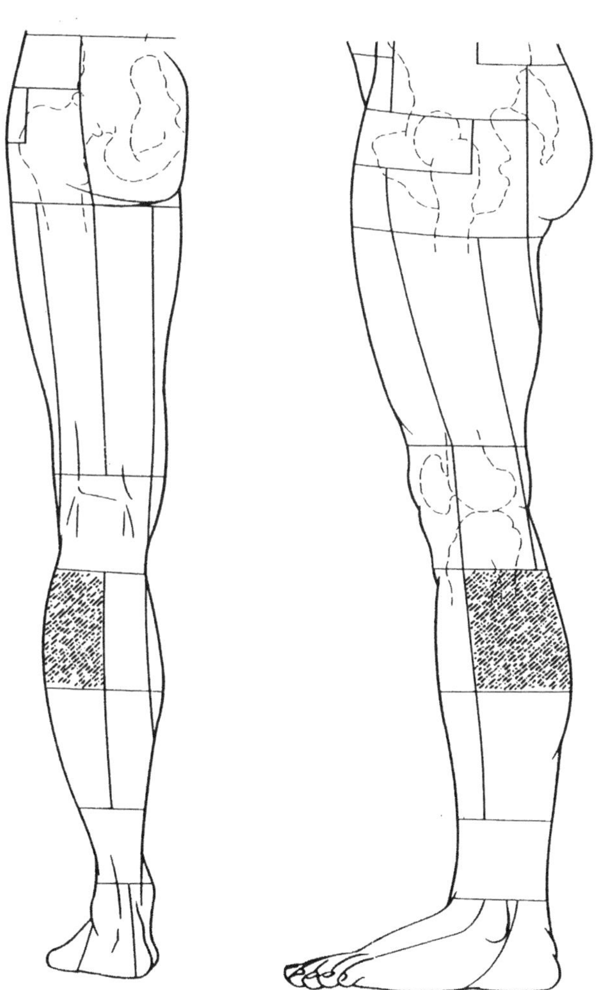

起自膝蓋骨下方 3 指處之水平線，由此往下方 6 指處結束。

右邊界為小腿中心線——從阿基里斯腱連往膕窩中心的延伸線，左邊界為膝蓋骨向外側 2 指寬處之垂直線。

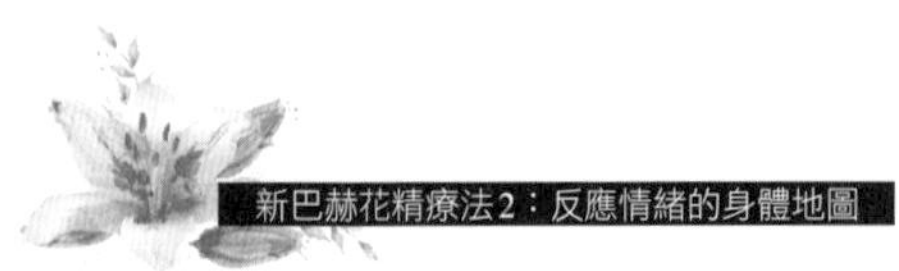

24. Pine 松樹

本區域位於右大腿外側。

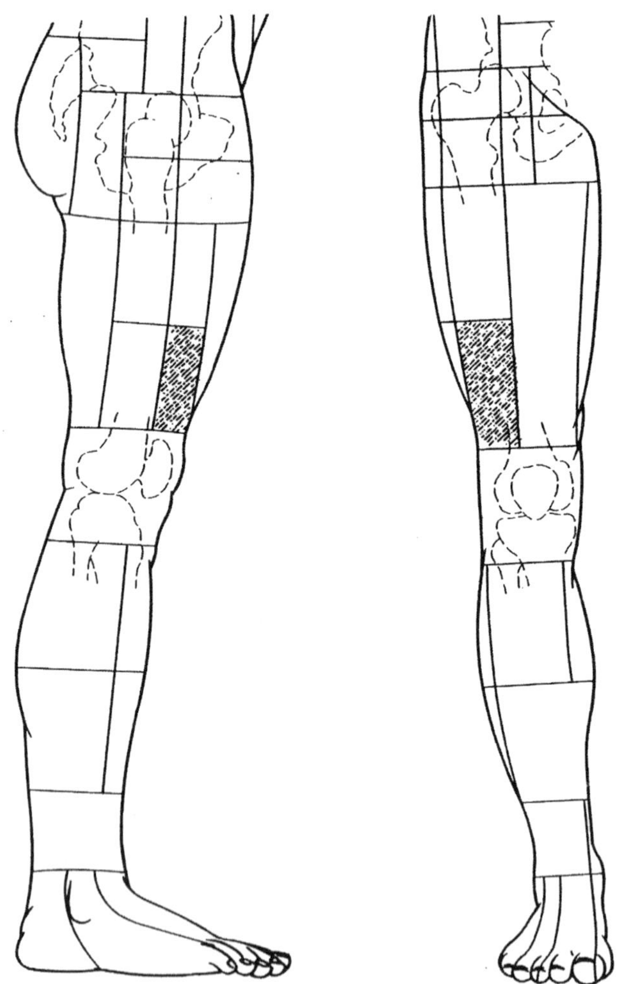

起自膝蓋骨上方 1 指寬處之水平線，由此往上方 6 指寬處結束。

前邊界為膝蓋骨外緣向內 2 指寬處之垂直線，後邊界為腋前褶向下延伸之垂直線。

24. Pine 松樹

本區域位於女性生殖器。

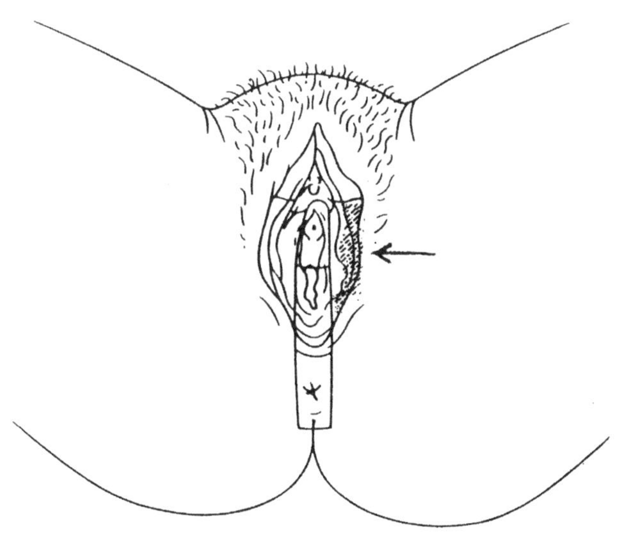

從左大陰唇內側到小陰唇外側，直到陰蒂處的位置。

25. Red Chestnut 紅栗花

本區域位於左背部。

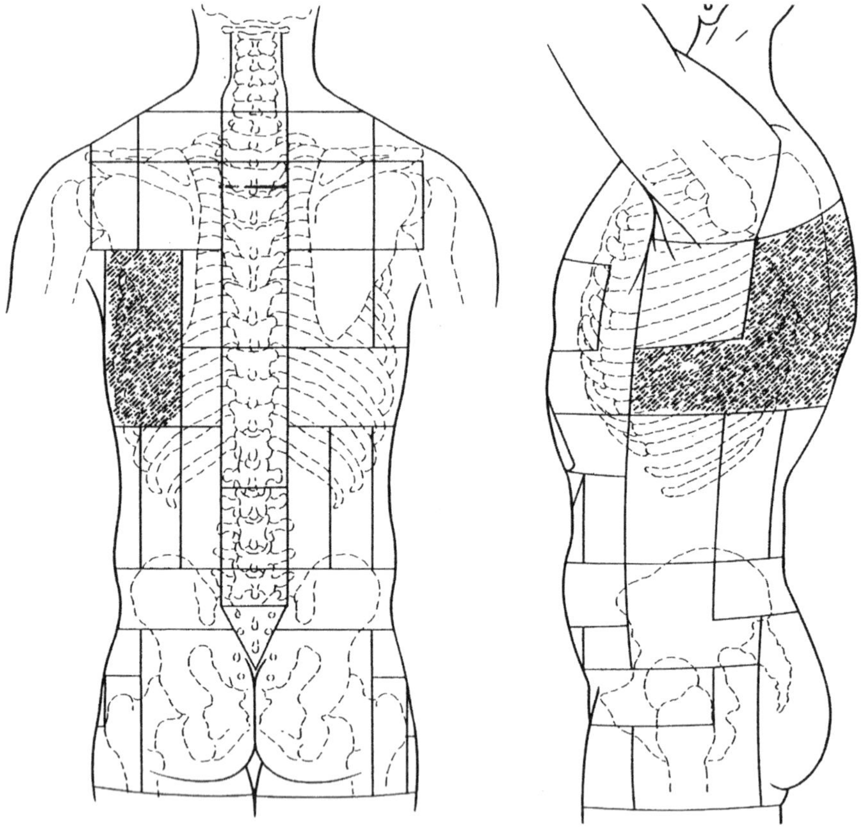

起自第五胸椎，結束於第十一胸椎。

右邊界為身體中心線向左 **5** 指寬處之垂直線。

左邊界上半段（第五至第八胸椎處）為腋後褶向下之垂直線，下半段（第八至第十一胸椎）為腋前褶向下之垂直線。

25. Red Chestnut 紅栗花

本區域位於左肩。

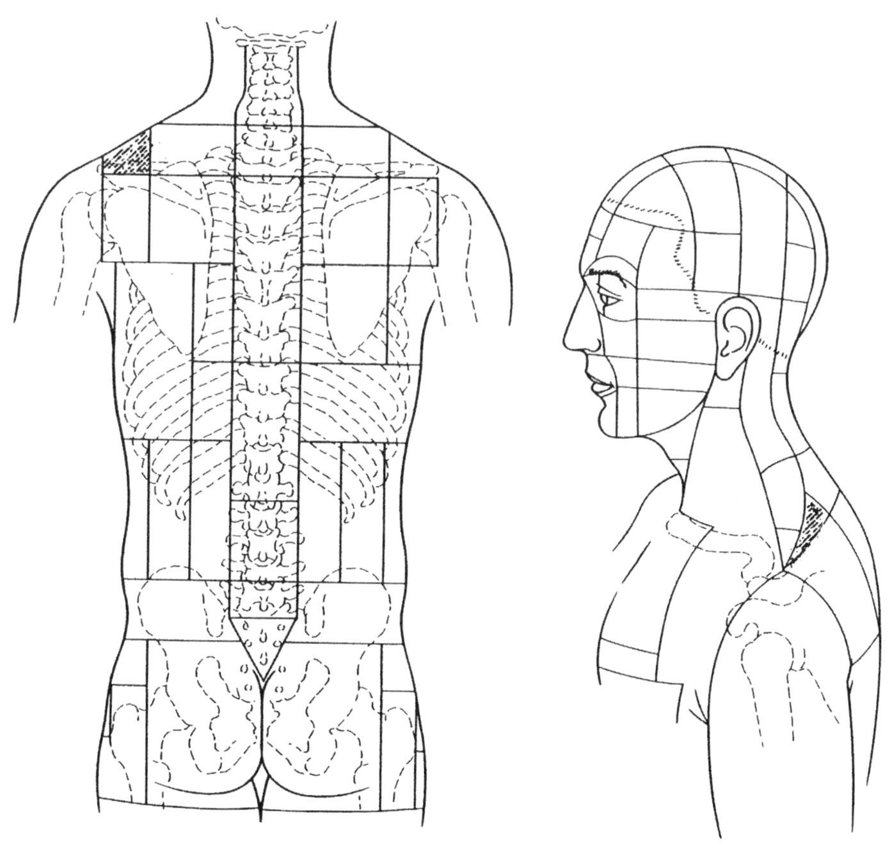

起自第六頸椎、斜方肌上緣處，結束於第二胸椎、同樣是斜方肌上緣處。
左邊界為腋後褶向上之延伸線，由此線向右 3 指寬之平行線為右邊界。

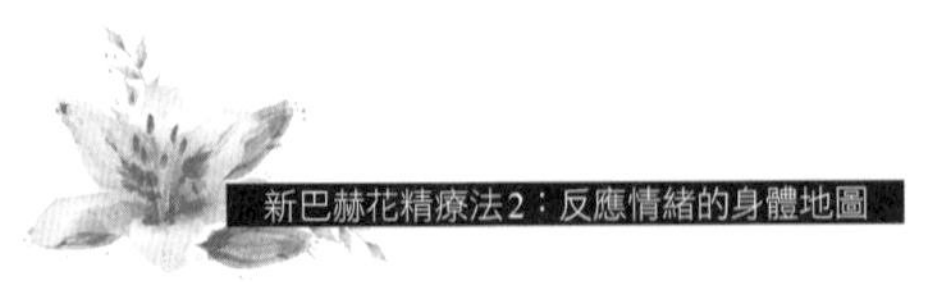

25. Red Chestnut 紅栗花

本區域位於右手背。

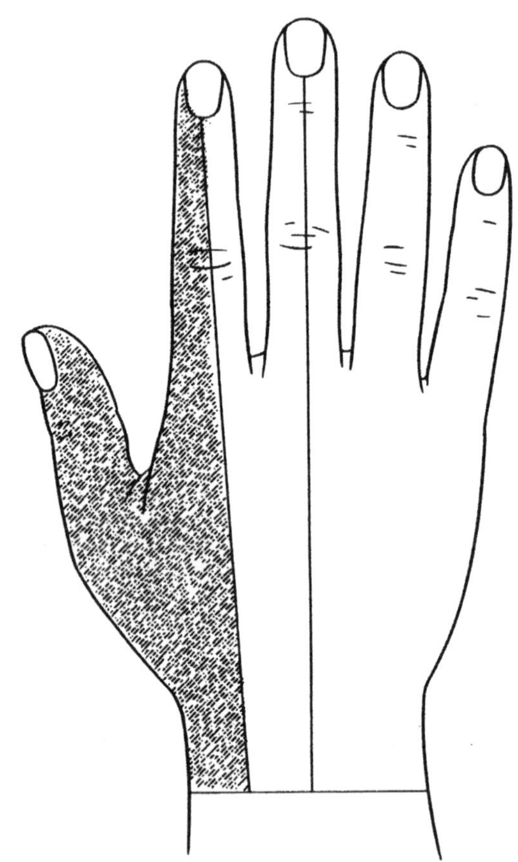

起自手腕褶線後方 1 指寬處之水平線，延伸至大拇指和食指指尖處。

左邊界為內側橈骨末緣往大拇指內側指甲邊緣處。右邊界為手腕邊緣向旁 1 指寬處之垂直線，往上延伸到食指中心線（手心和手背這兩個區域間的邊界為手指內側之中心線）。

26. Rock Rose 岩薔薇

本區域位於下腹部，分成上、下兩個區域。

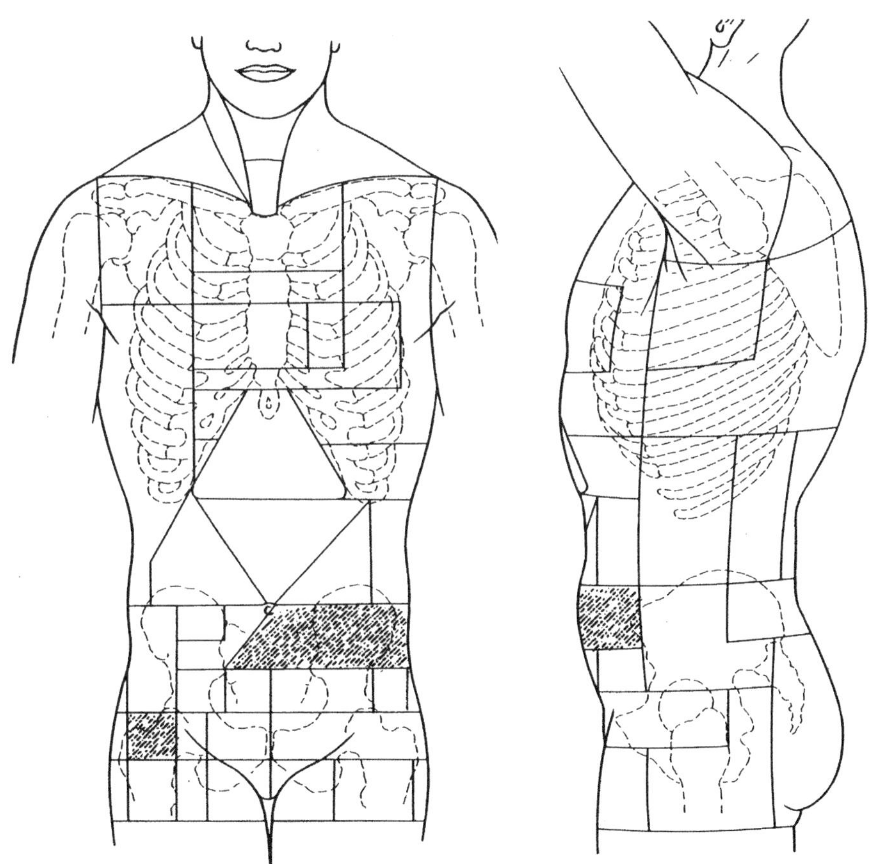

上部區域主要位於身體左側。起自通過肚臍之水平線，結束於「肚臍和恥骨上緣之間的中心水平線」。右邊界的下端點為身體中心線向右側 3 指寬處，由此斜上連接到肚臍。左邊界為腋前褶向下之垂直線。

下部區域位於身體右側。起自恥骨上緣上方 1 指寬處之水平線，結束於恥骨下緣。內邊界為通過乳頭向下之垂直線，外邊界為腋前褶向下之垂直線。

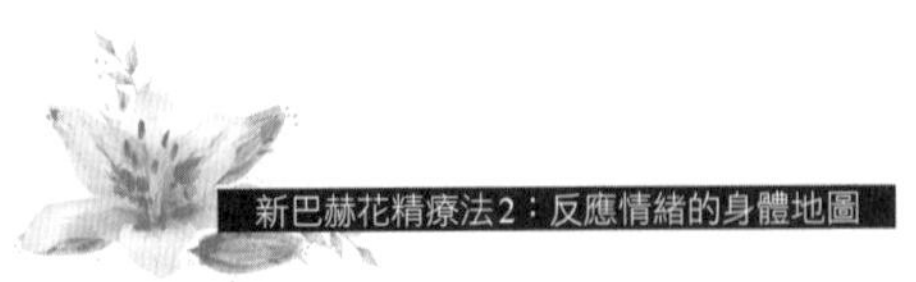

26. Rock Rose 岩薔薇

本區域位於尾骨。

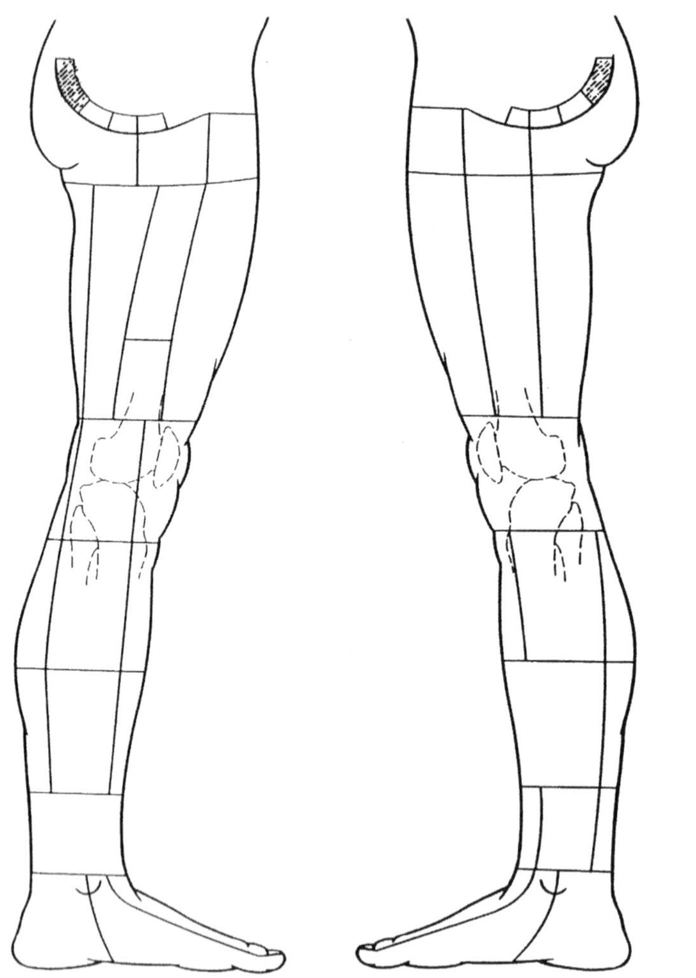

涵蓋整個尾骨，起於肛門上方深紅色皮膚區，結束於臀股溝線頂點。

兩側邊界為臀股溝線兩側。

26. Rock Rose 岩薔薇

本區域位於左大腿後部。

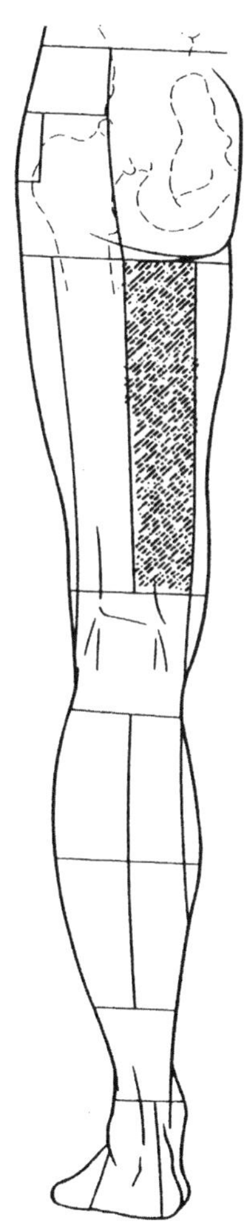

起自臀夾下方 1 指寬處之水平線，結束於膝蓋骨上方 1 指寬處之水平線。

左邊界為膕窩中心線，右邊界上端點為中心線向右 4 指寬處、下端點為中心線向右 2 指半處。

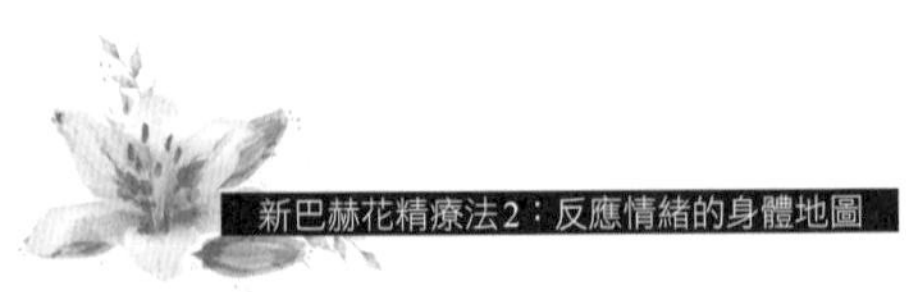

26. Rock Rose 岩薔薇

本區域位於右大腿內側。

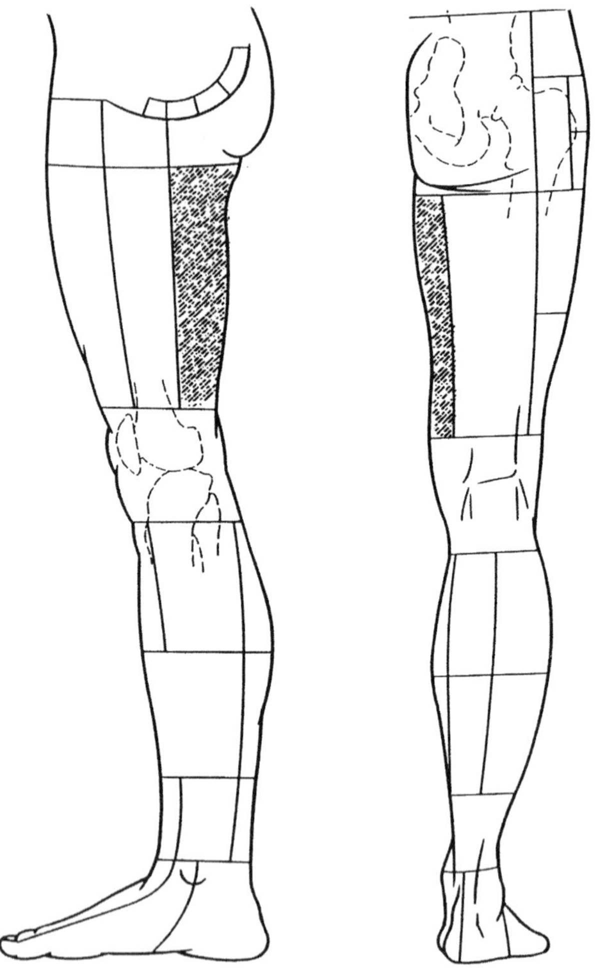

起自臀夾下方 1 指寬處之水平線，結束於膝蓋骨上方 1 指寬處之水平線。

後邊界為膕窩中心處向左 2 指半處之垂直線，前邊界上端點為後邊界向左 4 指寬處，下端點為後邊界向左 2 指半處。

26. Rock Rose 岩薔薇

本區域位於右小腿。

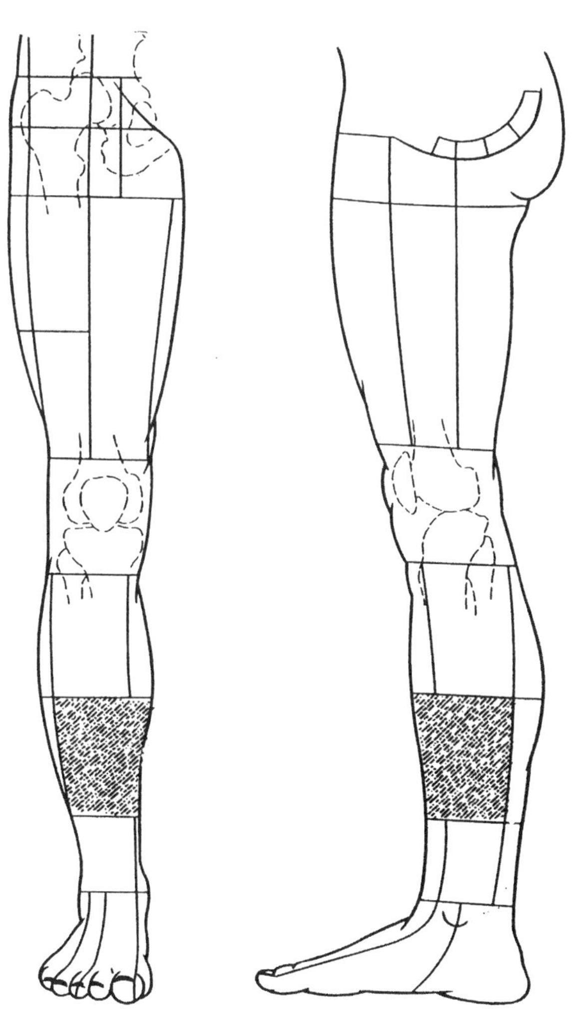

起自內踝上緣向上 4 指寬處之水平線，由此再向上 6 指寬處結束。

右邊界為膝蓋骨外緣向右 2 指寬處，左邊界為膝蓋骨內緣向左 5 指寬處之垂直線。

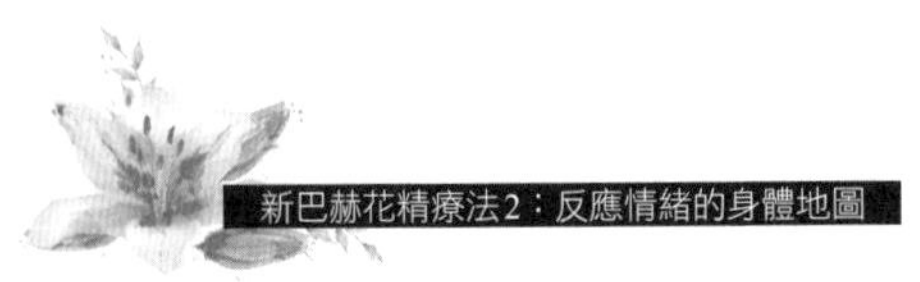

27. Rock Water 岩水

本區域位於頭頂。

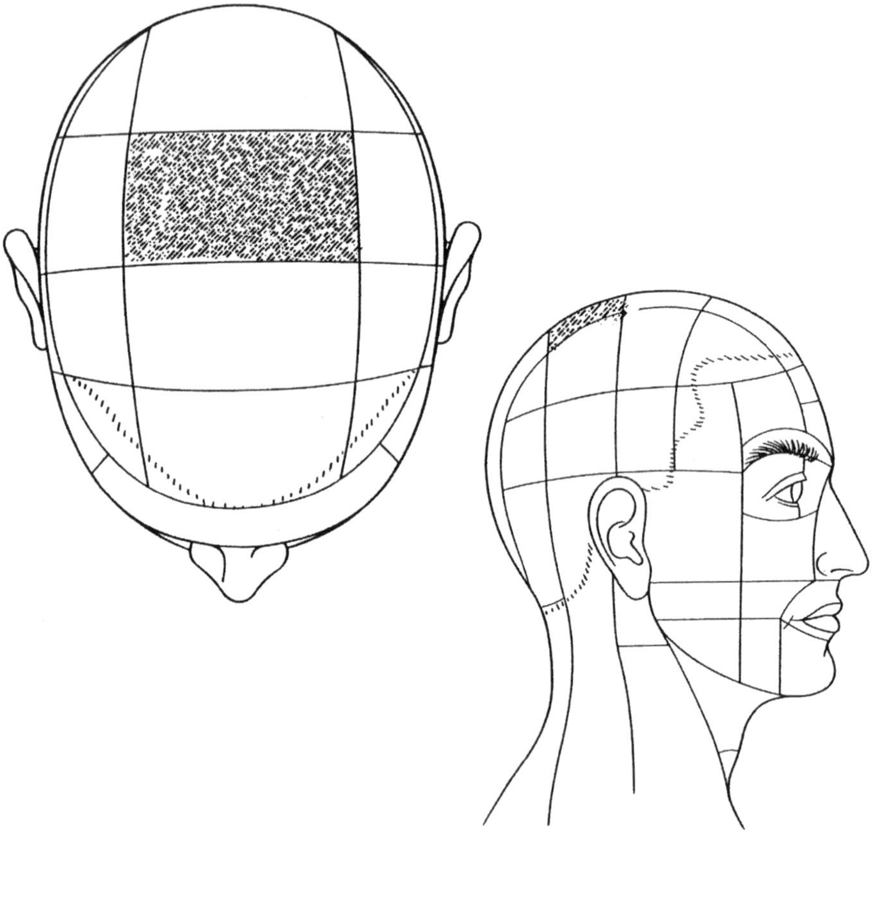

起自垂直通過耳尖向上之延伸線，由此線向後 3 指寬之平行線結束。

兩側邊界為頭中心線向左、向右平移 1 指半處。

27. Rock Water 岩水

本區域位於左下腹。

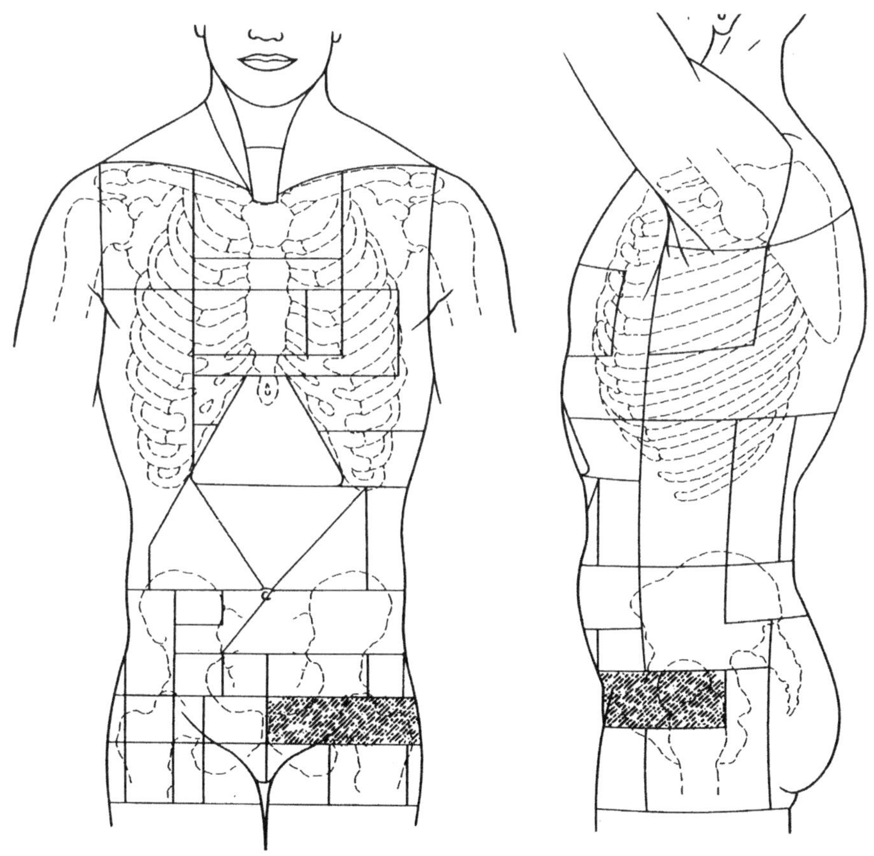

起於恥骨上緣向上 1 指寬之水平線，結束於恥骨下緣。

內邊界為身體中心線，外邊界為腋後褶向下之延伸線。

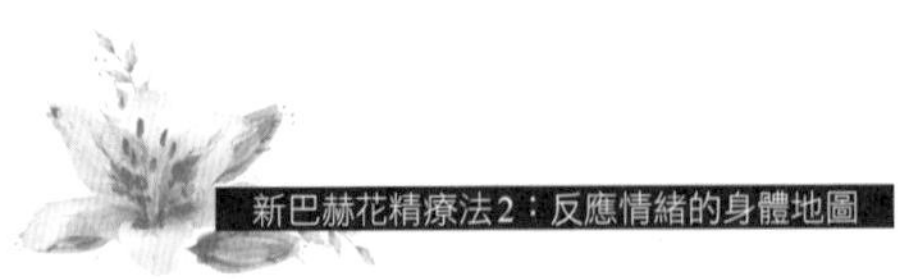

27. Rock Water 岩水

本區域位於右眉。

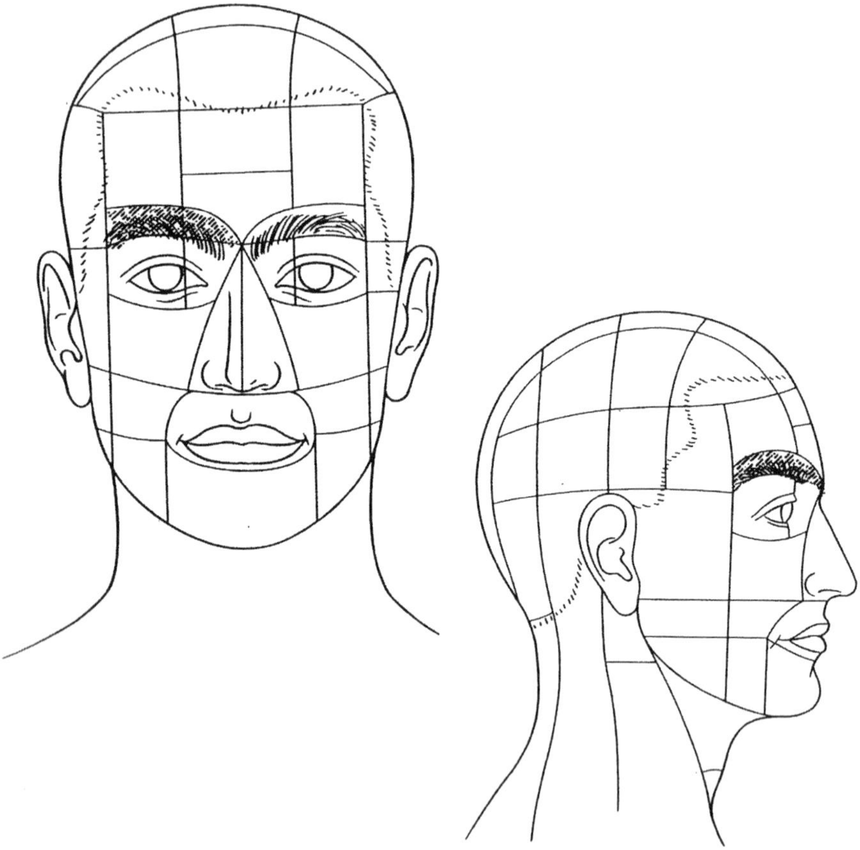

涵蓋整個右眉毛。

27. Rock Water 岩水

本區域位於左臉太陽穴周圍。

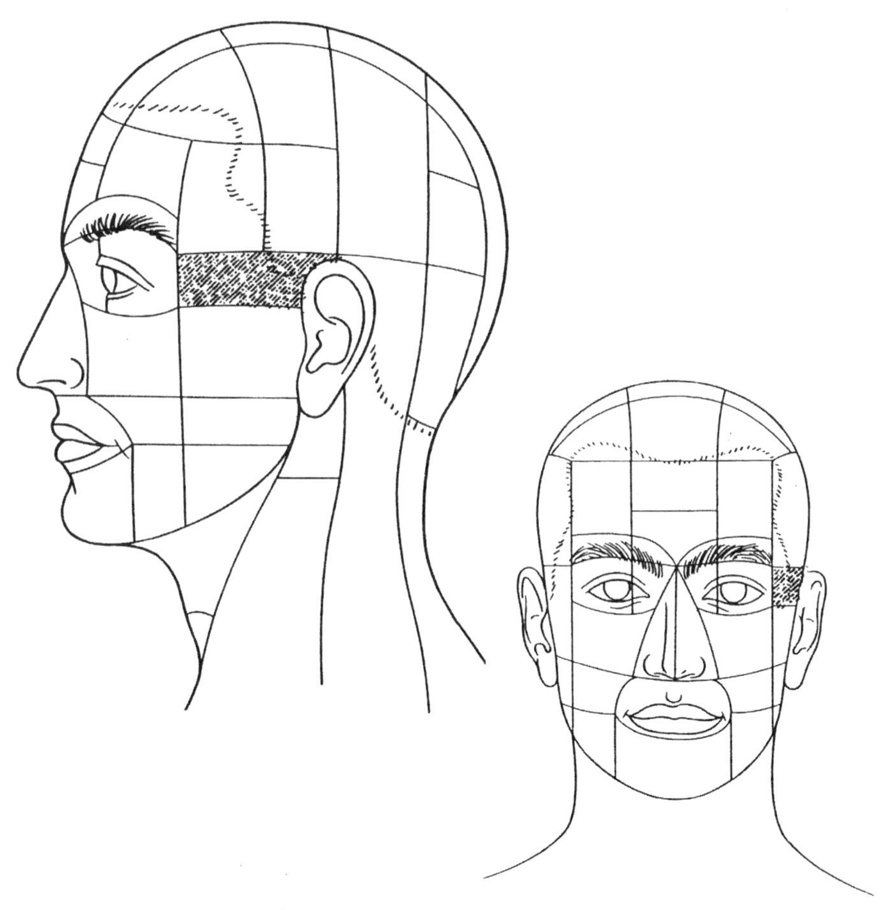

起於從眉尾向後延伸之水平線，結束於從眼窩下緣向後延伸之水平線。
內邊界為通過眉尾之垂直線，外邊界為耳朵前緣。

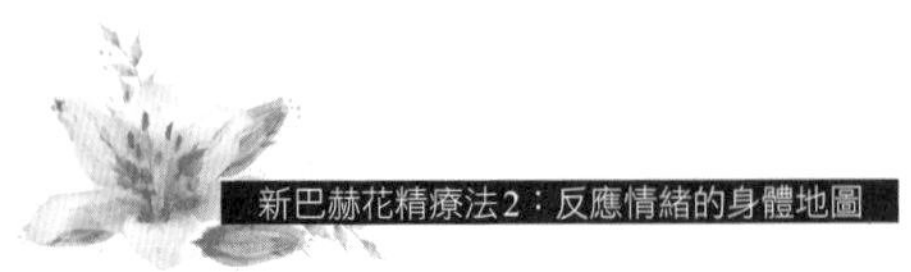

27. Rock Water 岩水

本區域環繞整個右膝。

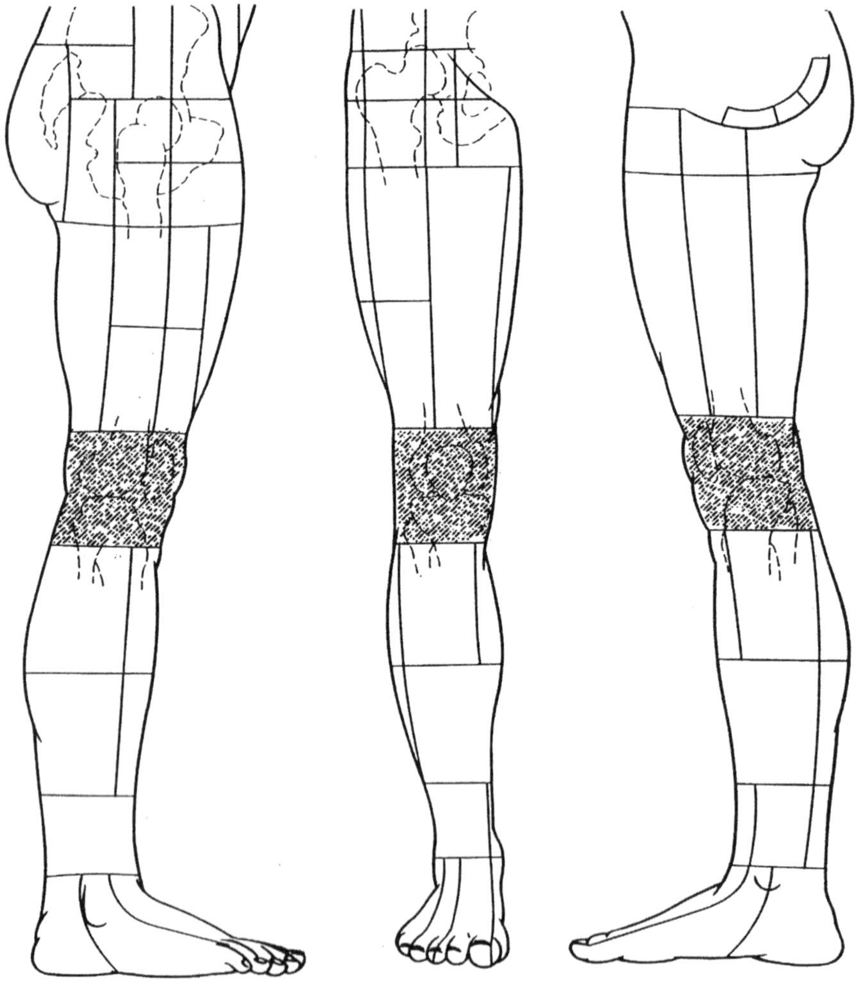

上邊界為膝蓋骨上方 1 指寬處之水平延伸線，下邊界為膝蓋骨下方 3 指半處之水平延伸線。

28. Scleranthus 線球草

本區域位於左額頭。

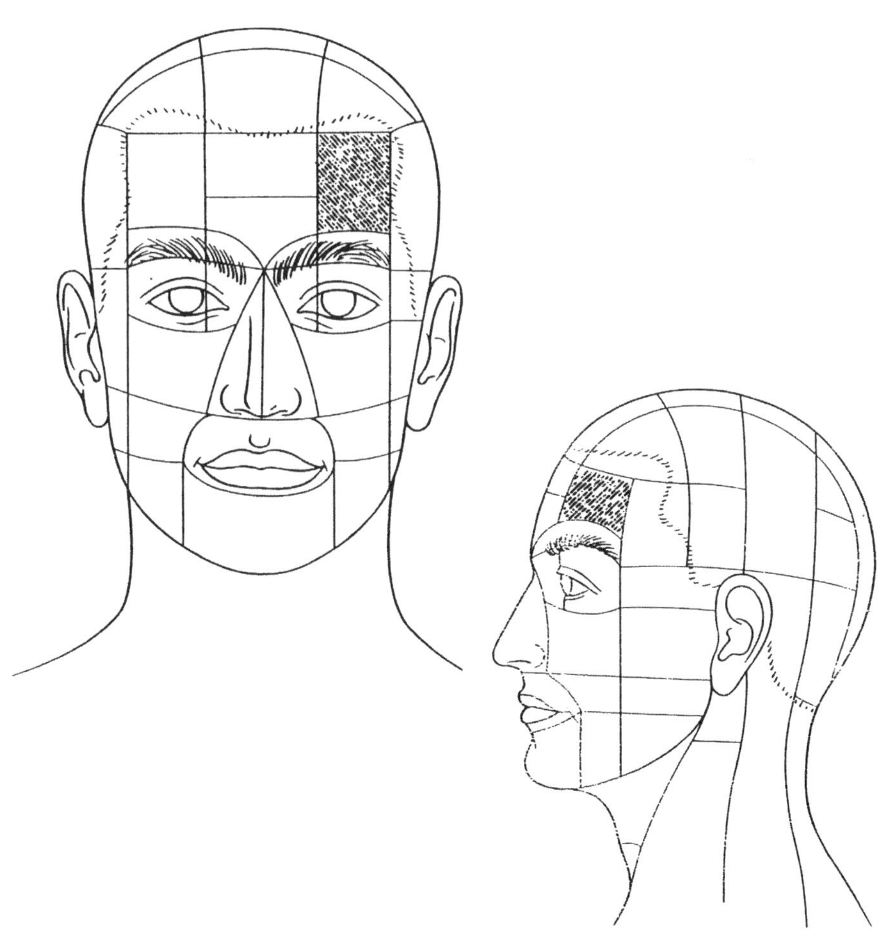

起自於髮際線，結束於眉毛上緣。

內邊界為臉中心線向左 1 指半處之垂直線，外邊界為通過眉尾之垂直線。

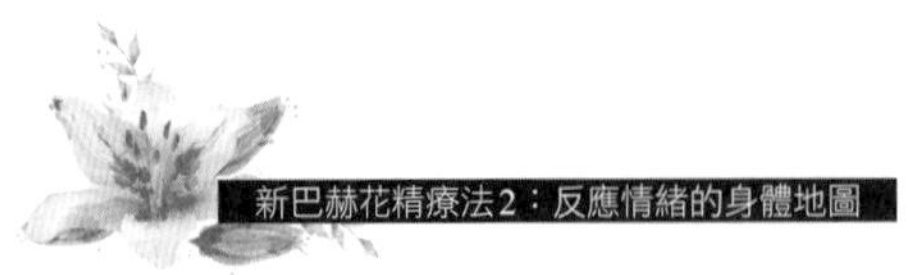

28. Scleranthus 線球草

本區域位於右側身。

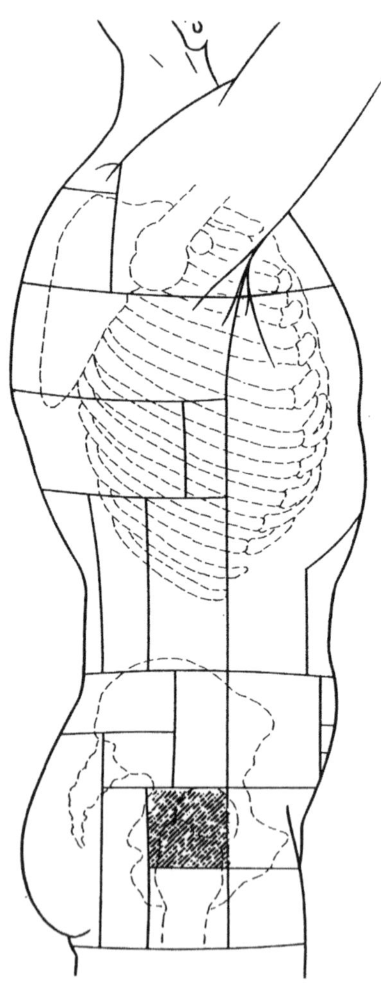

起自恥骨上方 1 指寬處之水平線，結束於尾骨下方 1 指寬處之水平線。
兩側邊界為腋前褶、腋後褶向下之垂直線。

29. Star of Bethlehem 伯利恆之星

此處分為前胸和肚臍兩個區域。

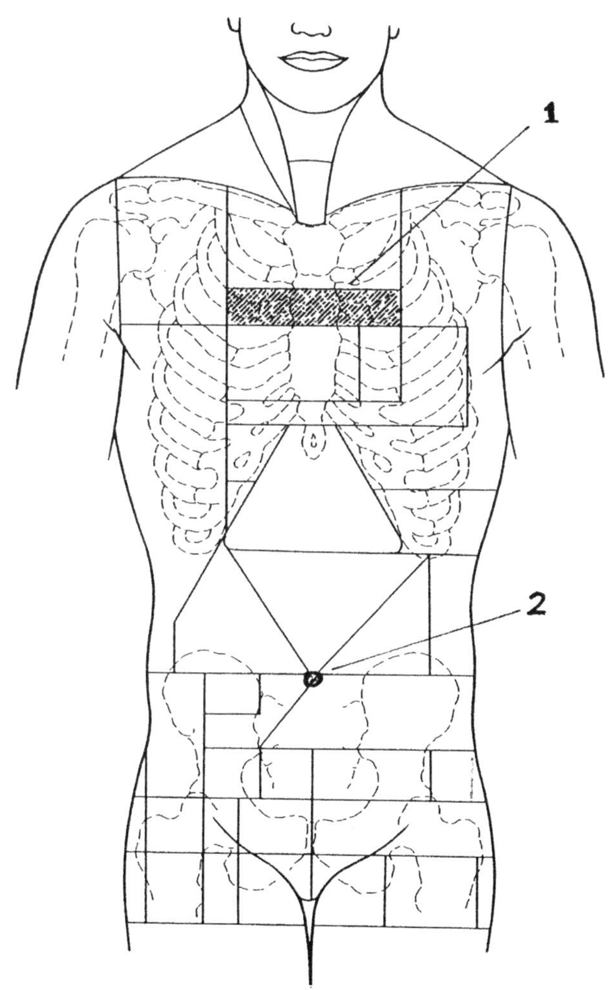

（1）**上部區域**起自第二肋間隙（約在鎖骨下方一個掌寬處），結束於第三肋間隙。兩側邊界為身體中心線向左、向右 4 指寬之垂直線。

（2）**下部區域**在肚臍內側，外邊界為肚臍邊緣。

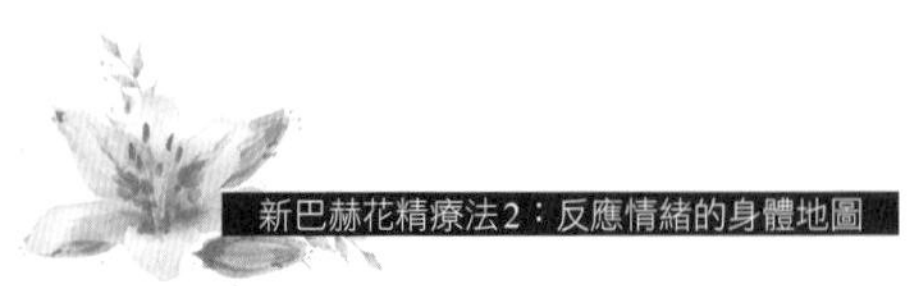

29. Star of Bethlehem 伯利恆之星

本區域位於後背部。

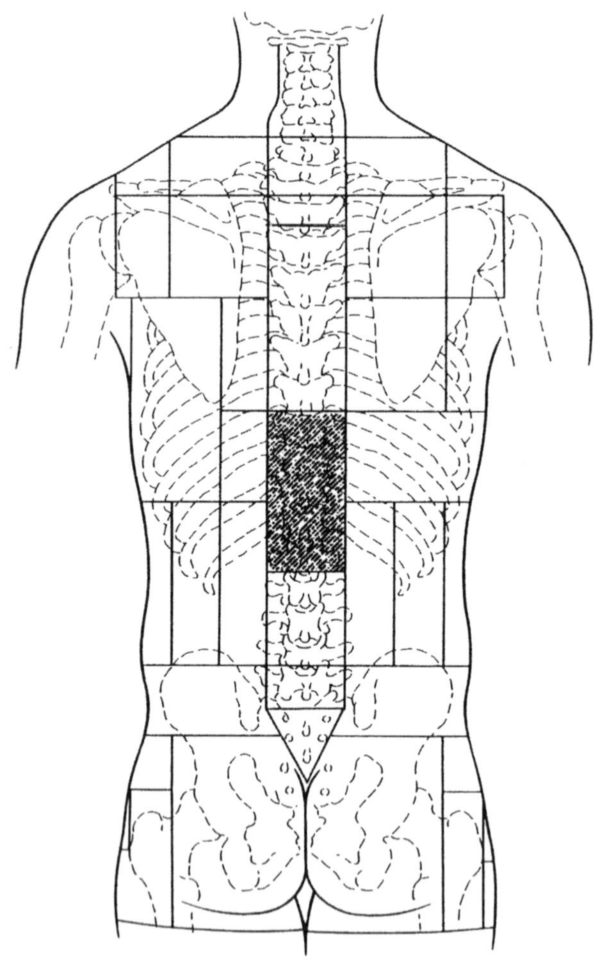

起自第八胸椎，結束於第一腰椎。

兩側邊界為身體中心線向左、向右 2 指寬處之垂直線。

29. Star of Bethlehem 伯利恆之星

此處分為額頭和左眼兩個區域。

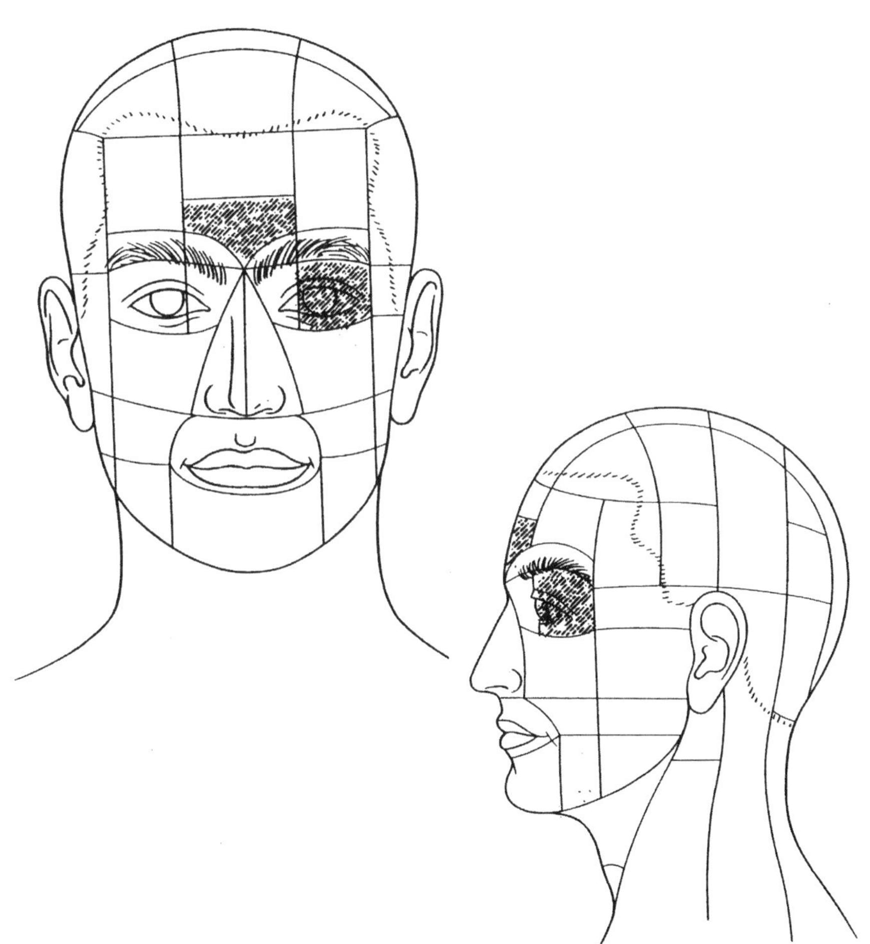

上部區域起於「髮際線和眉心間的水平中心線」，結束於眉心與雙眉上緣處。

兩側邊界為臉中心線向左、向右 1 指半寬之垂直線。

下部區域起於眉毛下緣，結束於眼窩下緣。

內邊界為通過虹膜內緣之垂直線，外邊界為通過眉尾之垂直線。

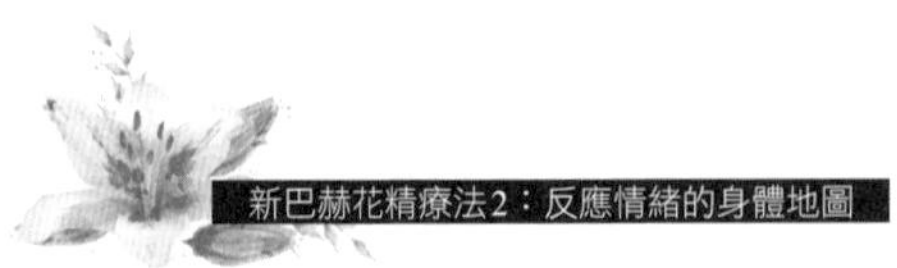

29. Star of Bethlehem 伯利恆之星

本區域位於左上臂。

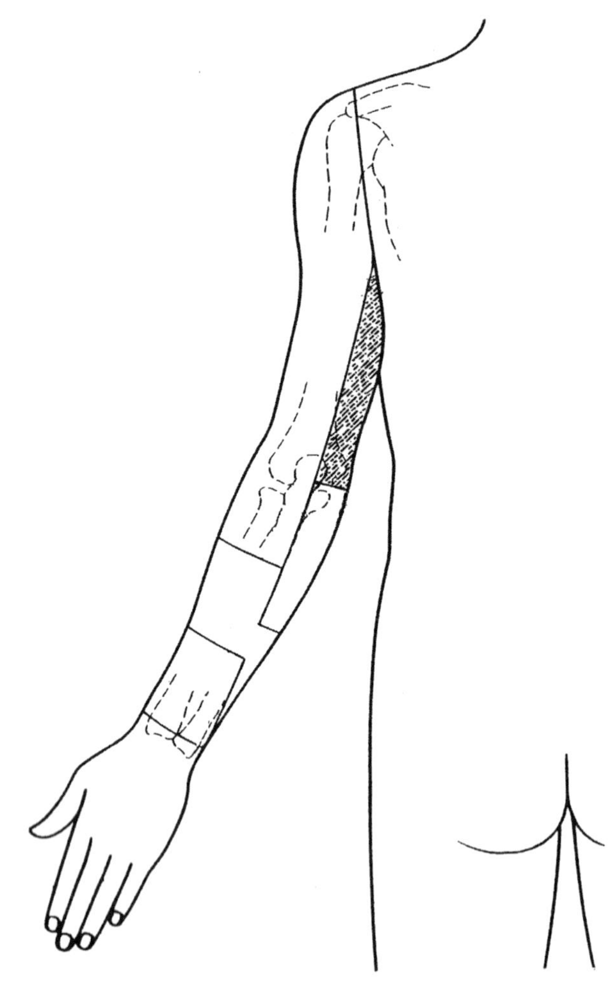

起自腋窩中心，結束於肘尖的水平線。

前邊界為肱二頭肌內緣之垂直線，外邊界為肘尖旁 1 指寬處之垂直線。

29. Star of Bethlehem 伯利恆之星

本區域位於右大腿。

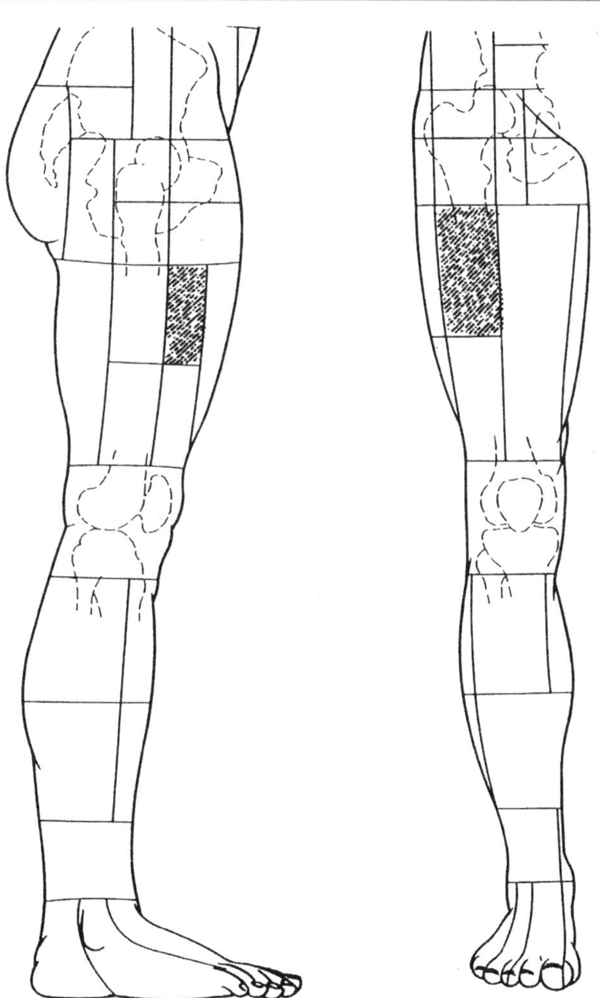

起自臀夾下方 1 指寬之水平線，結束於「此線與膝蓋骨上方 1 指寬處水平線之間的中心線。

前邊界為膝蓋骨外緣向前 2 指寬處之垂直線。

後邊界為腋前褶之向下延伸線往後側 3 指寬處。

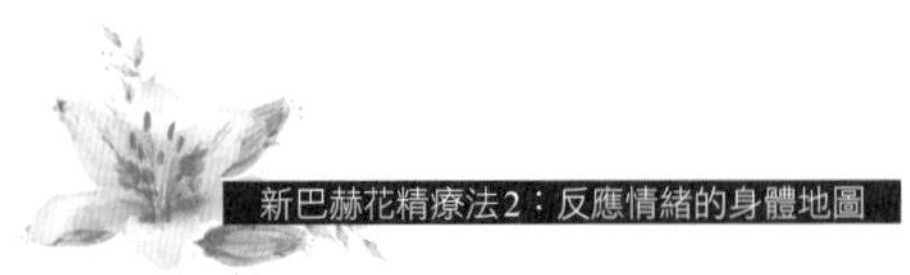

29. Star of Bethlehem 伯利恆之星

本區域位於右腳外側。

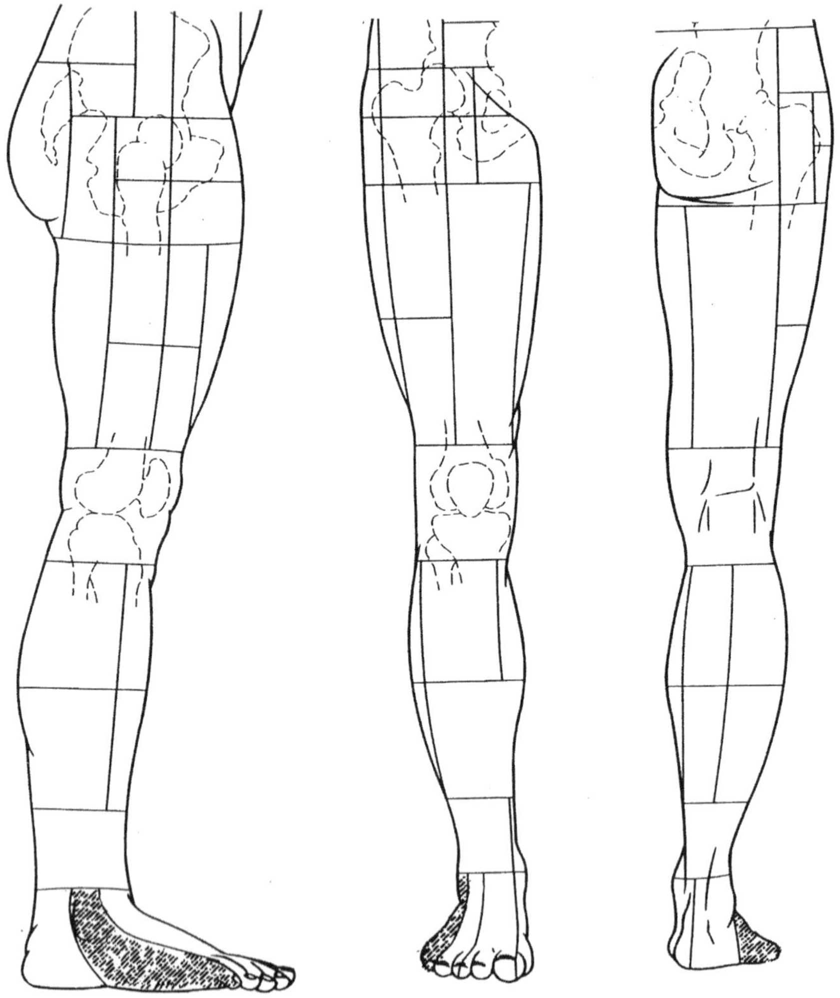

起自腳踝上緣，向下延伸到腳底，往前到小趾。

前邊界為外踝前緣，穿過腳背到第四、五趾間的趾縫（小趾內側屬於此區域）。

後邊界為外踝後緣，沿著腳踝微斜向前並往下延伸到腳底。

30. Sweet Chestnut 甜栗花

本區域位於頭頂。

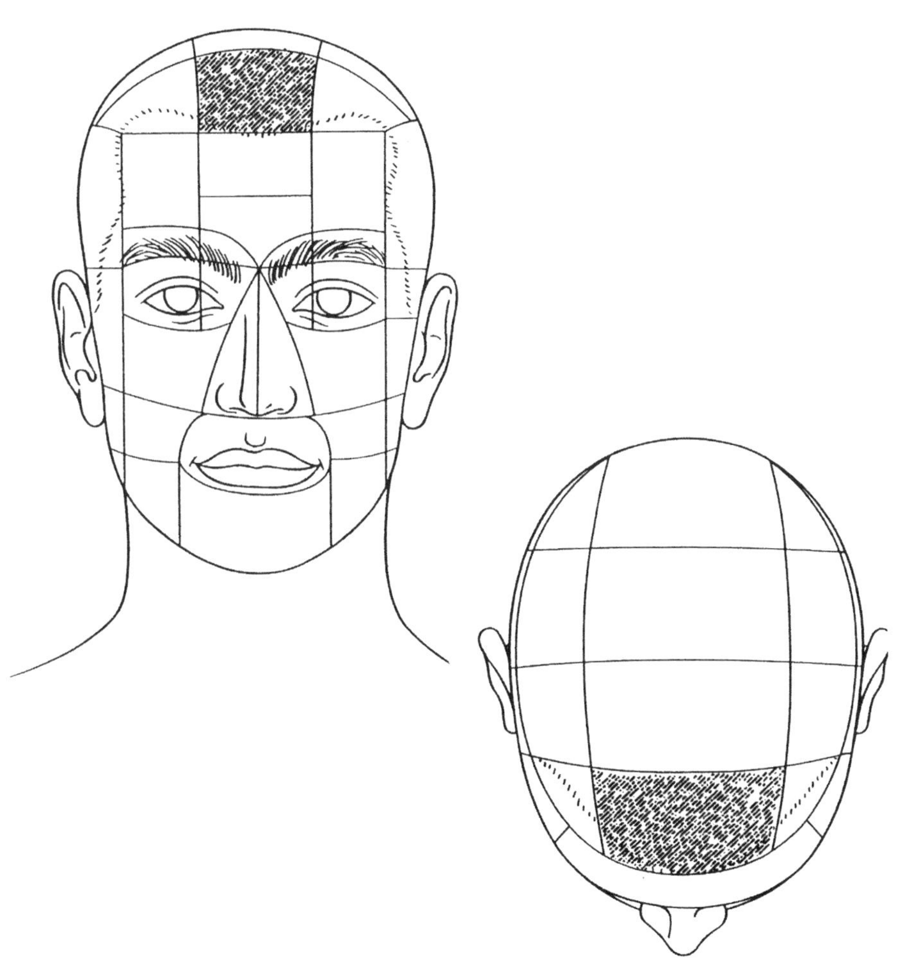

起自髮際線，由此向後 3 指寬處結束。

兩側邊界為頭中心線向左、向右 1 指半處。

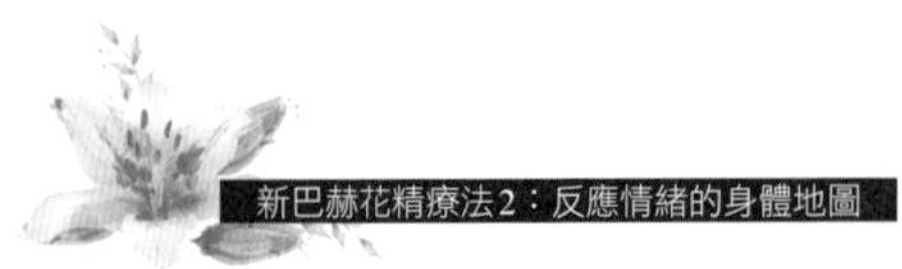

30. Sweet Chestnut 甜栗花

本區域位於臀部。

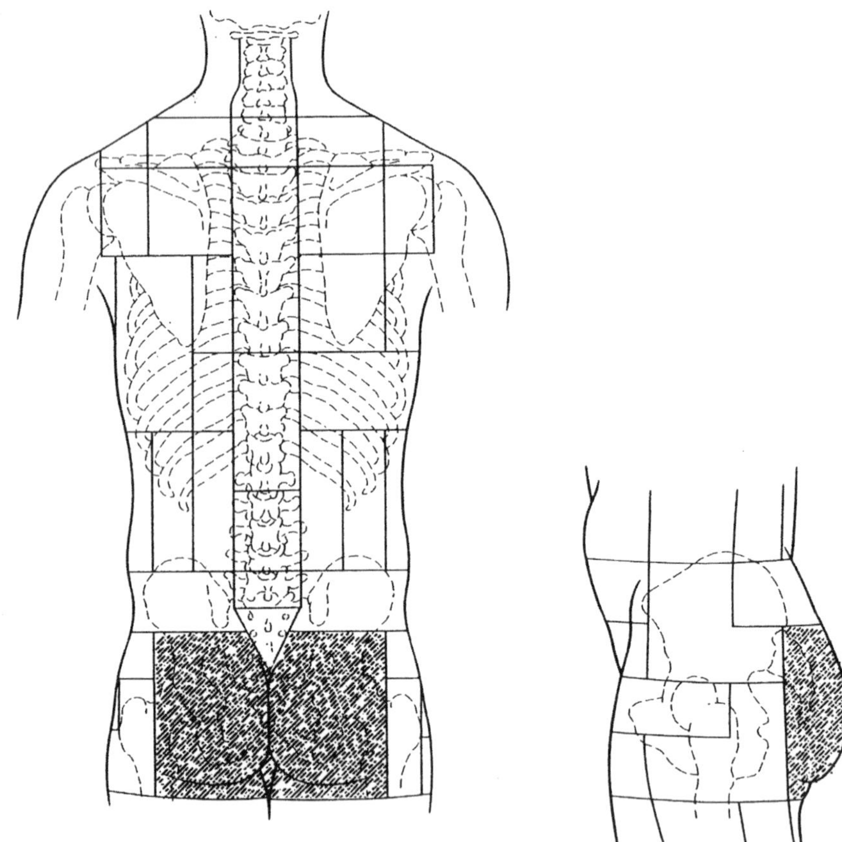

起自薦骨水平中心線，結束於臀夾下方1指寬處之水平線。在上緣中心部位須排除倒三角形的部分松樹（Pine）反應區。

兩側邊界為身體中心線向左、向右1掌寬處之垂直線。

臀部內側延伸至腹股溝皺褶處，到肛門和生殖器間的中心附近結束。

30. Sweet Chestnut 甜栗花

本區域位於左腰。

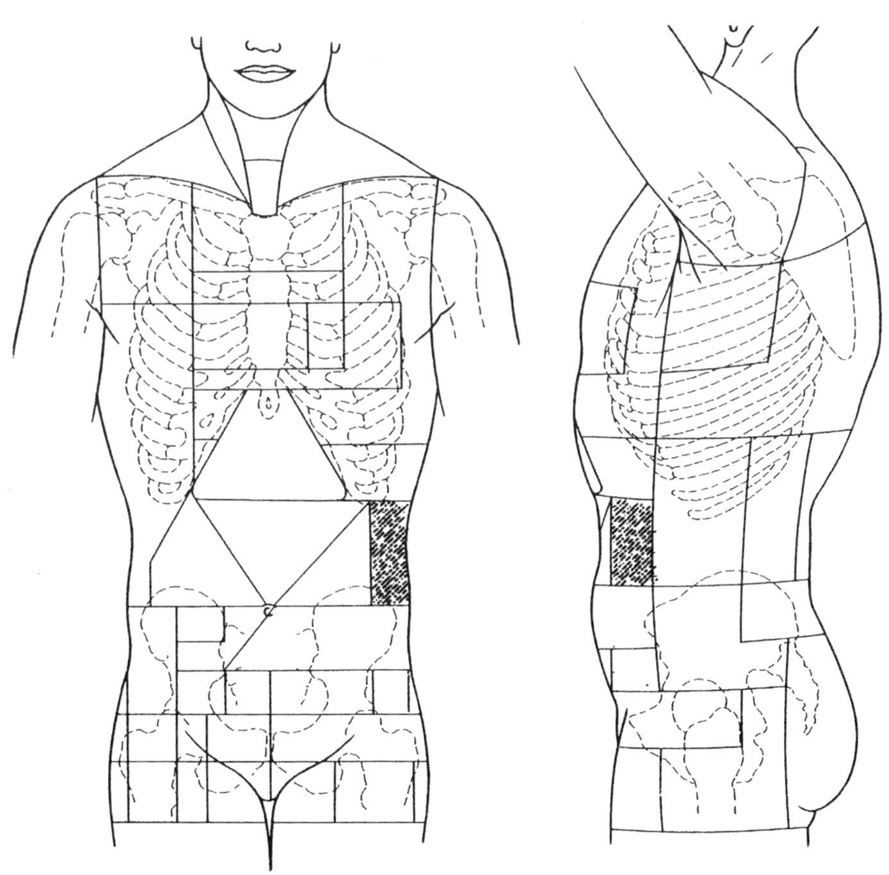

起於「胸骨和肚臍間之中心線」，結束於通過肚臍之水平線。

內邊界為通過乳頭向下之垂直線，外邊界為腋前褶向下之延伸線。

30. Sweet Chestnut 甜栗花

本區域位於左眼內側。

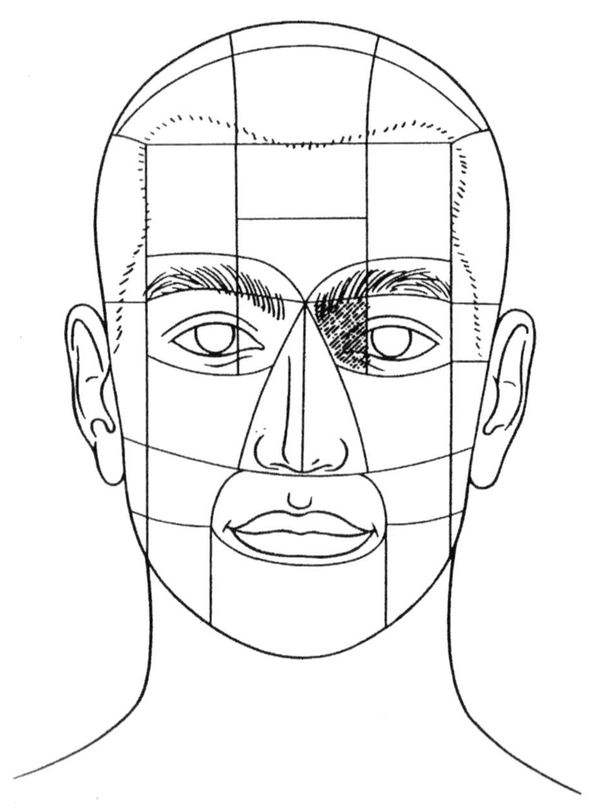

起自「通過眉心之水平線」，結束於眼窩下緣。
內邊界為眼窩內緣往上到眉心處，外邊界為通過虹膜內緣之垂直線。

30. Sweet Chestnut 甜栗花

本區域位於左頸部。

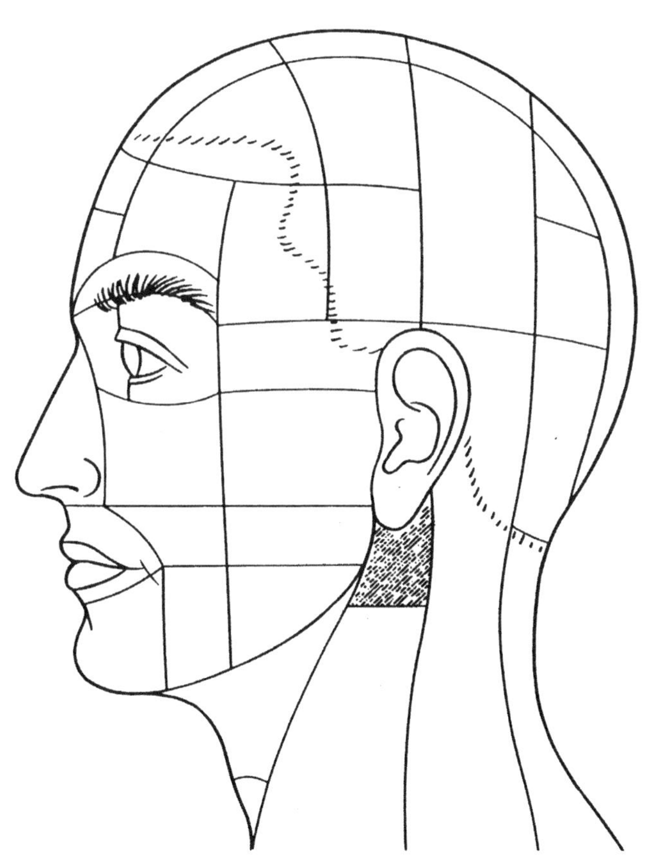

起自耳朵下方，結束於下頷角。

兩側邊界為耳朵前緣、後緣順著頸部向下之延伸線。

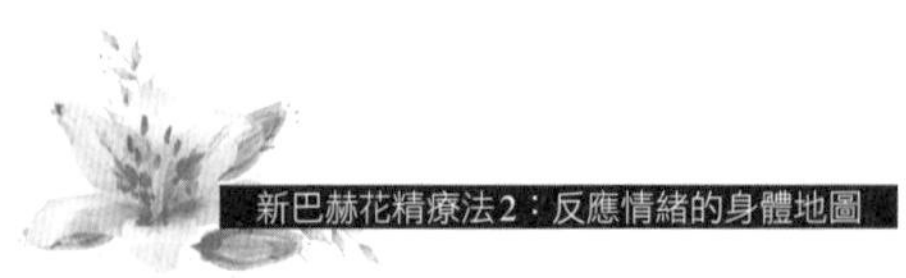

30. Sweet Chestnut 甜栗花

此處位於右頭顱，分為上、下兩個區域。

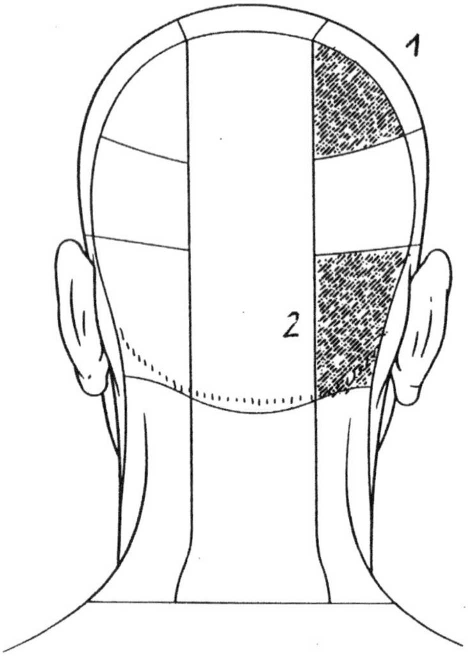

1

2

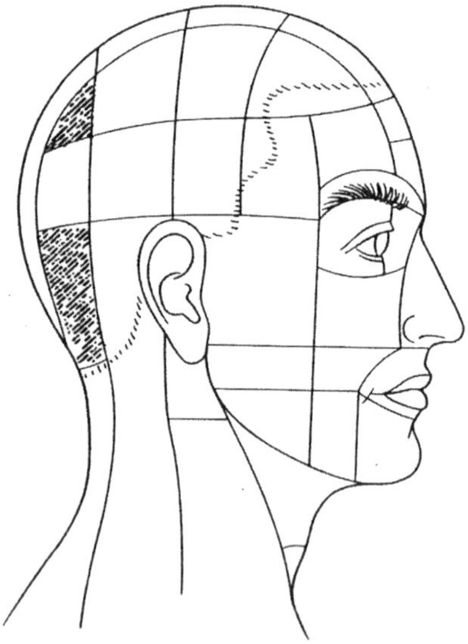

（1）**上部區域**起自「垂直通過耳尖之延伸線」向後 3 指寬處，由此再向後 3 指寬處結束。上邊界為頭中心線向右 1 指半處，下邊界為「水平通過耳尖之延伸線」上方 3 指寬處。

（2）**下部區域**起自「水平通過耳尖之延伸線」，結束於顱骨下緣。前邊界為耳根處後方 2 指寬處，由此再往後 3 指寬處為後邊界。

30. Sweet Chestnut 甜栗花

本區域位於左前臂。

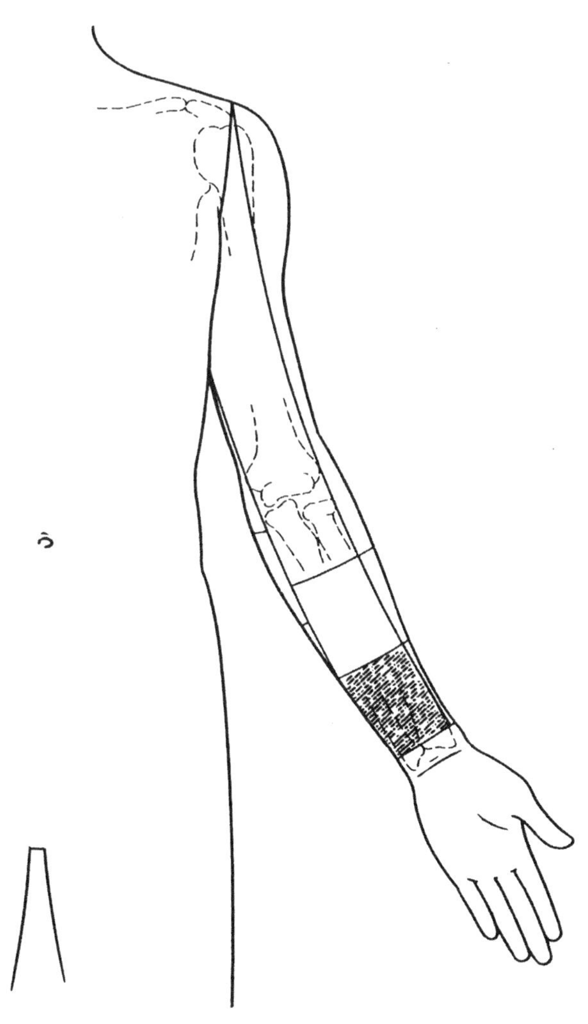

起自手腕褶線後方 1 指寬處之水平線，由此線往上 5 指寬處之水平線結束。

內側邊界為小指外緣連往肘尖之延伸線，外邊界為橈骨外緣。

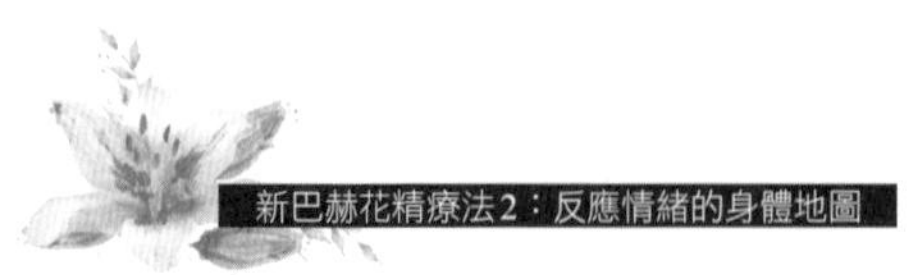

30. Sweet Chestnut 甜栗花

本區域位於左大腿內側。

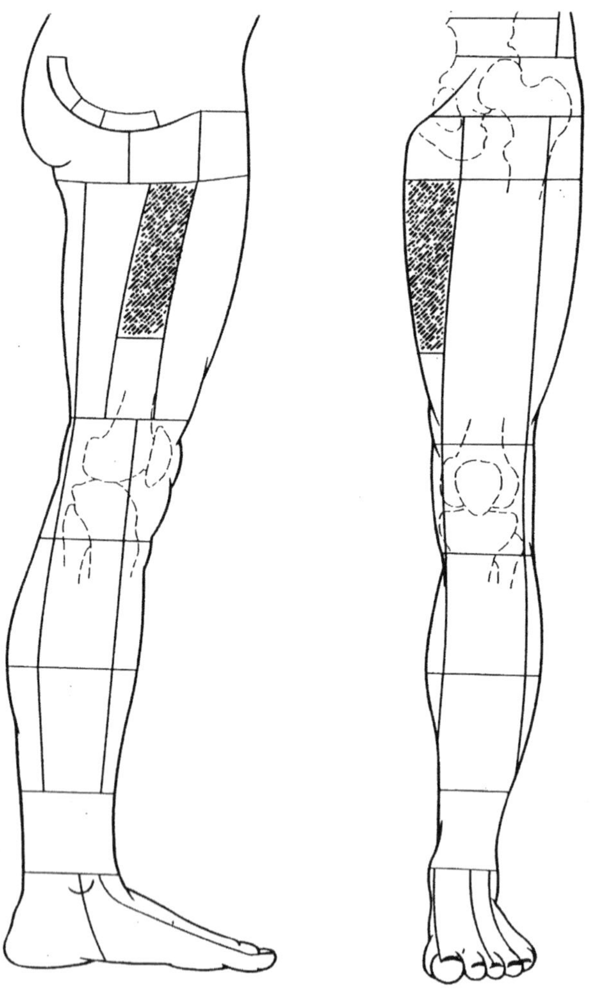

起自臀夾下方 1 指寬之水平線，結束於膝蓋骨上方 5 指寬之水平線。

左邊界為膝蓋骨向右 1 指寬處之垂直線，由此再向右 3 指寬處之垂直線為右邊界。

30. Sweet Chestnut 甜栗花

本區域位於右腳。

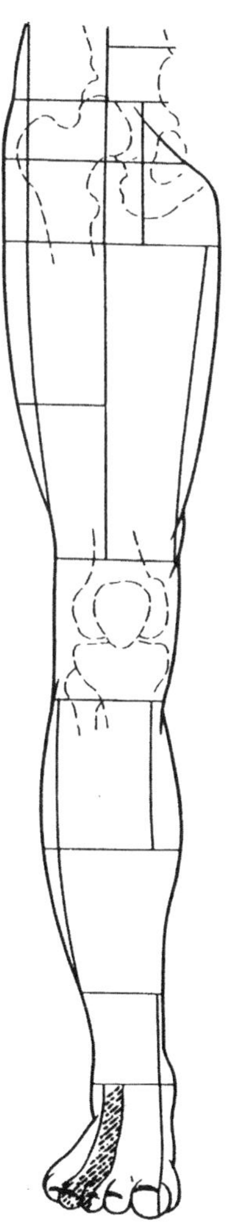

起自內踝上緣，延伸往腳趾處，至腳底結束。

內邊界為腳背中心線連往中趾中心線，外邊界為外踝前緣連向第四、五趾趾縫處之延伸線。

30. Sweet Chestnut 甜栗花

本區域位於男性生殖器左側。

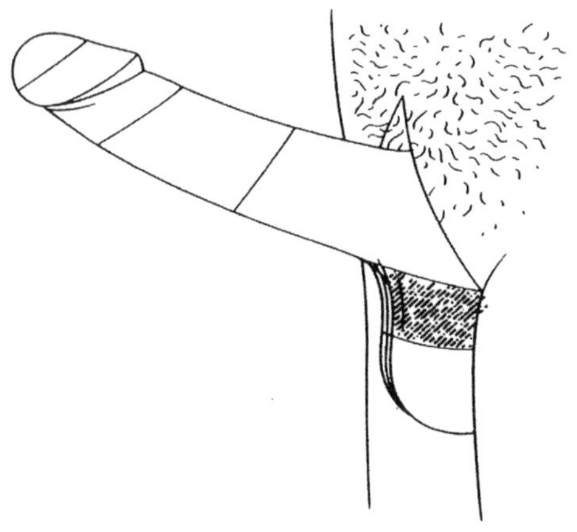

31. Vervain 馬鞭草

此處包含左胸頸、右下腹兩個區域。

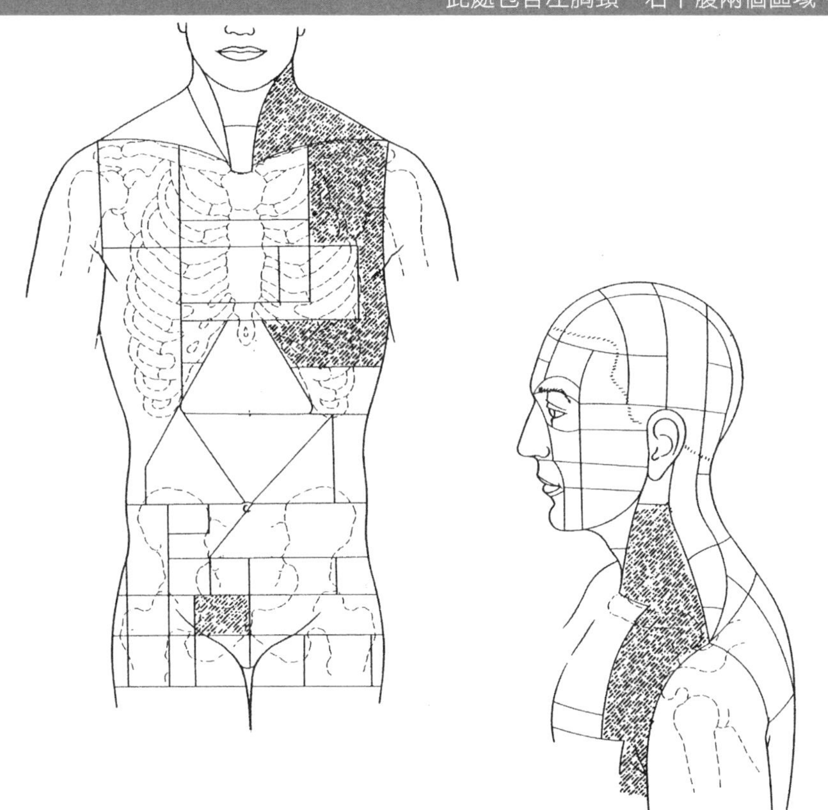

上部區域起自左耳下方 2 指寬處，從後耳根向下延伸，沿著斜方肌前緣，至鎖骨外緣處。往下於胸骨下方 3 指寬處之水平線結束。

右邊界在頸部的胸鎖乳突肌上；左邊界為鎖骨下方從腋前褶向上、向下的延伸線。

內邊界的部分：上段為鎖骨到第三肋間隙處，邊界為身體中心線向左 4 指寬之垂直線；中段為第三肋間隙到第六肋間隙，邊界為身體中心線向左 8 指寬之垂直線；下段邊界為肋弓處。

本區域結束於胸骨下方 3 指寬處之水平線。

下部區域起於恥骨上緣向上 1 指寬處之水平線，結束於恥骨下緣。

內邊界為身體中心線，由此向外側 4 指寬處之垂直線為外邊界。

31. Vervain 馬鞭草

本區域位於右頸部。

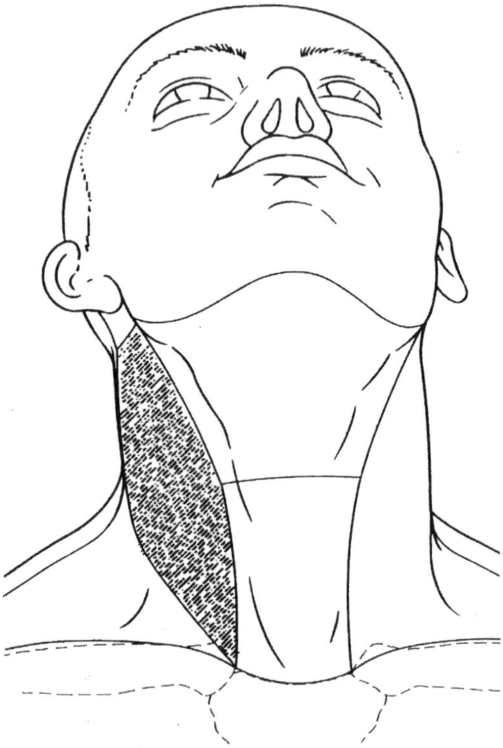

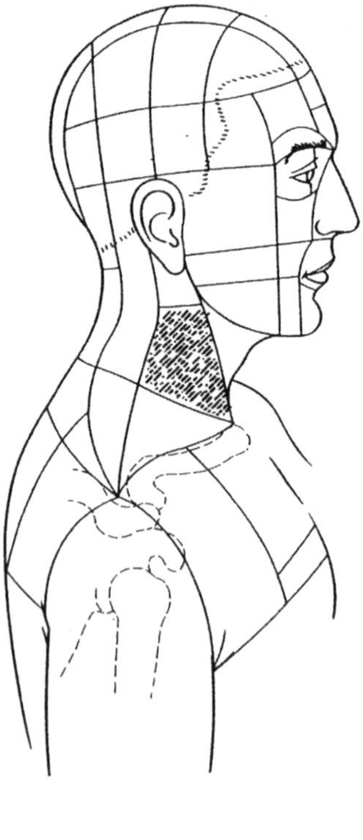

起自耳朵下方 2 指寬處之水平線，從後耳根向下延伸至頸根處（後邊界），從這裡沿著頸根向前延伸到鎖骨（下邊界）。前邊界為胸鎖乳突肌前緣。

31. Vervain 馬鞭草

此處分成左背、右背兩個區域。

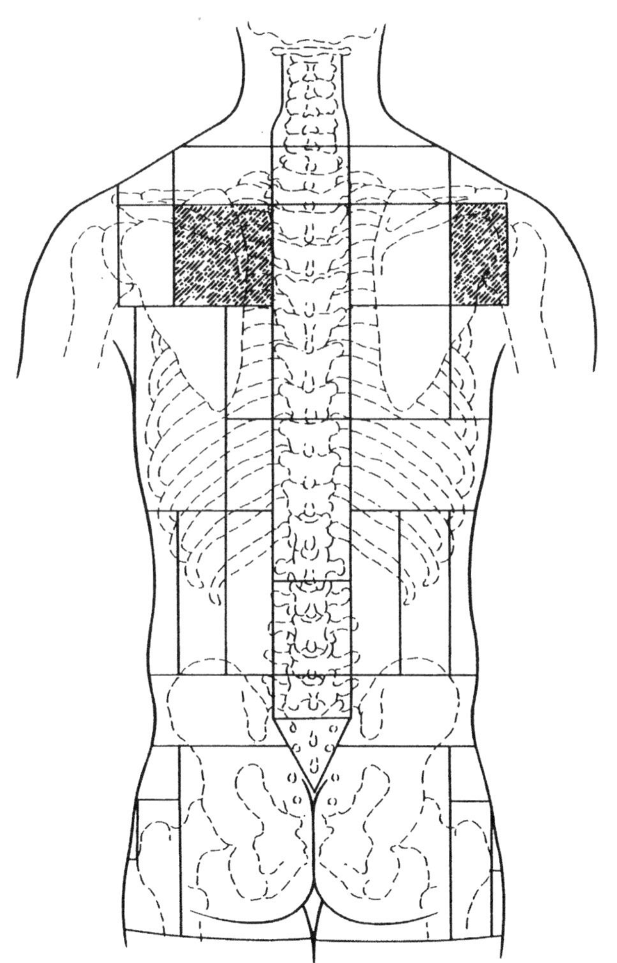

兩個區域皆起自第二胸椎，結束於第五胸椎。

左部區域的內邊界為身體中心線向外側 2 指寬之垂直線，由此再向外 6 指寬處為外邊界。

右部區域的外邊界為腋後褶垂直向上、向下之延伸線，由此向內側 3 指寬處為內邊界。

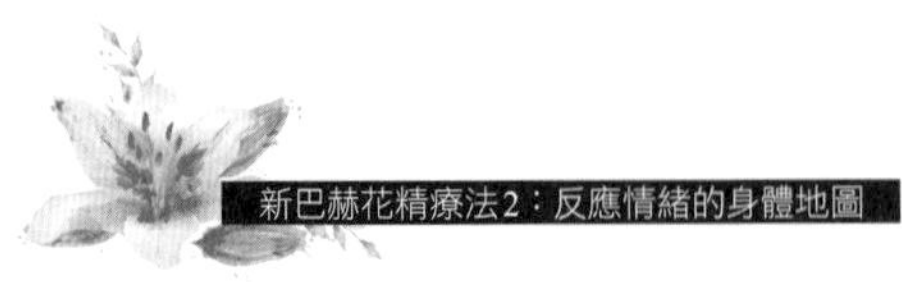

31. Vervain 馬鞭草

本區域位於右臉頰。

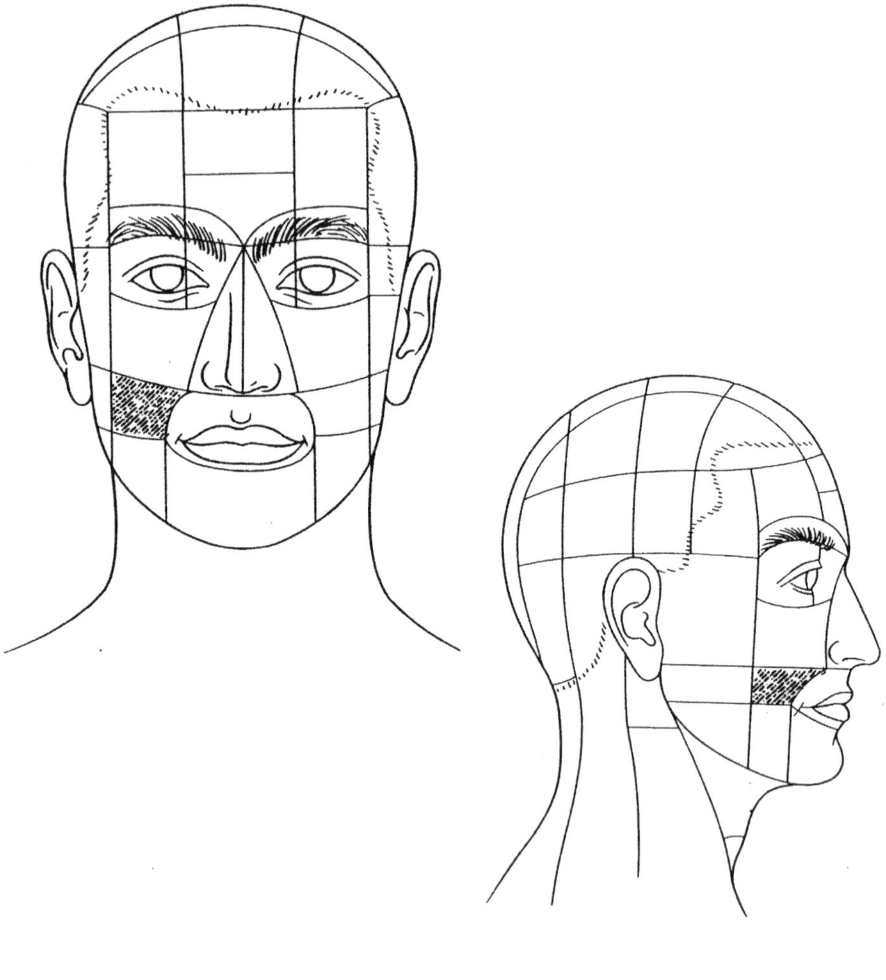

起自鼻子下緣水平線，到嘴角延伸之水平線結束。

內邊界為鼻翼下方往嘴角處延伸的弧線，外邊界為通過眉尾向下之垂直線。

31. Vervain 馬鞭草

本區域位於左手掌。

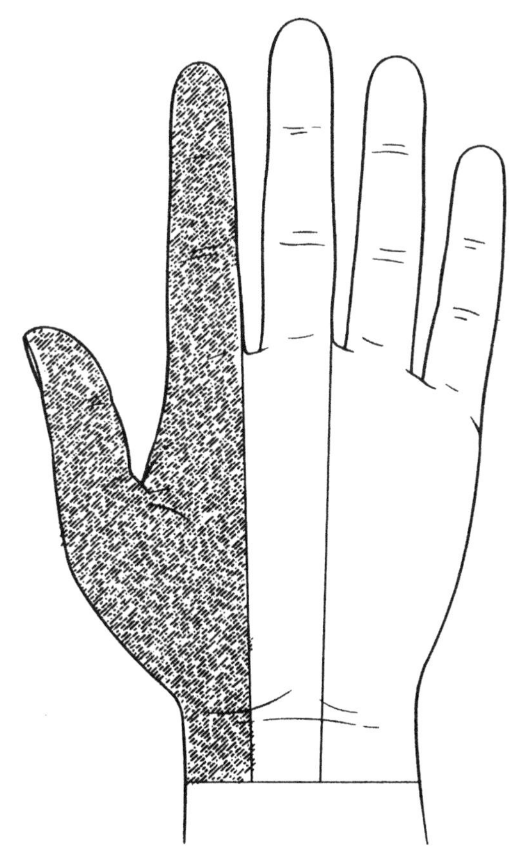

起自手腕後方 1 指寬處之水平線，延伸到大拇指和食指指尖處。

左邊界由手腕外緣延伸到大拇指指甲邊緣，右邊界從「手腕左側外緣向內 1 指寬處」連向食指右緣（手心和手背這兩個區域間的邊界為手指內側之中心線）。

31. Vervain 馬鞭草

本區域位於右腳外側。

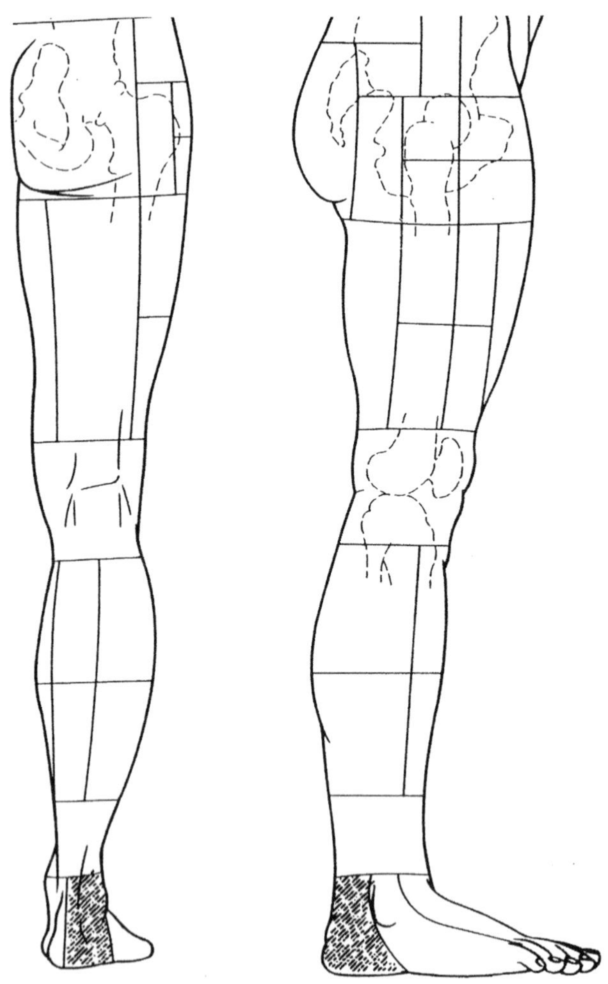

起自腳踝上緣，往下到腳底結束。

後邊界在阿基里斯腱上，前邊界沿著「外踝後緣」微斜向前、向下延伸到腳底。

31. Vervain 馬鞭草

本區域位於女性生殖器。

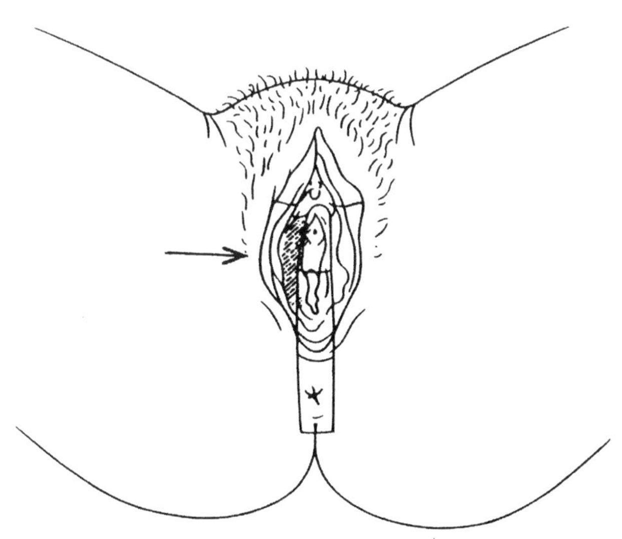

涵蓋右小陰唇的內側。

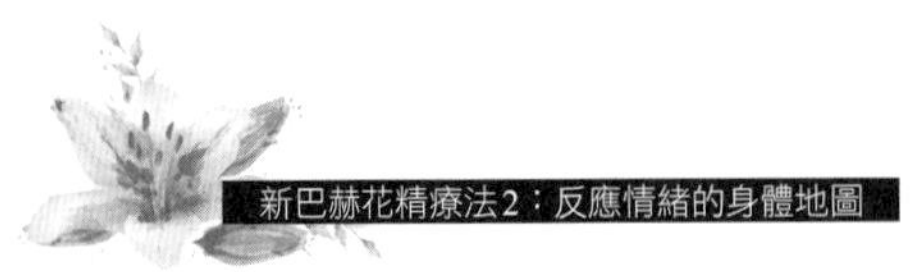

32. Vine 葡萄藤

本區域位於頭部左側。

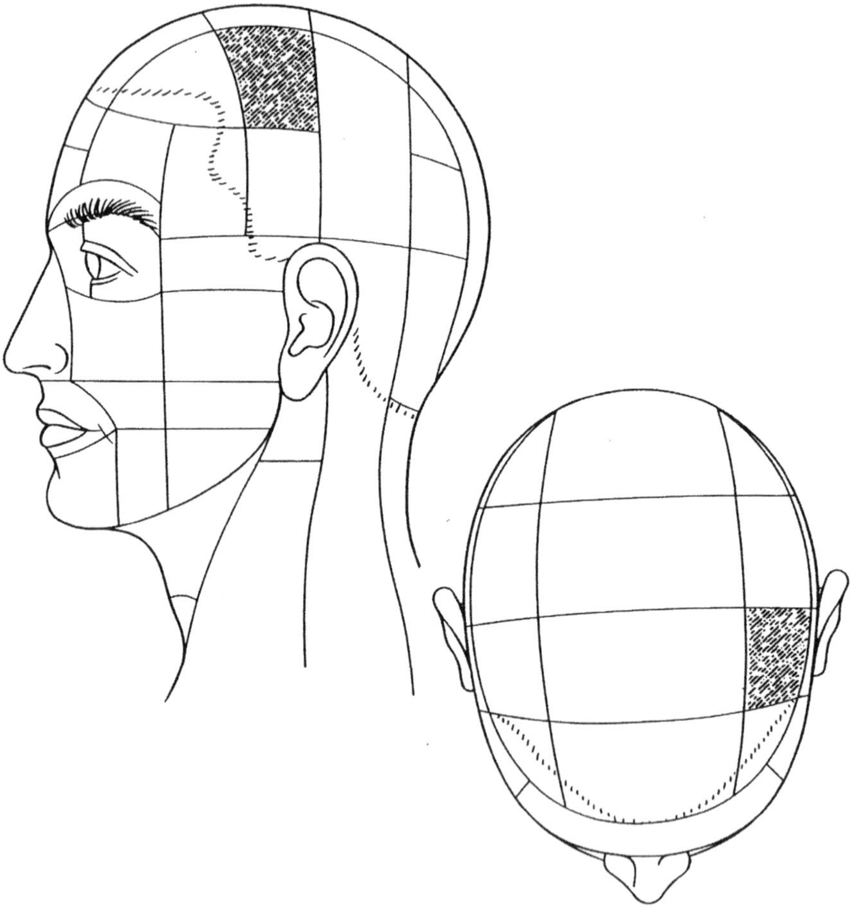

起自頭中心線向左 1 指寬處之水平線，結束於耳尖上方 3 指寬處之水平線。
後邊界為垂直通過耳尖向上之延伸線，距離此線向前 3 指寬之平行線為前邊界。

32. Vine 葡萄藤

本區域位於右上臂。

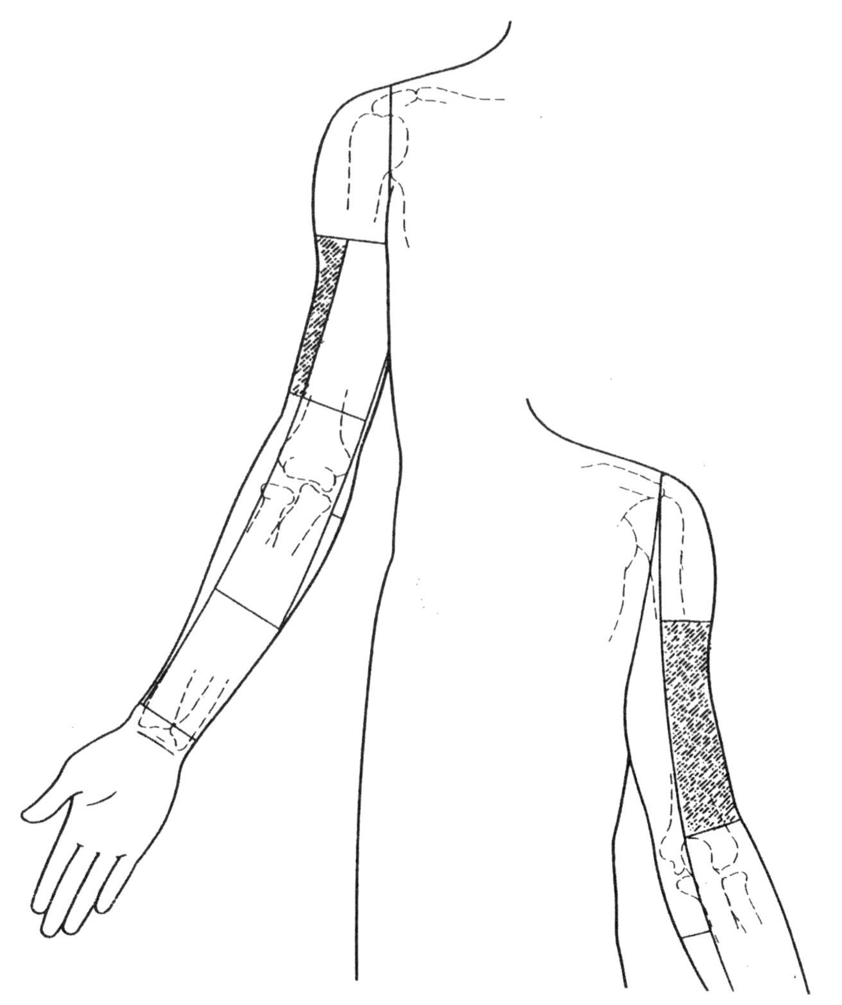

起自腋後褶處之水平線，結束於肘尖上方 6 指寬處之水平線。

後邊界為腋後褶垂直線向前 3 指寬處，前邊界為肱二頭肌外緣。

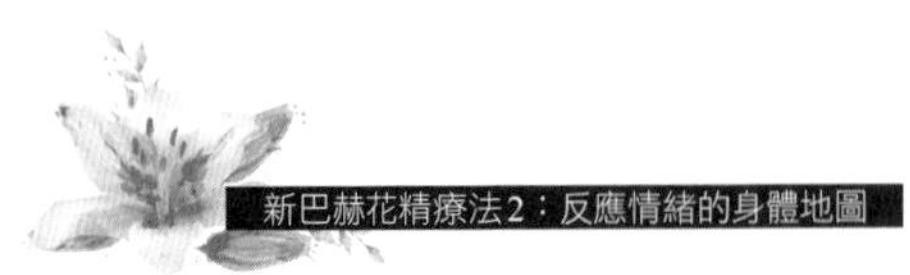

32. Vine 葡萄藤

本區域位於右掌心。

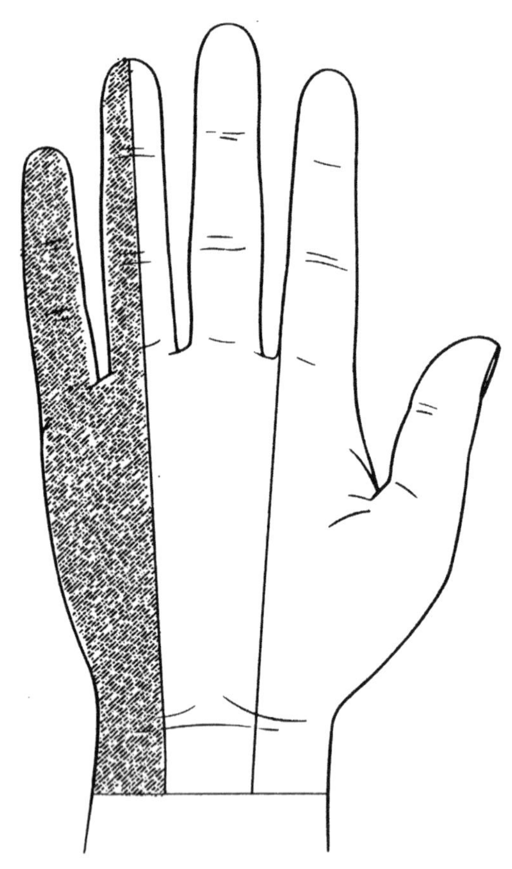

起自手腕褶線後方1指寬處之水平線，延伸到無名指和小指指尖處。

左邊界沿著手掌外緣延伸到小指外側指甲邊緣。

右邊界從手腕外緣向右1指寬處連結到無名指中心線。

（手心和手背這兩個區域間的邊界為手指內側之中心線）

32. Vine 葡萄藤

本區域位於右大腿外側。

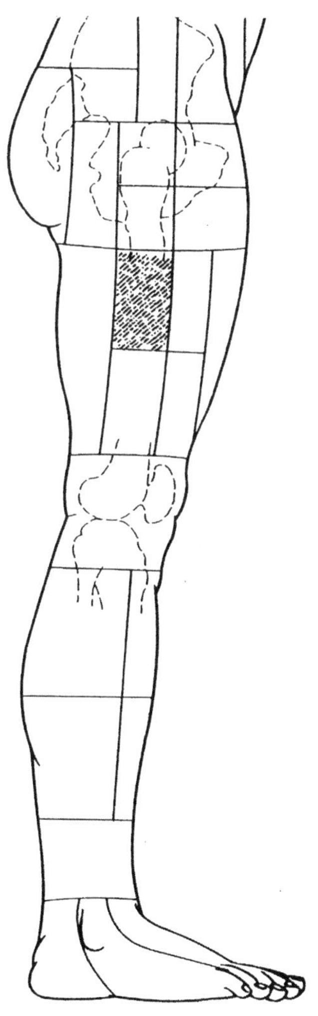

起自臀夾下方 1 指寬處之水平線，結束於「此線（臀夾下方 1 指寬處水平線）到膝蓋骨上方 1 指寬處之中心水平線」。

兩側邊界為腋前褶、腋後褶向下延伸之垂直線。

32. Vine 葡萄藤

本區域位於女性生殖器。

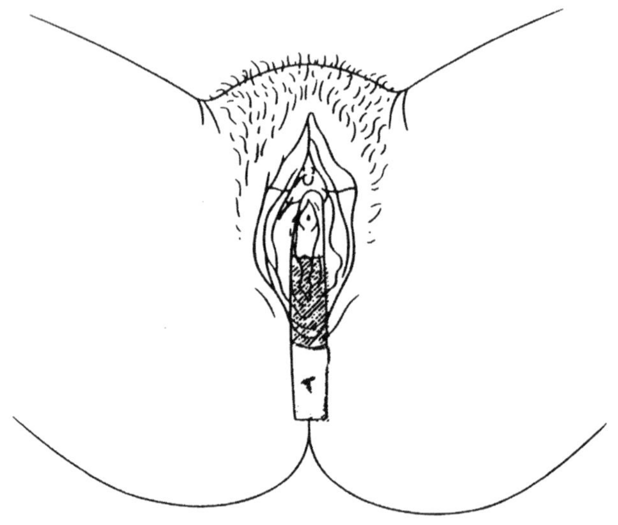

起於陰道口上緣，結束於肛門上緣深紅色皮膚區。

兩側邊界為大陰唇兩側及其延伸線。

33. Walnut 胡桃

本區域位於右側身。

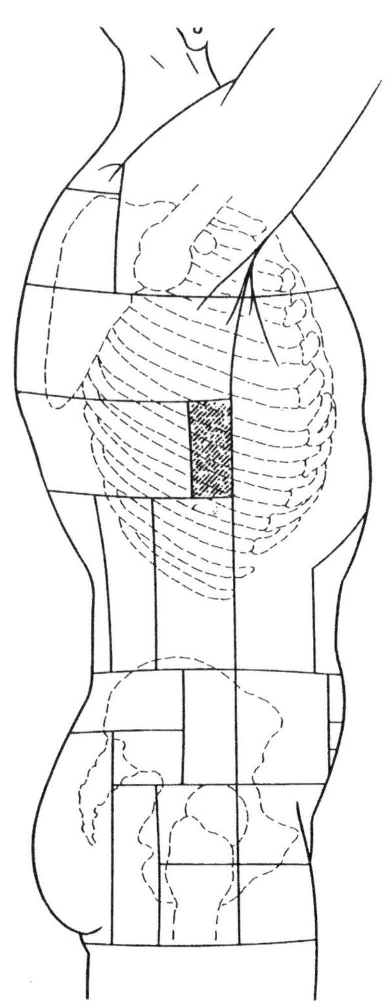

起自第八胸椎，結束於第十一胸椎。

前邊界為腋前褶之向下延伸線，由此向後 2 指半寬之平行線為後邊界。

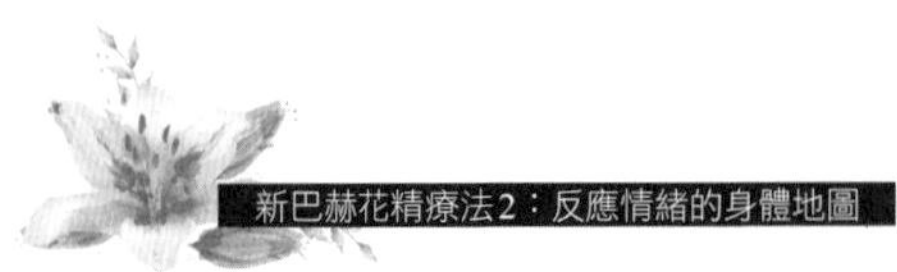

33. Walnut 胡桃

本區域位於右眼內側。

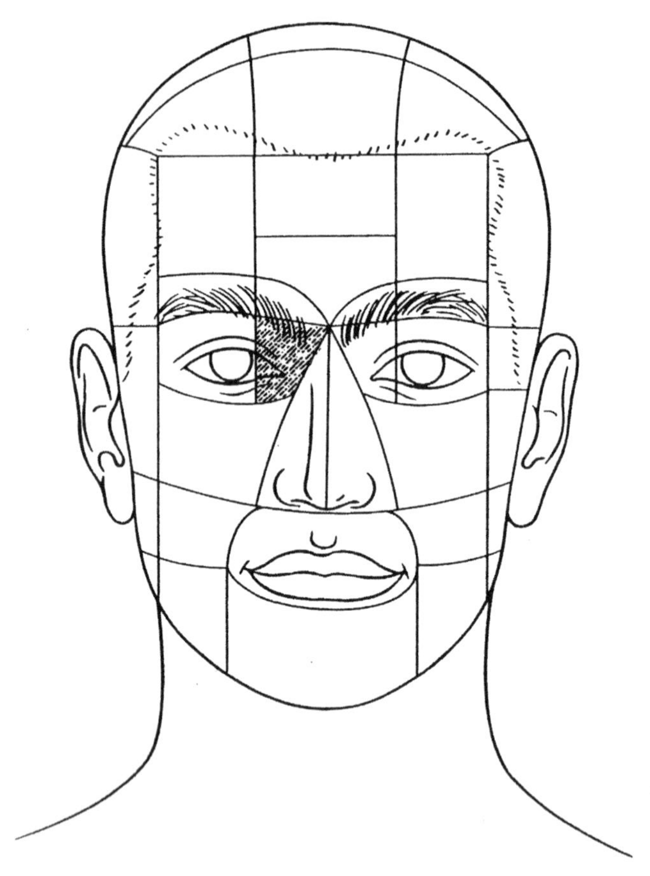

起自通過眉心之水平線，結束於眼窩下緣。

內邊界從眼窩內緣向上到眉心處，外邊界為通過虹膜內緣之垂直線。

33. Walnut 胡桃

本區域位於左膝，涵蓋了整個膝蓋骨。

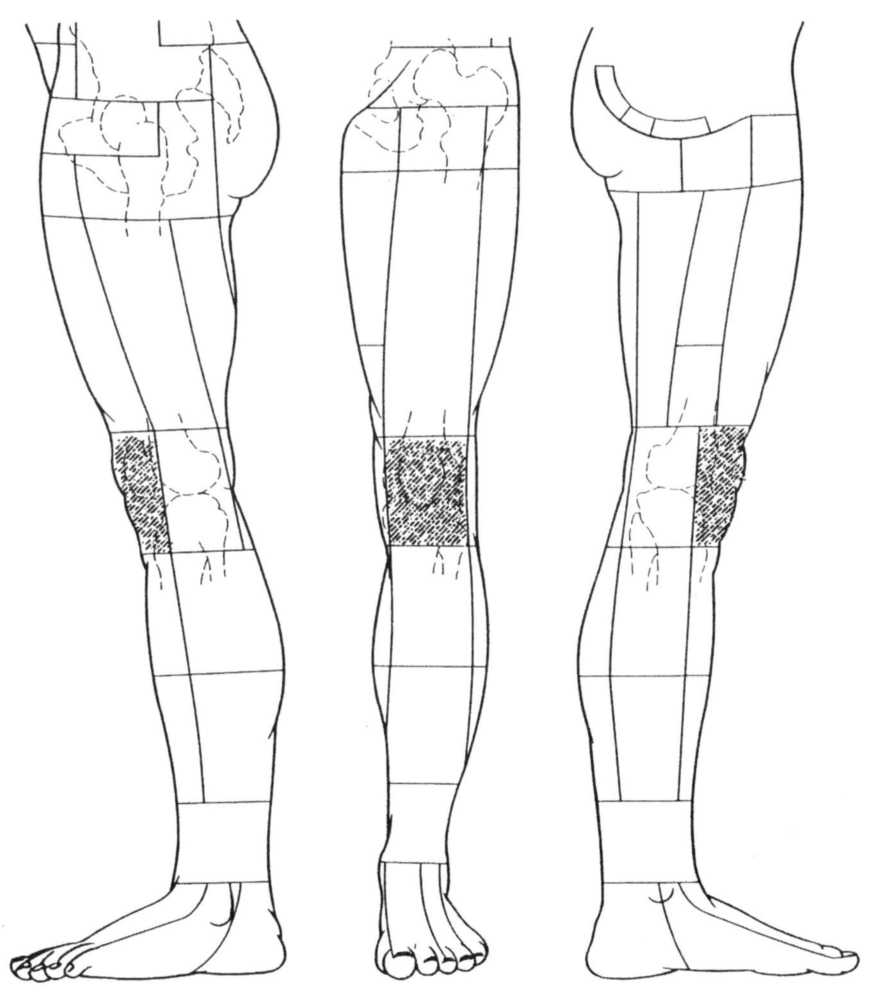

起自膝蓋骨上緣往上 1 指寬處之水平線，結束於膝蓋骨下緣往下 3 指半處之水平線。兩側邊界為膝蓋骨外緣分別向兩側 2 指寬處之垂直線。

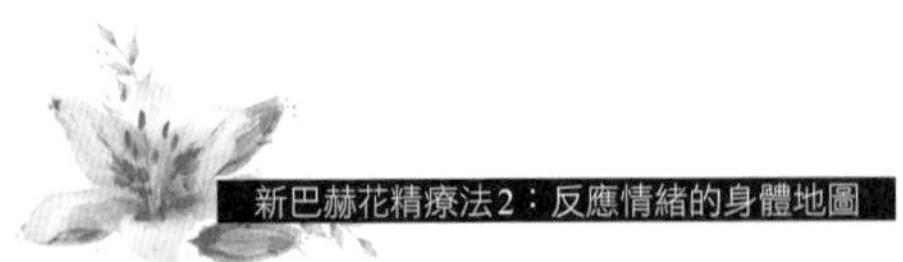

34. Water Violet 水堇

本區域位於頸部。

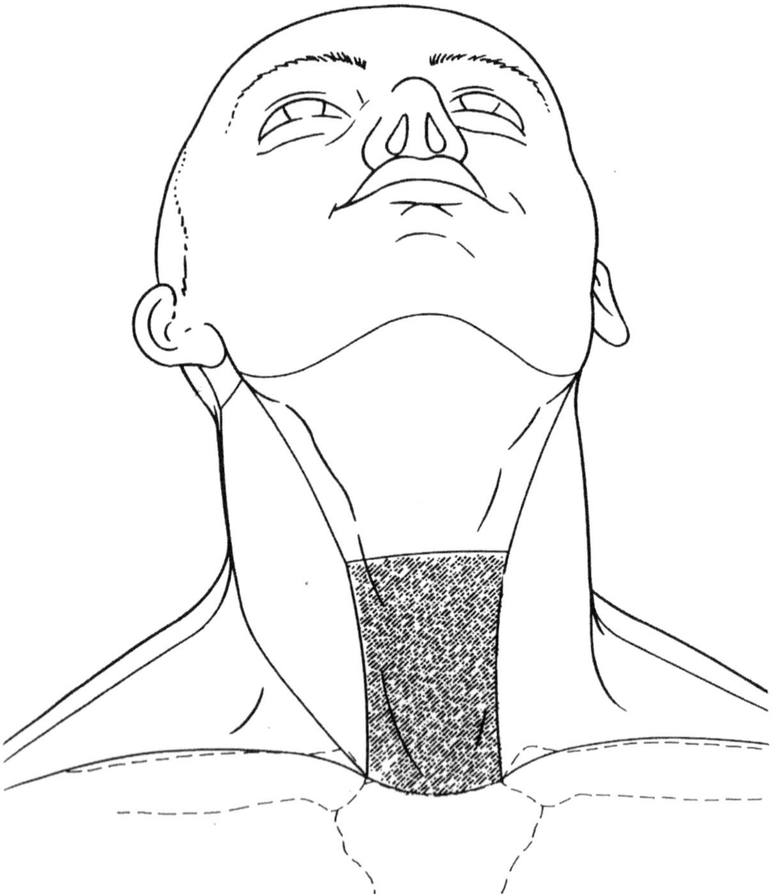

起自胸骨上緣，往上延伸至甲狀軟骨中心線。
兩側邊界為胸鎖乳突肌上緣。

34. Water Violet 水堇

本區域位於後頸部。

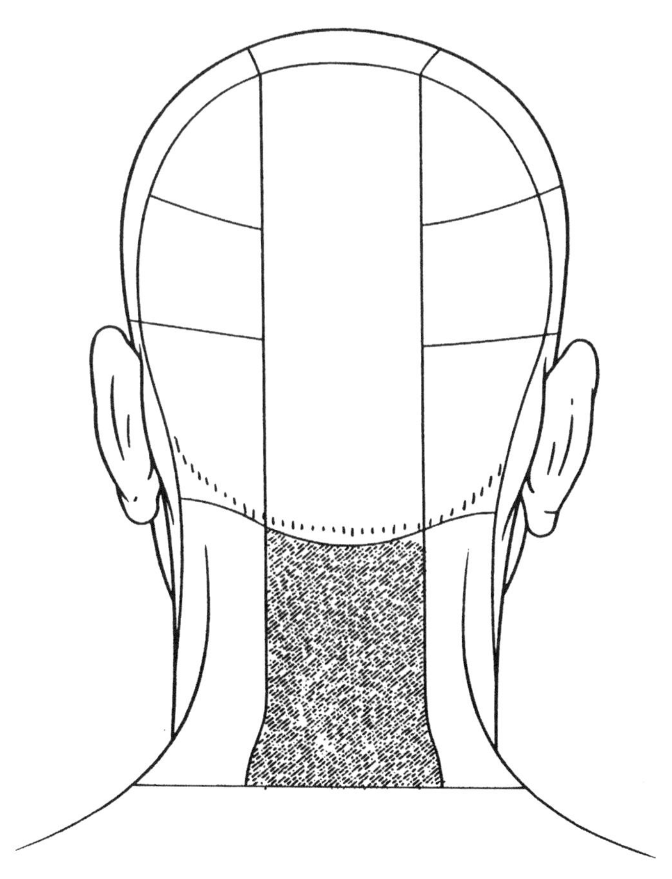

起自第六頸椎，結束於顱骨下緣。

兩側邊界在頭中心線向左、向右 1 指半處之垂直線。

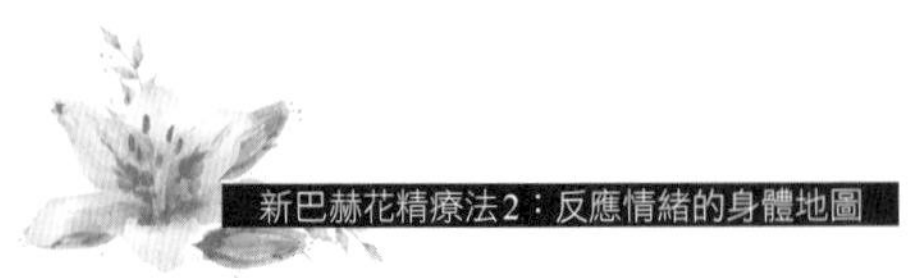

34. Water Violet 水堇

此處位於右側身，分成上、下兩個區域。

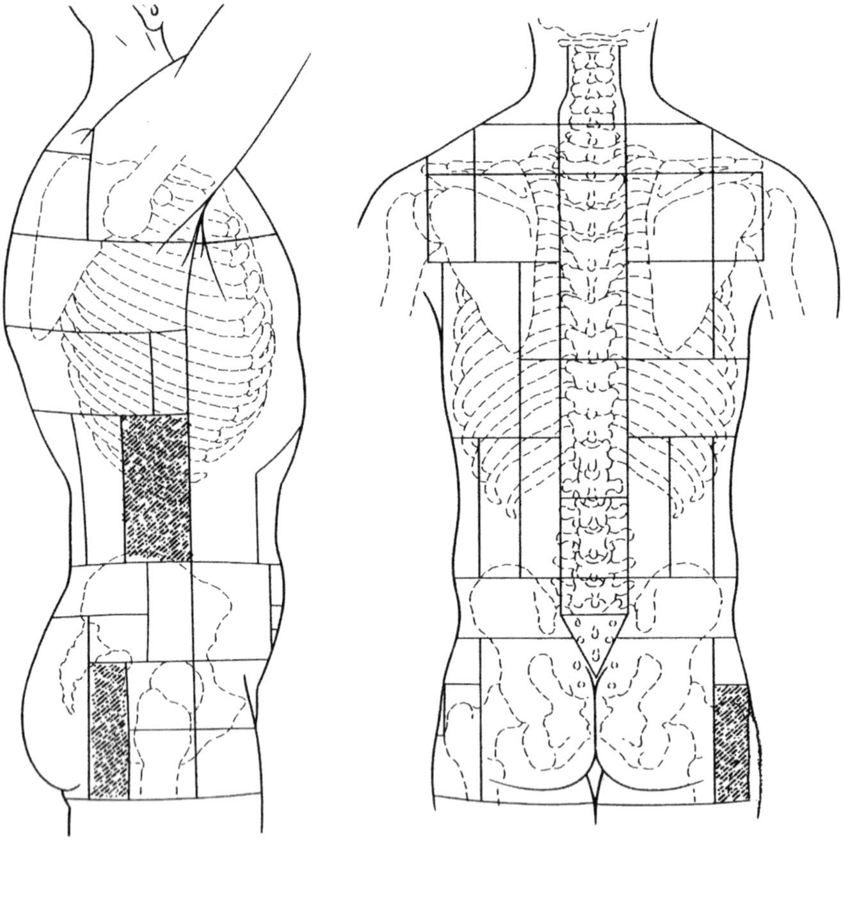

上部區域起自第十一胸椎，結束於第四腰椎。兩側邊界為腋前褶和腋後褶向下之延伸線。

下部區域起自恥骨上方 1 指寬處之水平線，結束於臀夾下方 1 指寬之水平線，前邊界為腋後褶向下延伸線，由此向後 3 指寬之垂直線為後邊界。

34. Water Violet 水堇

本區域位於額頭。

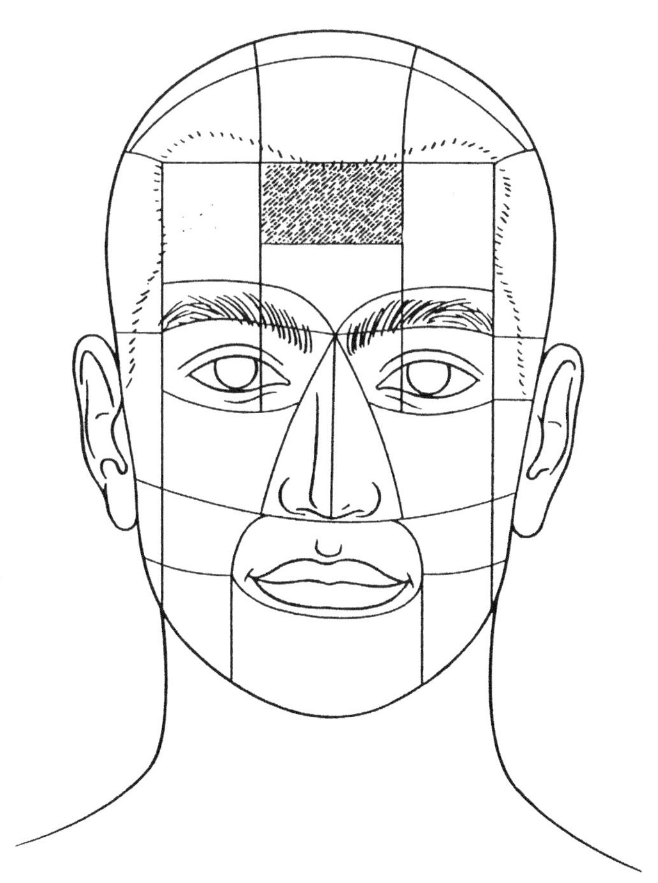

起自髮際線，結束於「髮際線和眉心之間的中心線」。

兩側邊界在頭中心線向左、向右 1 指半處之垂直線。

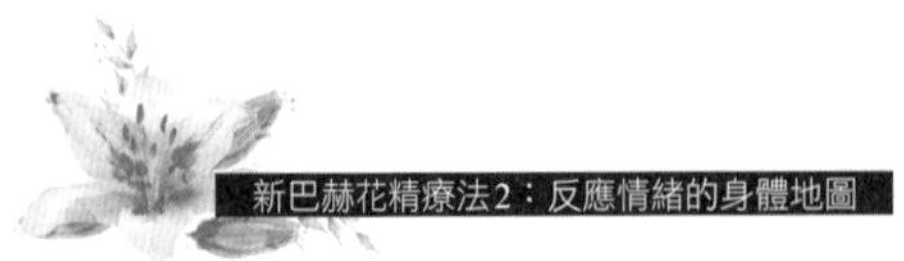

34. Water Violet 水堇

本區域位於頭右側。

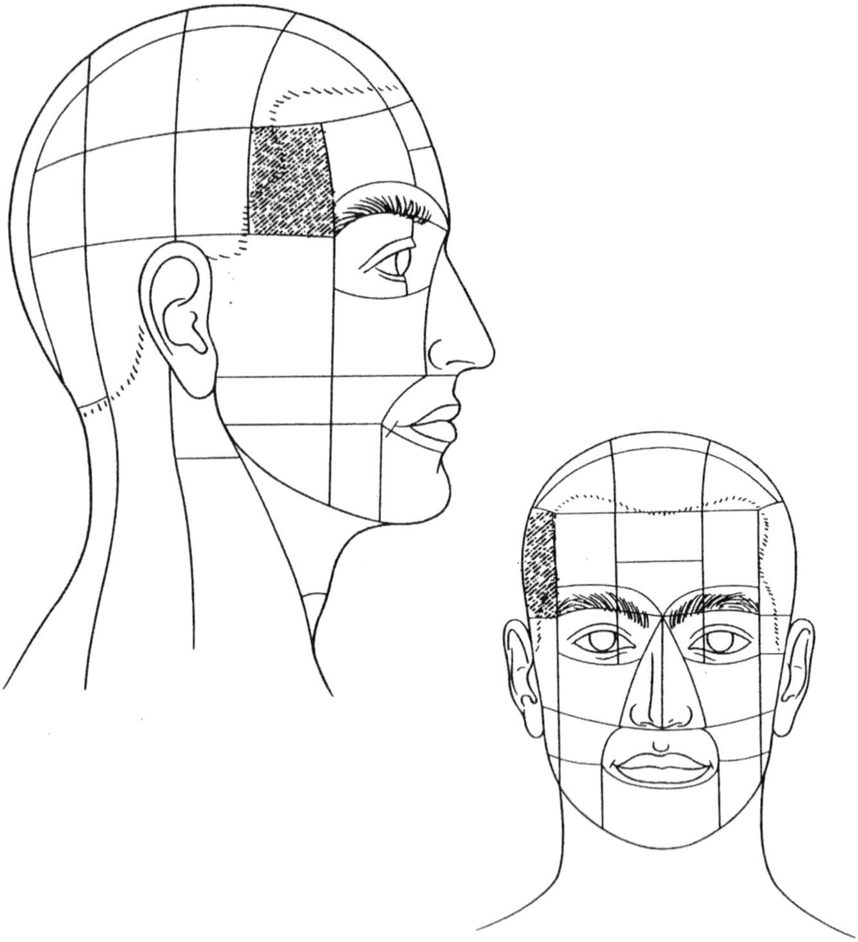

起自髮際線，結束於通過眉尾之水平線。

內邊界為通過眉尾之垂直線，由此向後 2 指半處之垂直線為外邊界。

34. Water Violet 水堇

本區域位於左大腿後方。

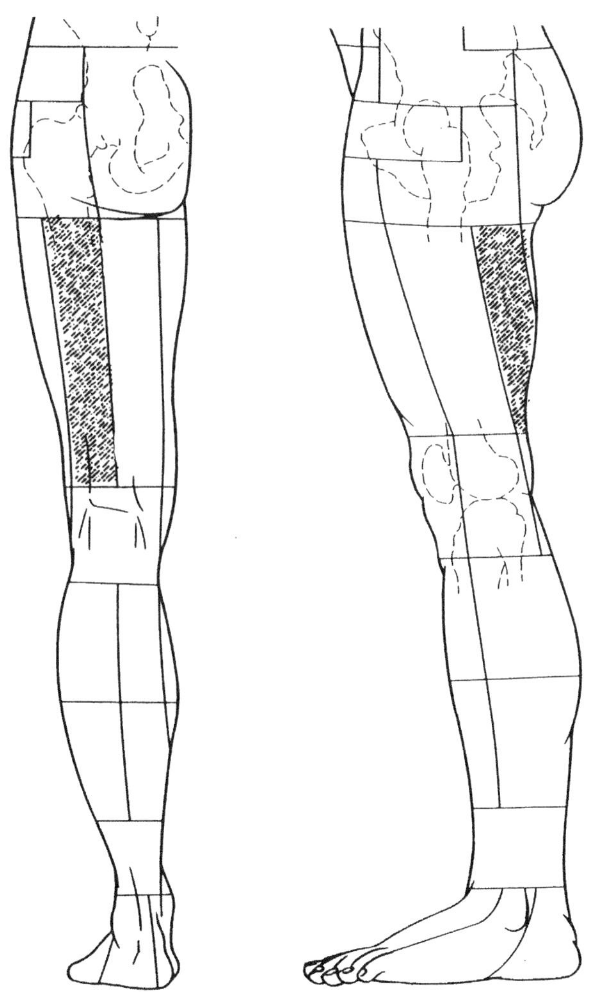

起自臀夾下方 1 指寬之水平線，結束於膝蓋骨上方 1 指寬之水平線。
外邊界為腋後褶之向下延伸線，內邊界為大腿中心線。

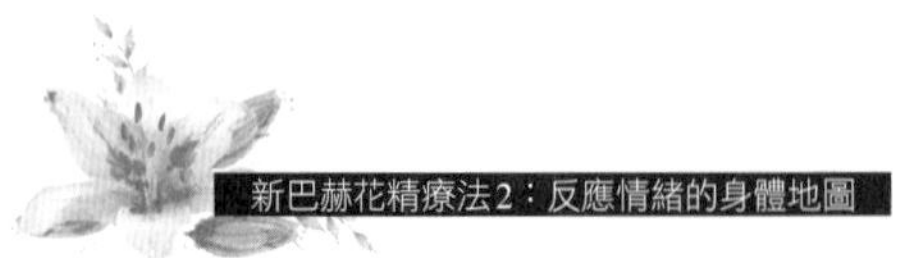

34. Water Violet 水堇

本區域位於左小腿。

起自內踝上緣，由此向下 4 指寬處之水平線結束，左右環繞整個小腿末端。

34. Water Violet 水堇

本區域位於左腳。

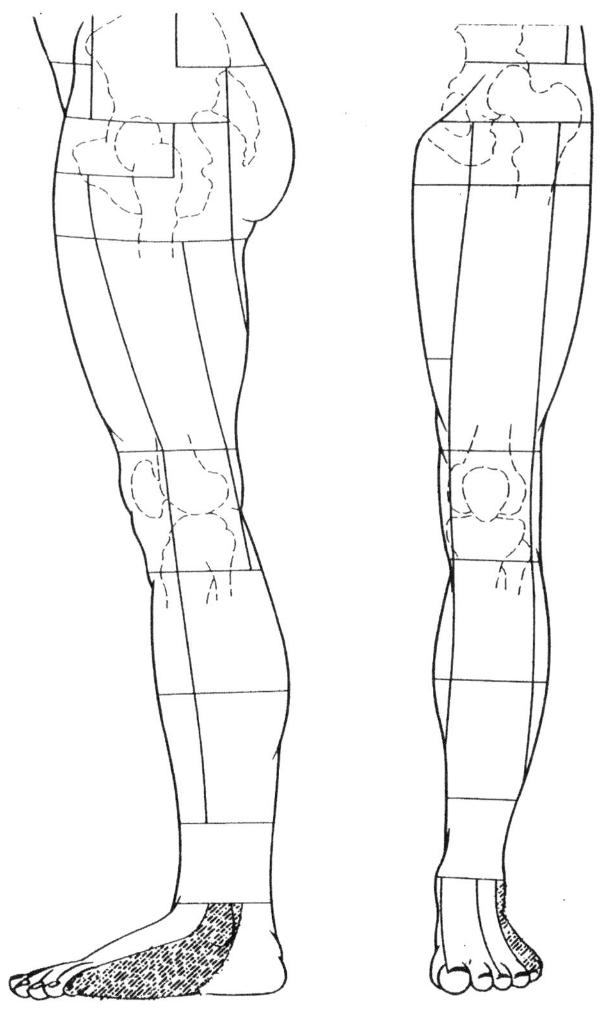

起自腳踝上緣，延伸往小趾，至腳底結束。

前邊界自外踝上緣，穿過腳背，到第四趾和小趾（小趾內側屬此區域）。

後邊界從外踝後緣微斜向前並向下延伸到腳底。

35. White Chestnut 白栗花

本區域位於頭部左側。

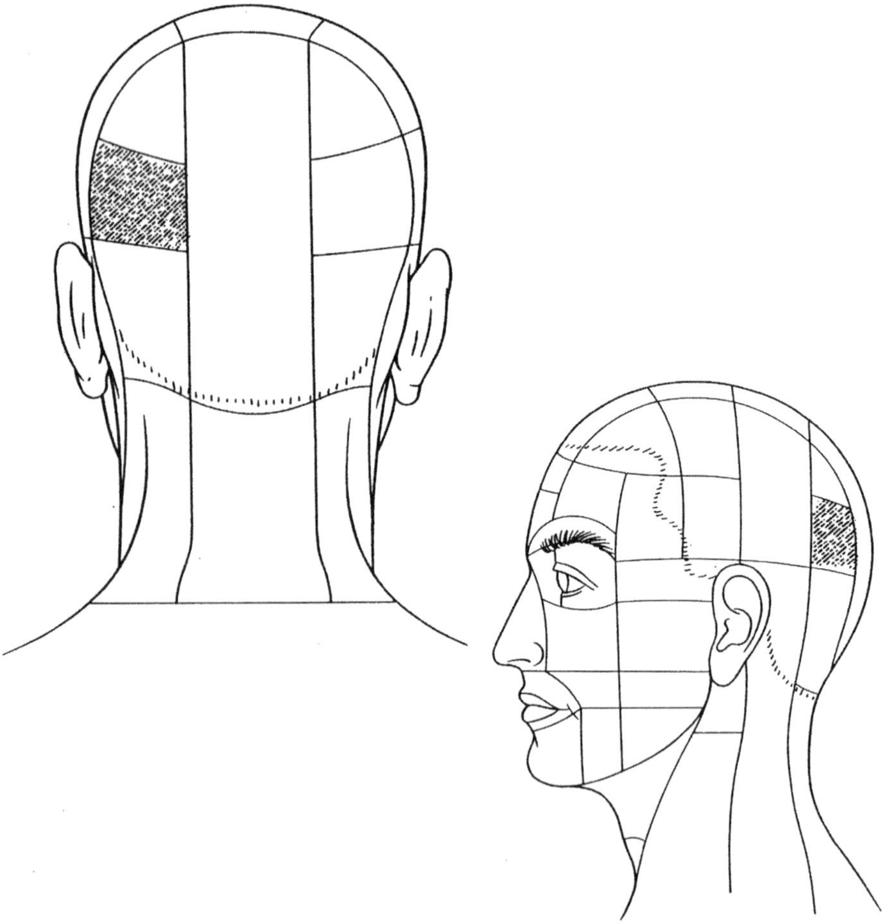

起自「垂直通過耳尖之向上延伸線」後方3指寬處，由此向後3指寬處結束。
下邊界為「通過耳尖之水平線」，此線上方3指寬之水平線為上邊界。

35. White Chestnut 白栗花

本區域位於左腳。

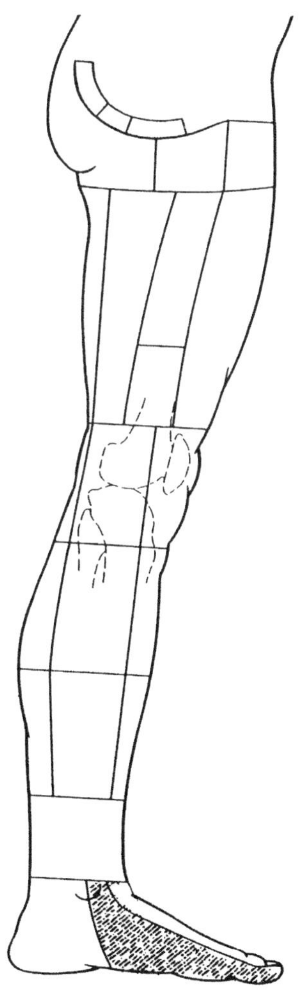

起自內踝上緣，延伸至腳底結束。

後邊界從腳踝上方，穿過腳踝後，斜傾向前延伸到腳底。

前邊界從腳踝前緣，延伸至大拇趾內側指甲邊緣。

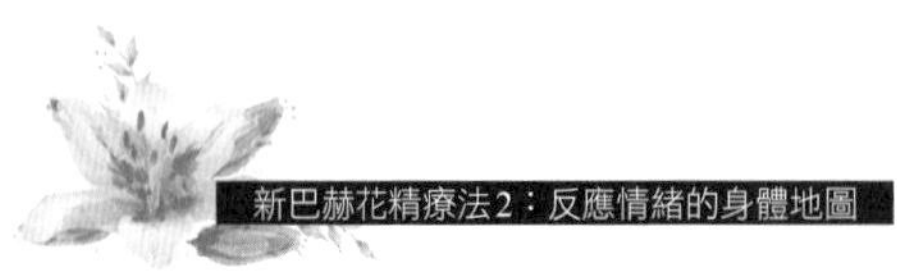

35. White Chestnut 白栗花

本區域位於右小腿。

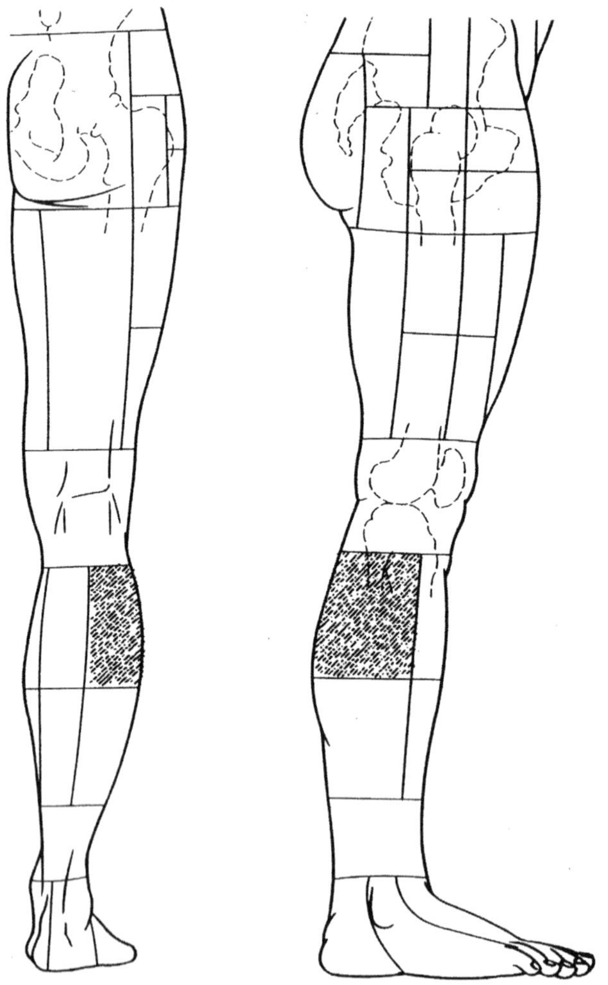

起自膝蓋骨下方 3 指半處之水平線，由此向下 6 指寬處結束。

左邊界為膝蓋骨向外 2 指寬處之垂直線，右邊界為從阿基里斯腱往膕窩中心延伸之小腿中心線。

36. Wild Oat 野燕麥

本區域位於背部。

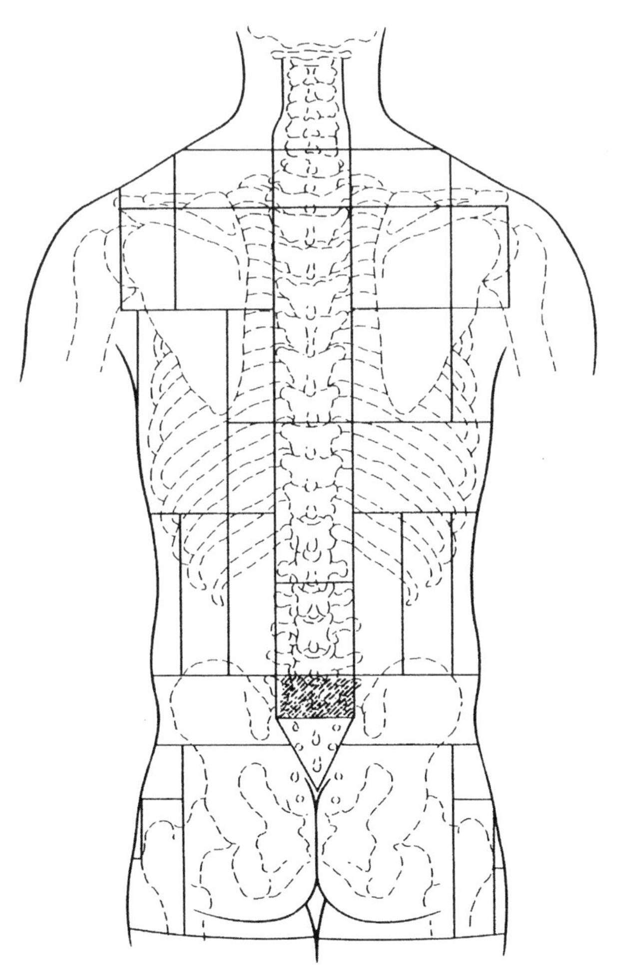

起自第四腰椎，結束於薦骨上緣。

兩側邊界為身體中心線向左、向右 2 指寬處之垂直線。

36. Wild Oat 野燕麥

此處分為右胸、右下腹兩個區域。

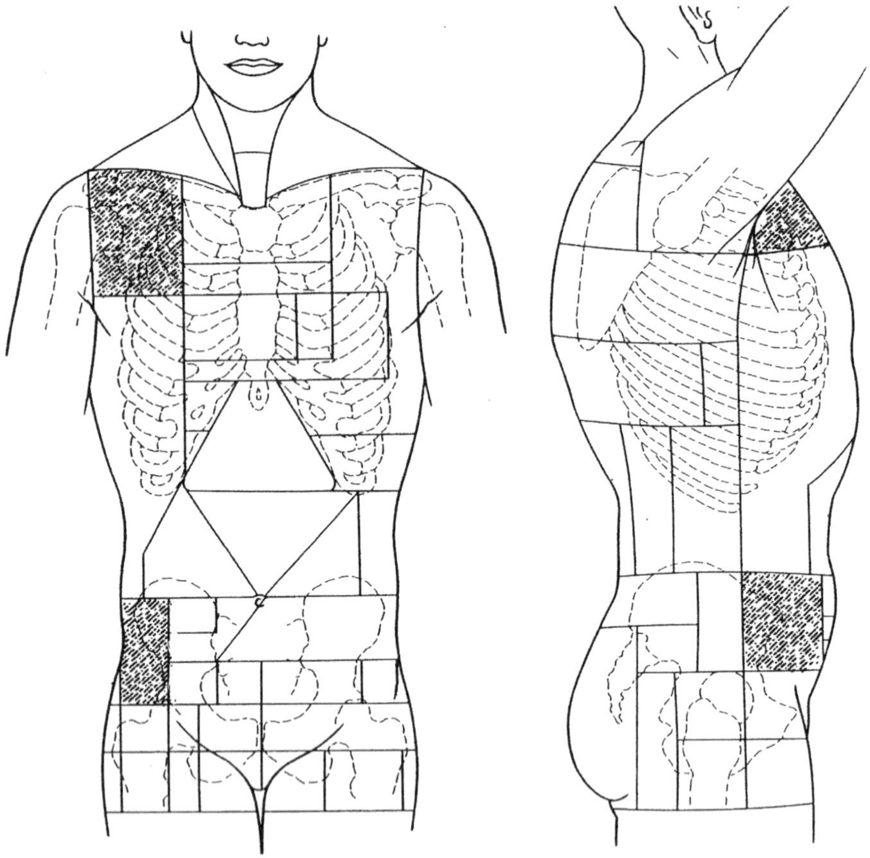

上部區域起自鎖骨上緣，結束於第三肋間隙。

內邊界為身體中心線向右 4 指寬之垂直線，外邊界為腋前褶之向上延伸線。

下部區域起自肚臍水平線，結束於恥骨上方 1 指寬處之水平線。

內邊界為通過乳頭向下之垂直線，外邊界為腋前褶之向下延伸線。

37. Wild Rose 野薔薇

本區域位於右前臂。

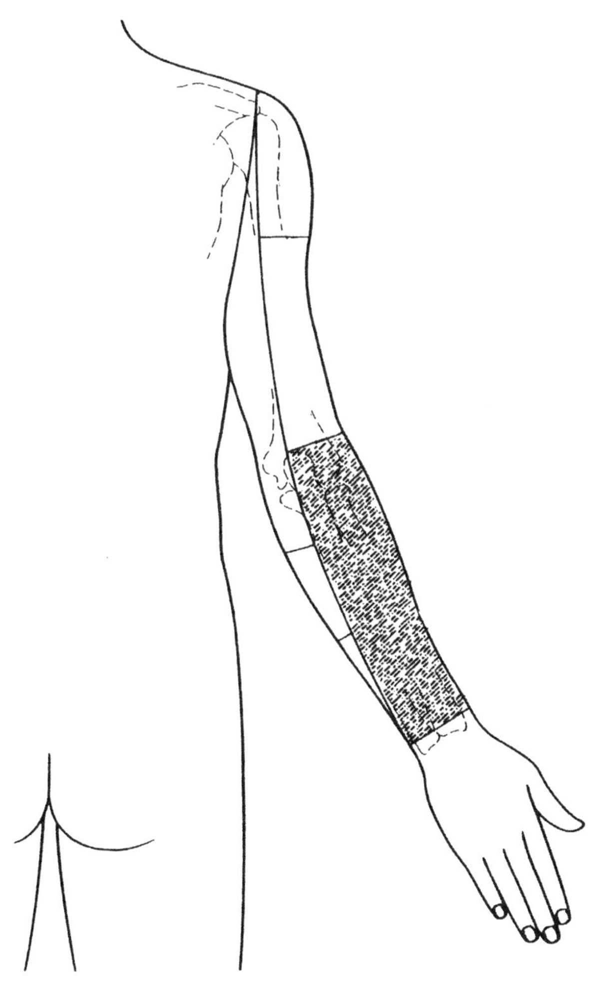

起自肘尖上方 4 指寬處之水平線，結束於手腕褶線上方 1 指寬處之水平線。

外邊界為沿著橈骨外緣往上到肱二頭肌外緣之延伸線，內邊界的前端為尺骨外緣、後端為肘尖向內 1 指寬處。

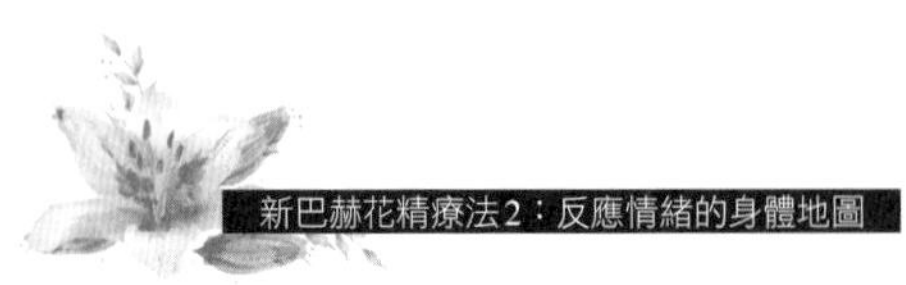

37. Wild Rose 野薔薇

本區域位於背部。

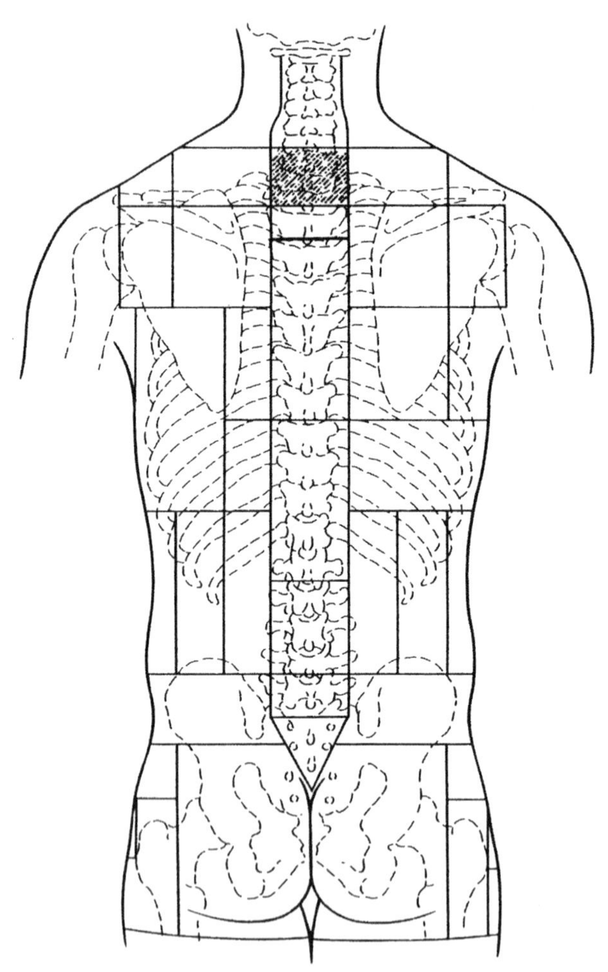

起自第六頸椎，結束於第二胸椎。

兩側邊界為身體中心線向左、向右 2 指寬之垂直線。

37. Wild Rose 野薔薇

此處位於左側身，分為上、下兩個區域。

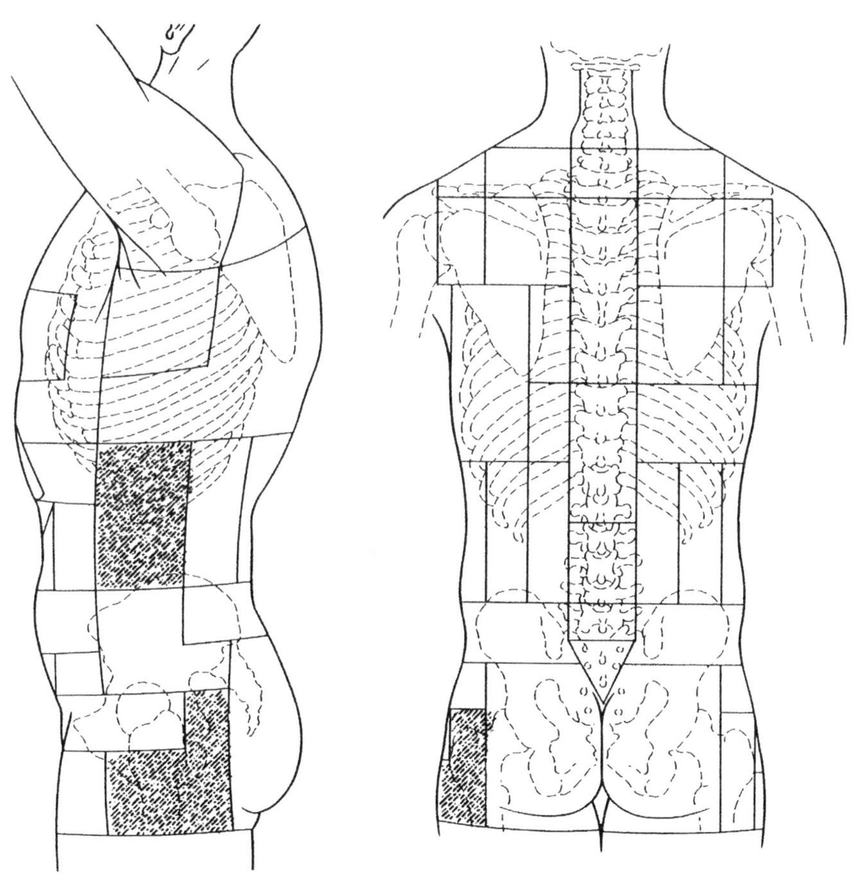

上部區域起自第十一胸椎，結束於第四腰椎。兩側邊界為腋前褶、腋後褶之向下延伸線。

下部區域從「臀夾下方 1 指寬處之水平線」向上延伸。前邊界為腋前褶之向下延伸線，後邊界為腋後褶向後 3 指寬處之垂直線。

上邊界的左區段（前邊界和腋後褶延伸線之間）為恥骨下緣，右區段（腋後褶延伸線和後邊界之間）為恥骨上方 1 指寬處之水平線。

37. Wild Rose 野薔薇

本區域位於頭部右側。

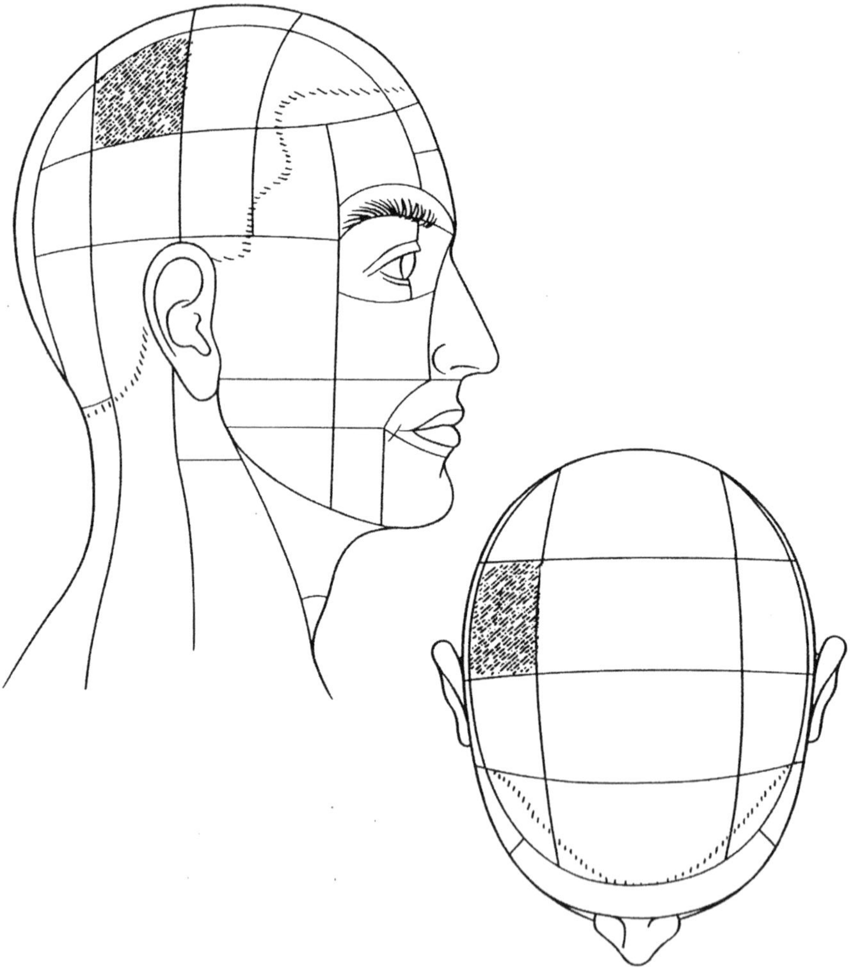

起自頭中心線向右 1 指半處之延伸線，結束於「穿過耳尖之水平線」上方 3 指寬處。前邊界為「垂直通過耳尖之向上延伸線」，此線平行向後 3 指寬處為後邊界。

37. Wild Rose 野薔薇

本區域位於頭部左後側。

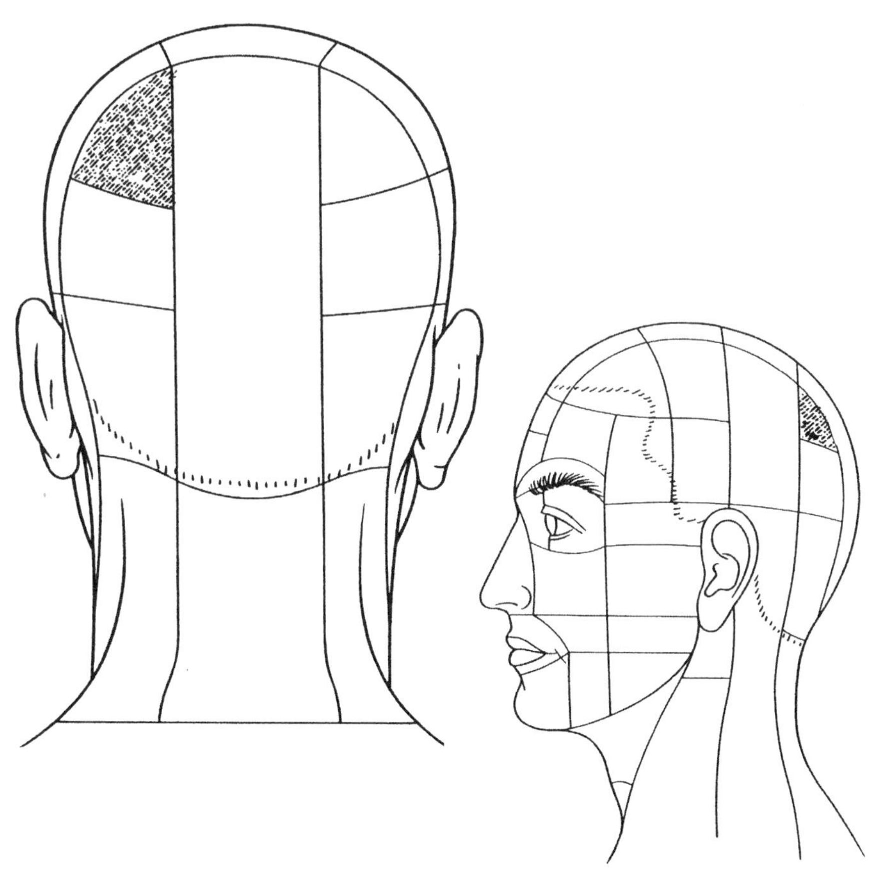

起自「垂直通過耳尖之向上延伸線」後方 3 指寬處，由此再向後方 3 指寬處結束。上邊界為頭中心線向左 1 指半處，下邊界為「通過耳尖之水平線」上方 3 指寬處。

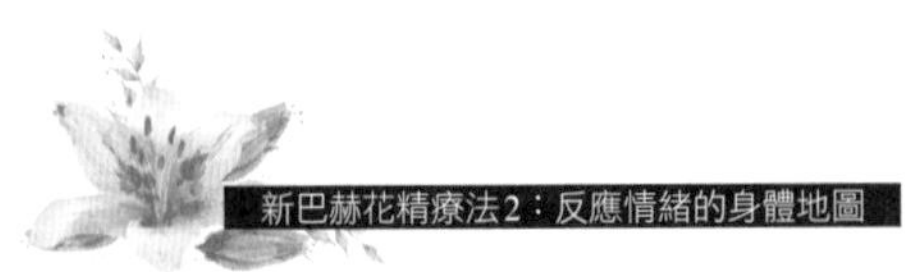

37. Wild Rose 野薔薇

此處位於左前臂，分成上、下兩個區域。

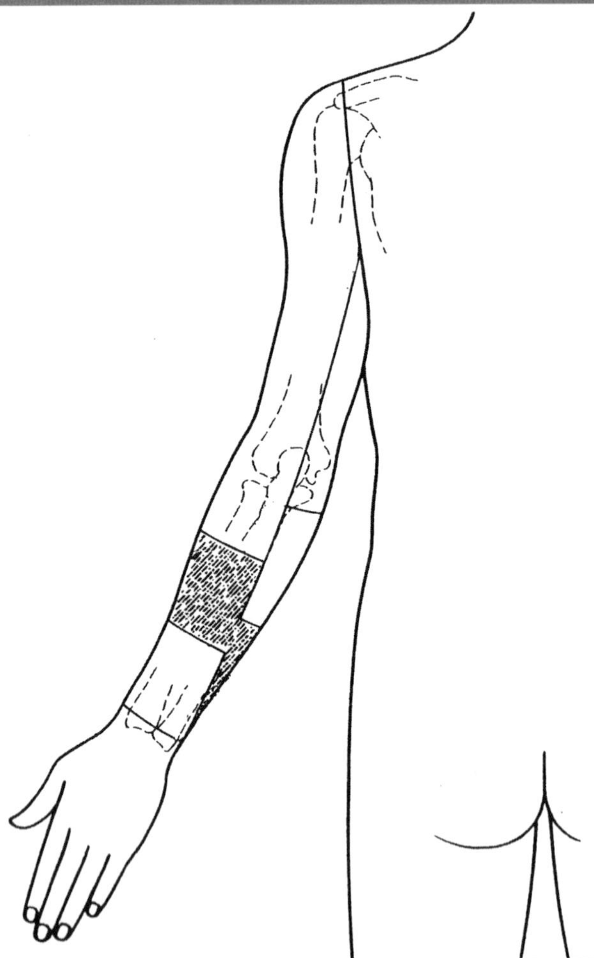

上部區域起自手腕褶線上方 6 指寬處之水平線，由此向上 5 指寬處之水平線結束。

內邊界為橈骨內骨緣，外邊界為橈骨外骨緣。

下部區域起自手腕褶線上方 1 指寬處之水平線，由此向手肘方向 7 指寬處之水平線結束。

外邊界為尺骨骨緣，內邊界為小指外緣往肘窩之延伸線。

37. Wild Rose 野薔薇

本區域位於男性生殖器。

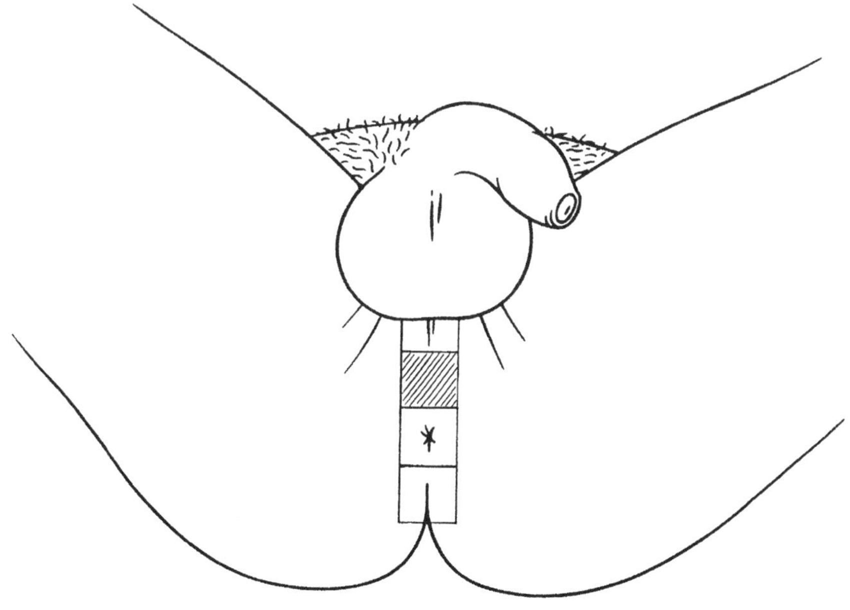

起自睪丸根部下方 2 指寬處，結束於肛門前方深紅色皮膚處。

兩側邊界為大腿根部鼠蹊部二側褶皺處。

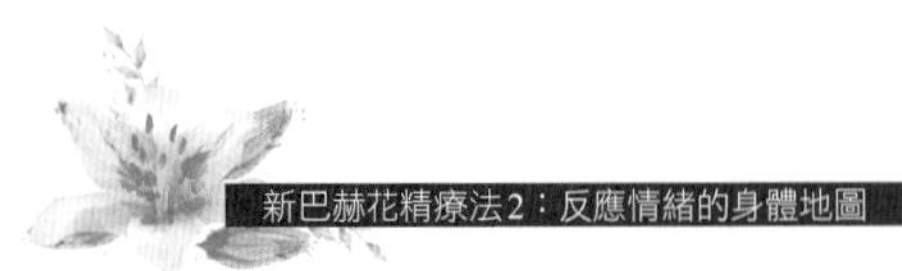

37. Wild Rose 野薔薇

此處分為左小腿內側和左腳兩個區域。

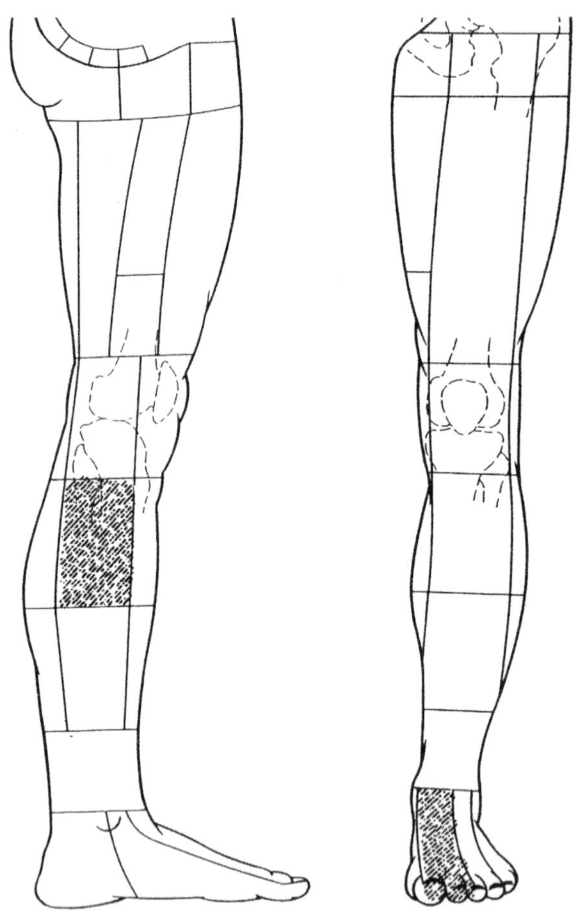

上部區域起自膝蓋骨下方 3 指半處之水平線，到此線下方 6 指寬處結束。

前邊界為膝蓋骨向內 2 指寬處之垂直線，由此再向內 3 指寬處之垂直線為後邊界。

下部區域起自內踝上緣，延伸往腳趾，至腳底結束。

內邊界從腳踝前緣延伸往大拇趾內側指甲邊緣，外邊界從腳背中心線到中趾中心線。趾頭間的趾縫也屬此區域。

38. Willow 楊柳

此處位於背部，分成上、下兩個區域。

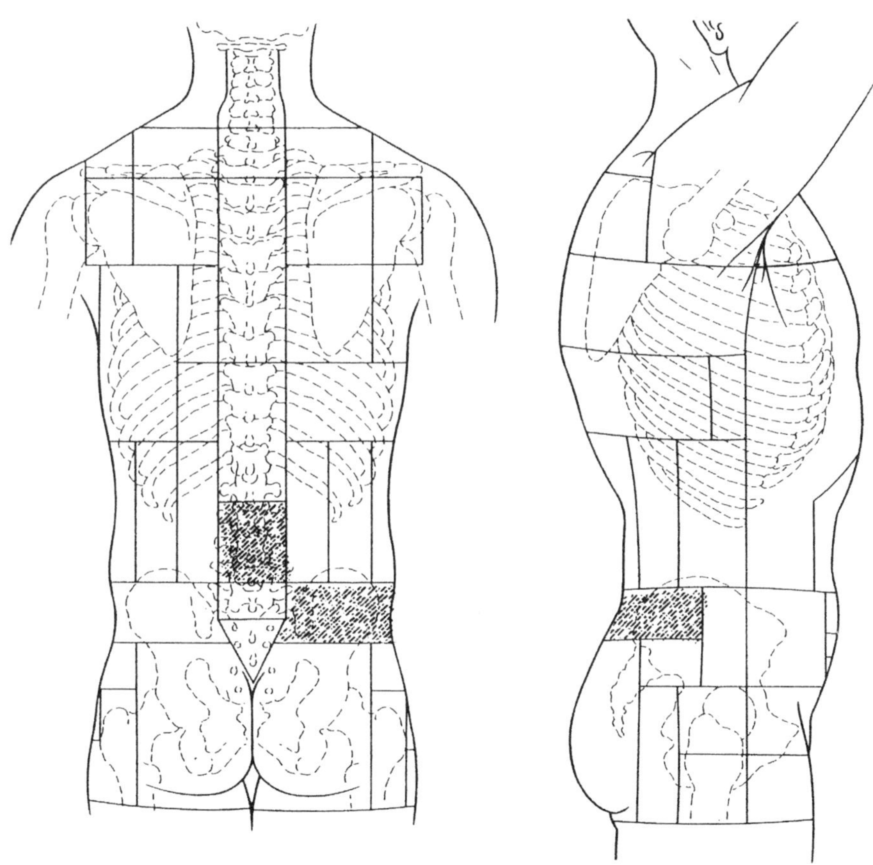

上部區域起自第一腰椎，結束於第四腰椎。兩側邊界為脊柱向左、向右 2 指寬之垂直線。

下部區域起自第四腰椎，結束於「薦骨上緣到臀股溝末端之間的水平中心線」。內邊界的上半段為身體中心線向右 2 指寬處、下半段為從薦骨上緣斜下延伸往臀股溝末端的斜線。外邊界為「從身體中心線向外 10 指寬之垂直線」或是「從腋前褶之向下延伸線向後 3 指半處之垂直線」。

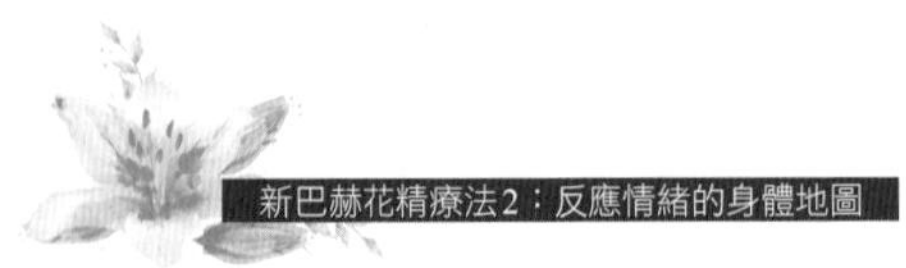

38. Willow 楊柳

本區域位於頸部左側。

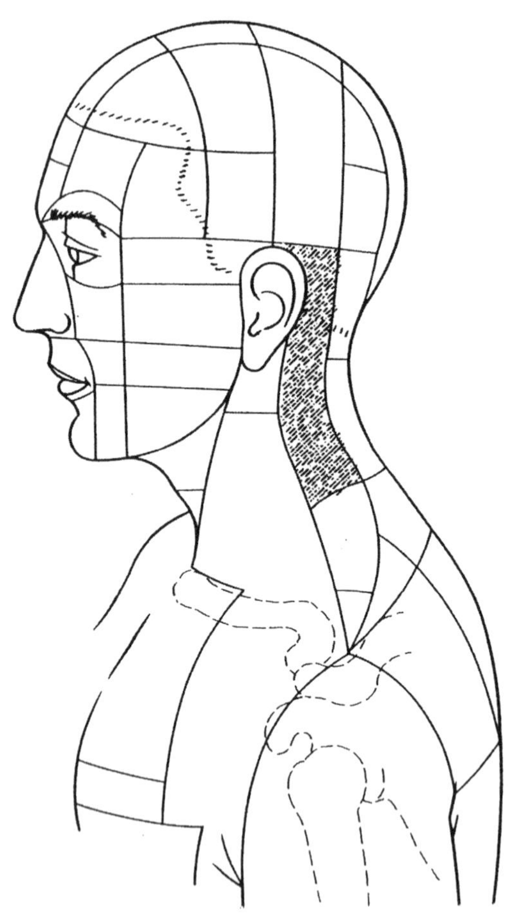

起自耳朵上緣水平線，結束於頸根處。

前邊界為從後耳根垂直向下之延伸線，此線後方 2 指寬之垂直線為後邊界。

38. Willow 楊柳

本區域位於嘴巴周圍。

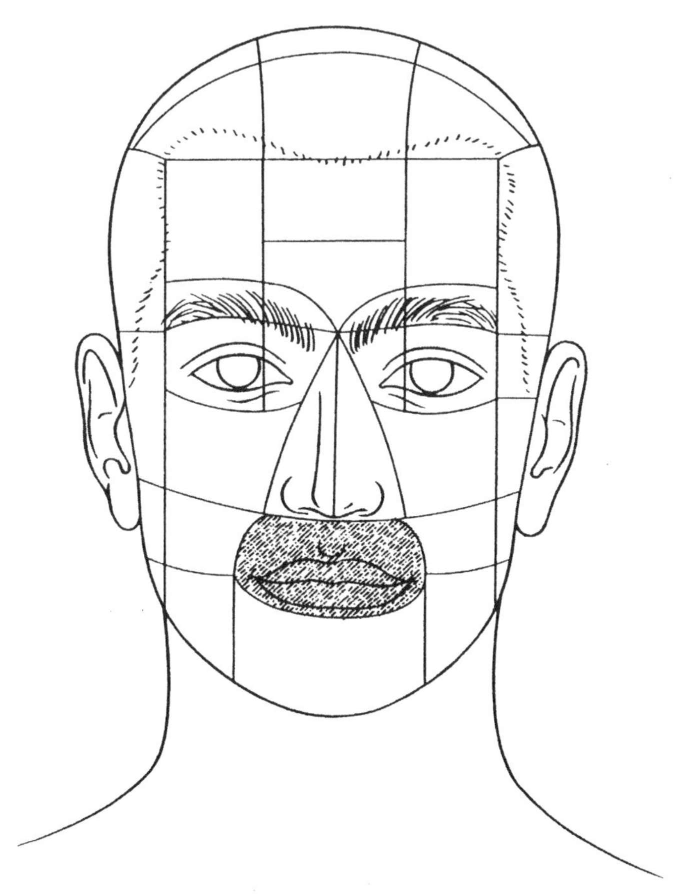

起自鼻子下緣，沿著法令紋向下延伸，穿過上唇，向兩旁延伸到嘴角處，在下唇下緣結束。

38. Willow 楊柳

本區域位於左上臂。

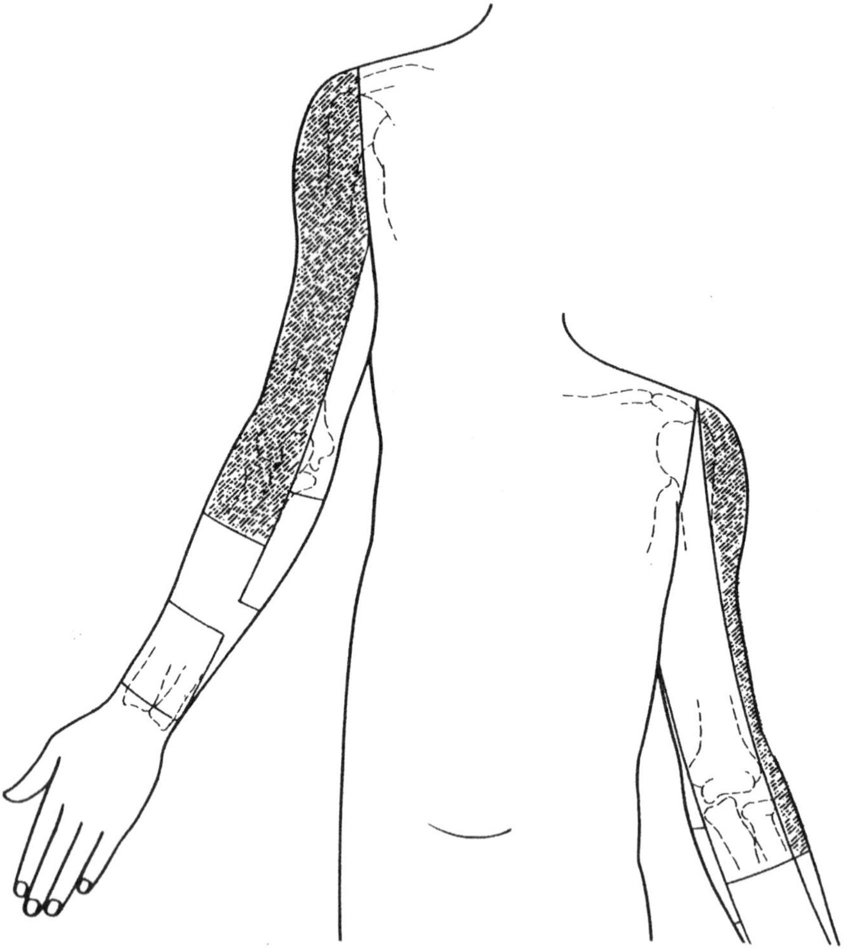

起自於「腋前褶、腋後褶之向上延伸線在肩膀上的交點」，結束於肘尖下方 3 指寬處之水平線。

後邊界為「從肘尖旁 1 指寬處連往腋後褶之延伸線」。

前邊界為經過肱二頭肌外緣之垂直線。

38. Willow 楊柳

本區域位於左膝後方。

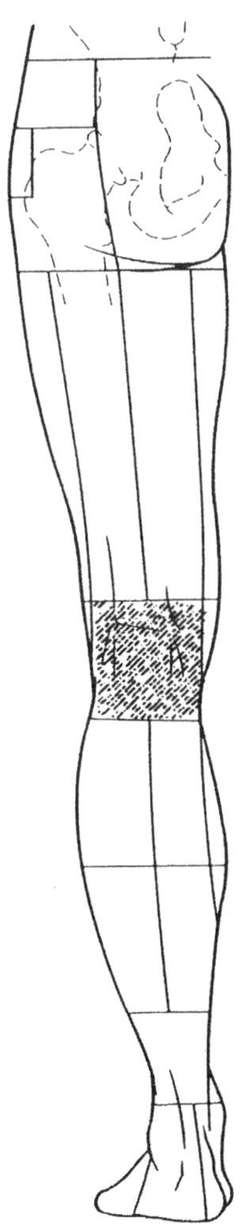

起自膝蓋骨上方 1 指寬之水平線，結束於膝蓋骨下方 3 指半處之水平線。

兩側邊界為膕窩中心線向左、向右 2 指半之垂直線。

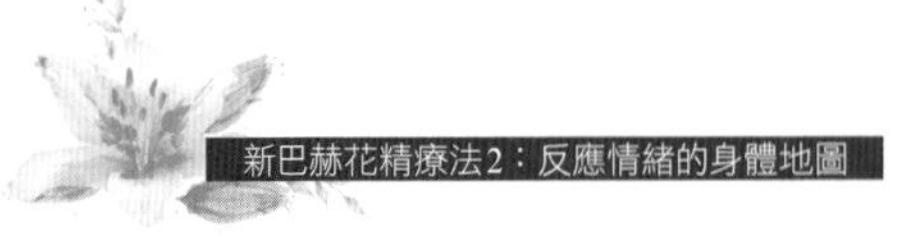

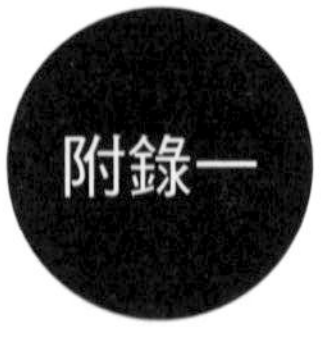

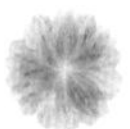 巴赫花精身體地圖縱覽

在接下來的巴赫花精身體地圖縱覽插圖中，每一區塊內都標示一個數字，這個數字代表該區塊相對應的巴赫花精，下面圖表說明數字所代表的花精中英文名稱：

身體各部位地圖對照表

1. 龍芽草 Agrimony	2. 白楊 Aspen
3. 櫸木 Beech	4. 矢車菊 Centaury
5. 水蕨 Cerato	6. 櫻桃李 Cherry Plum
7. 栗樹芽苞 Chestnut Bud	8. 菊苣 Chicory
9. 鐵線蓮 Clematis	10. 酸蘋果 Crab Apple
11. 榆樹 Elm	12. 龍膽 Gentian
13. 金雀花 Gorse	14. 石楠 Heather
15. 冬青 Holly	16. 忍冬 Honeysuckle
17. 角樹 Hornbeam	18. 鳳仙花 Impatiens
19. 落葉松 Larch	20. 溝酸漿 Mimulus
21. 歐白芥 Mustard	22. 橡樹 Oak
23. 橄欖 Olive	24. 松樹 Pine
25. 紅栗花 Red Chestnut	26. 岩薔薇 Rock Rose
27. 岩水 Rock Water	28. 線球草 Scleranthus
29. 伯利恆之星 Star Of Bethlehem	30. 甜栗花 Sweet Chestnut
31. 馬鞭草 Vervain	32. 葡萄藤 Vine
33. 胡桃 Walnut	34. 水堇 Water Violet
35. 白栗花 White Chestnut	36. 野燕麥 Wild Oat
37. 野薔薇 Wild Rose	38. 楊柳 Willow

頭部Head

頭頂

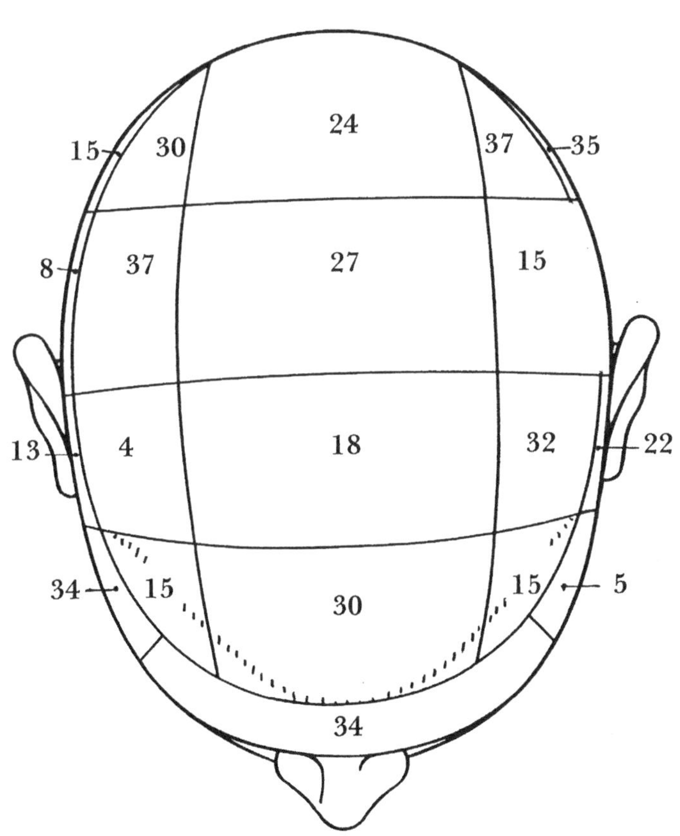

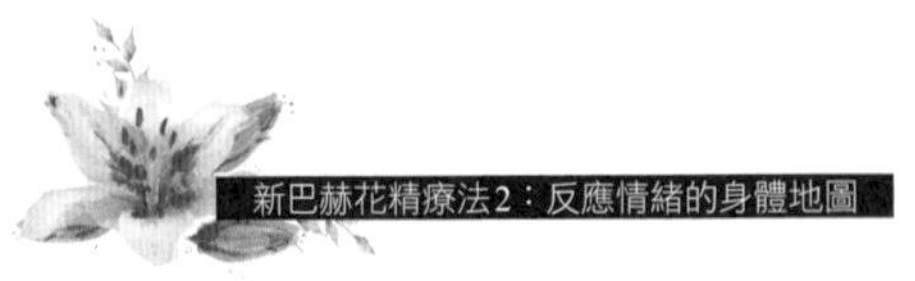

頭部Head

臉部

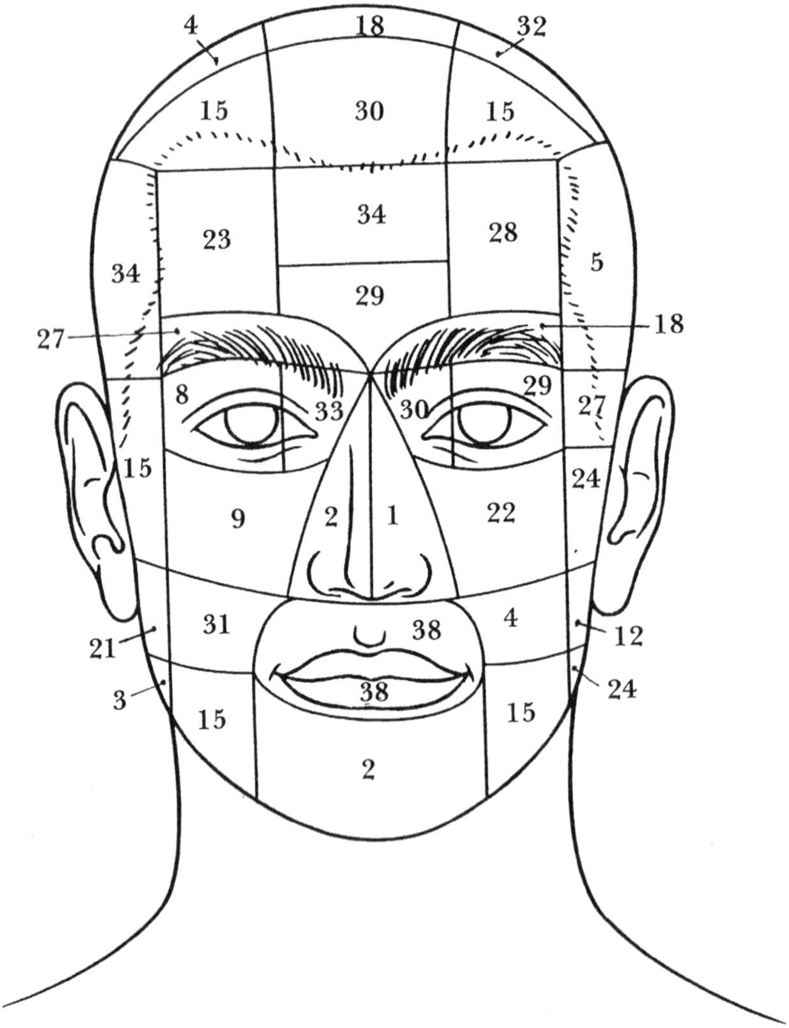

頭部Head

右半側

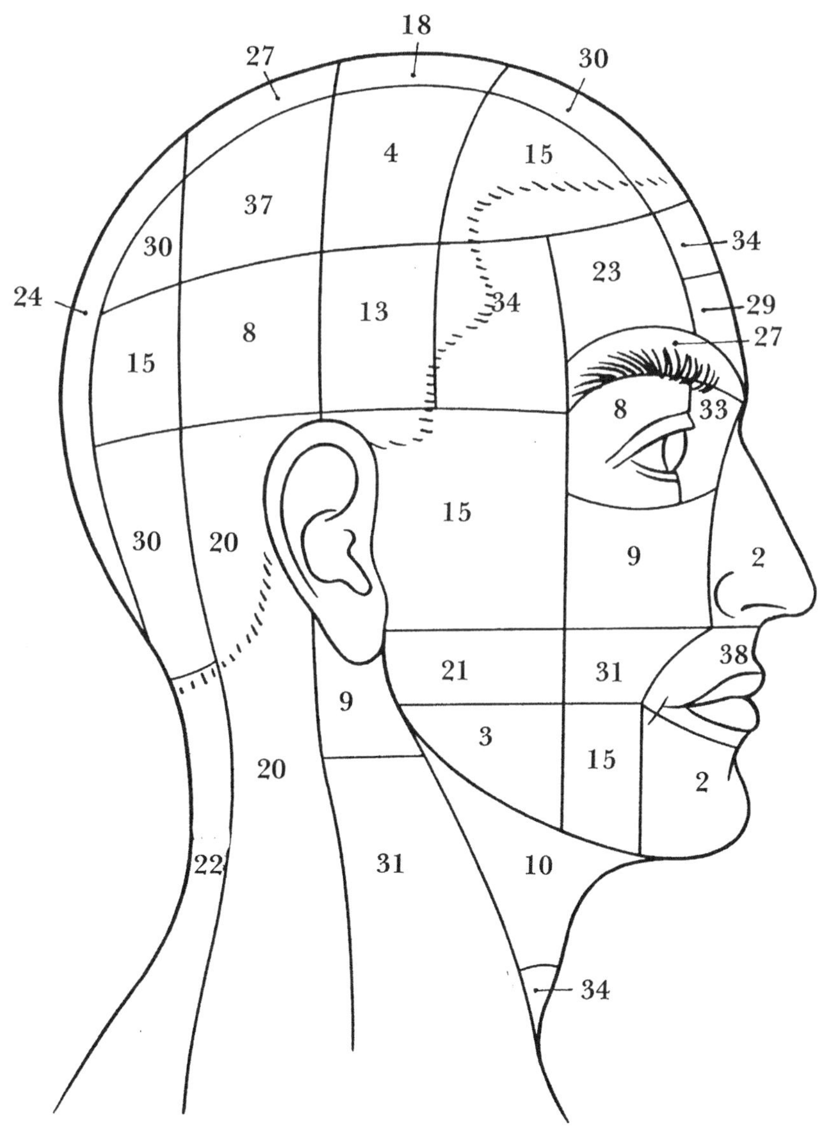
18
27
30
4
15
37
34
30
23
24
29
34
13
27
8
15
8
33
15
30
20
9
2
21
31
38
9
3
15
20
2
22
31
10
34

頭部Head

左半側

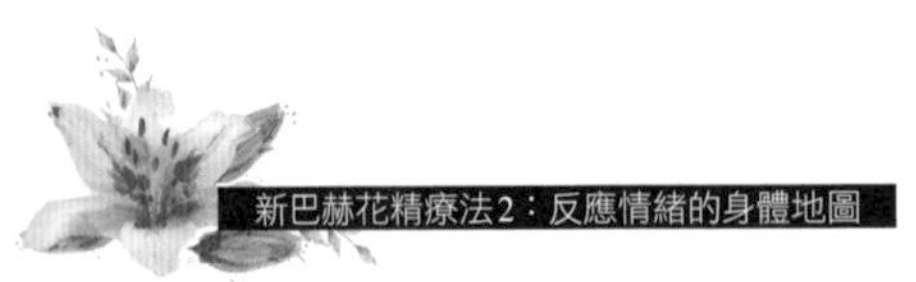

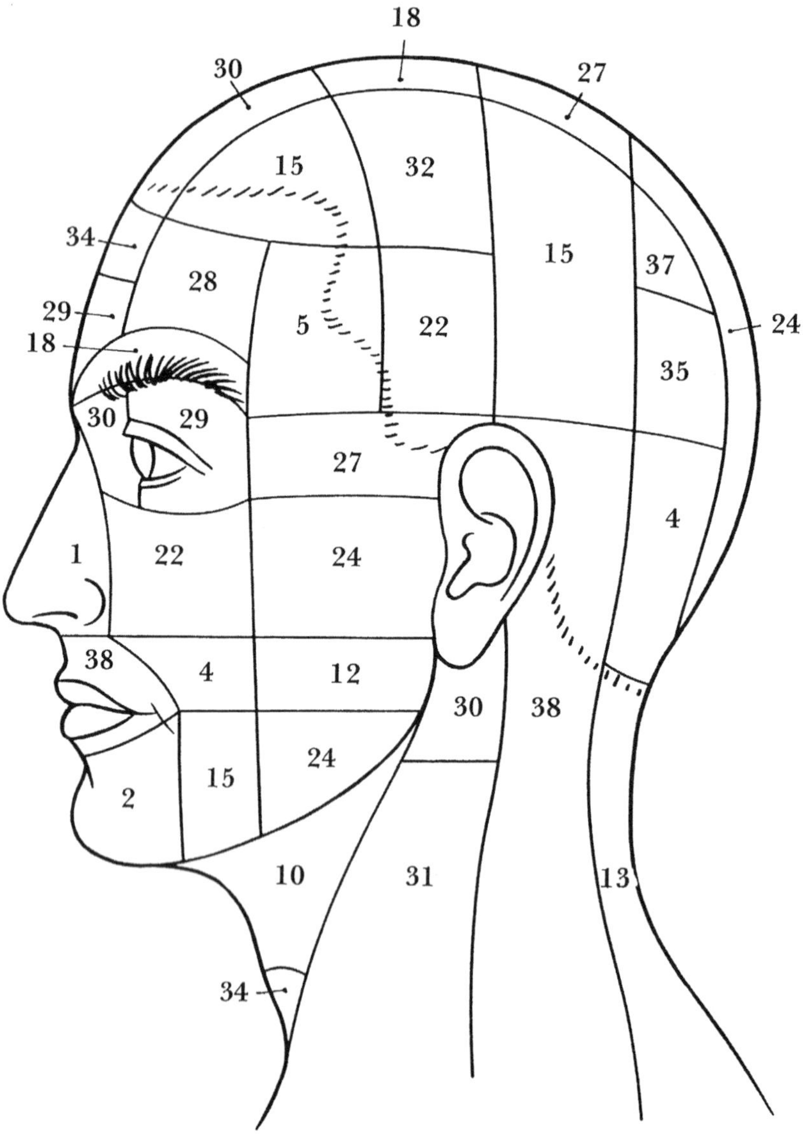
18
30
27
15
32
34
15
37
28
29
5
22
24
18
35
30
29
27
4
1
22
24
38
4
12
30
38
15
24
2
10
31
13
34

頭部Head

後腦

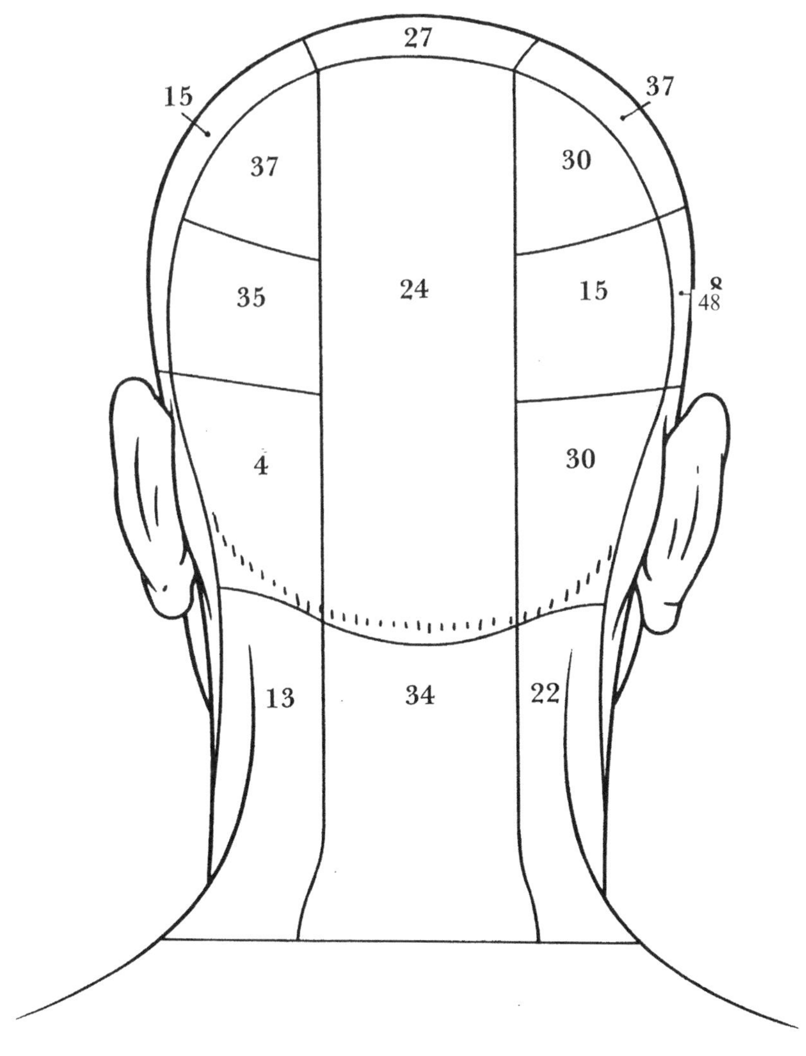

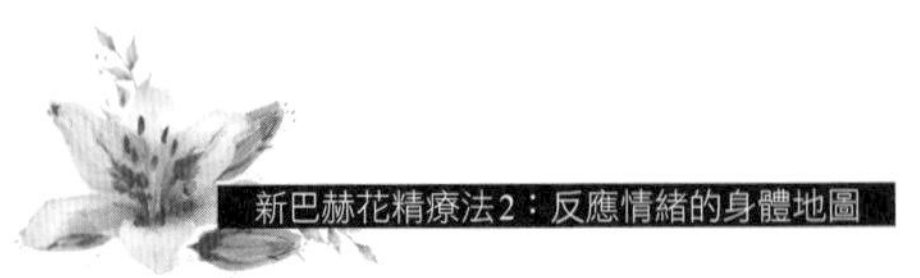

頸部Neck

前頸

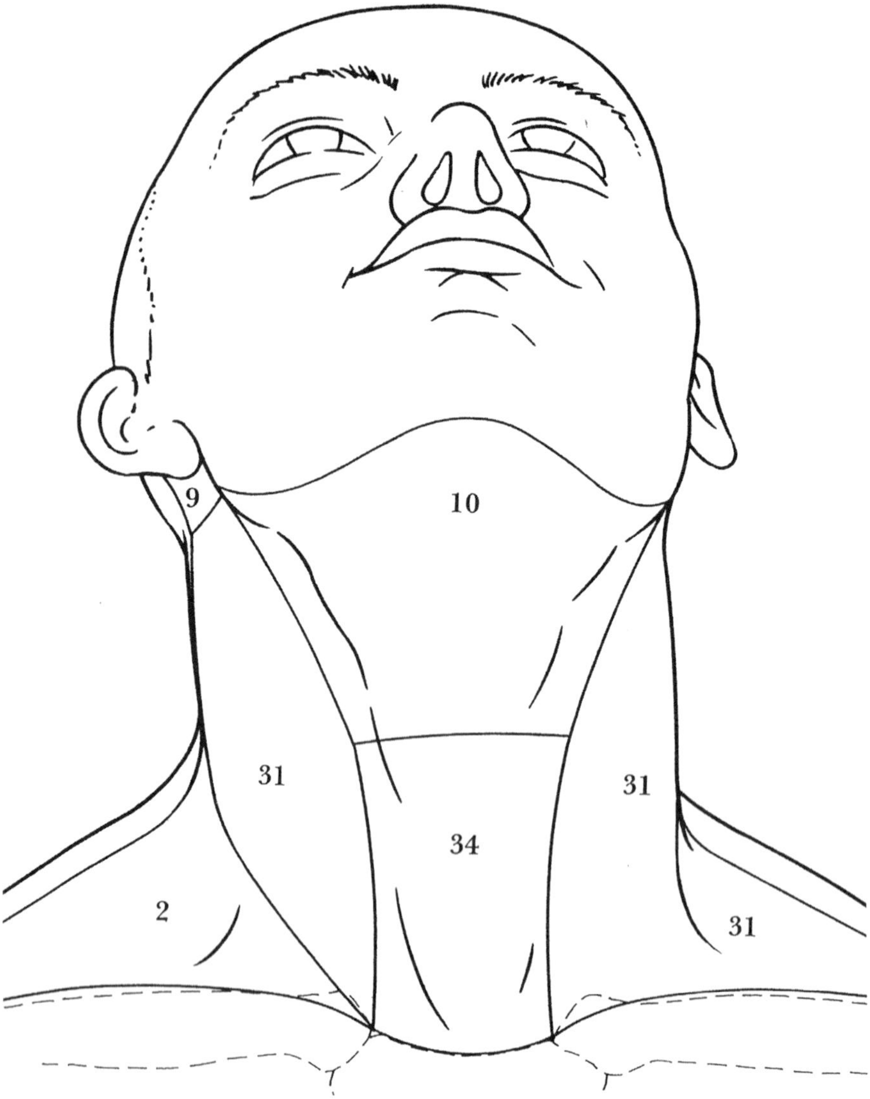

9

10

31

31

34

2

31

頭部和右側胸肩Head and Right Soulder

右半側

頭部和左側胸肩Head and Left Soulder

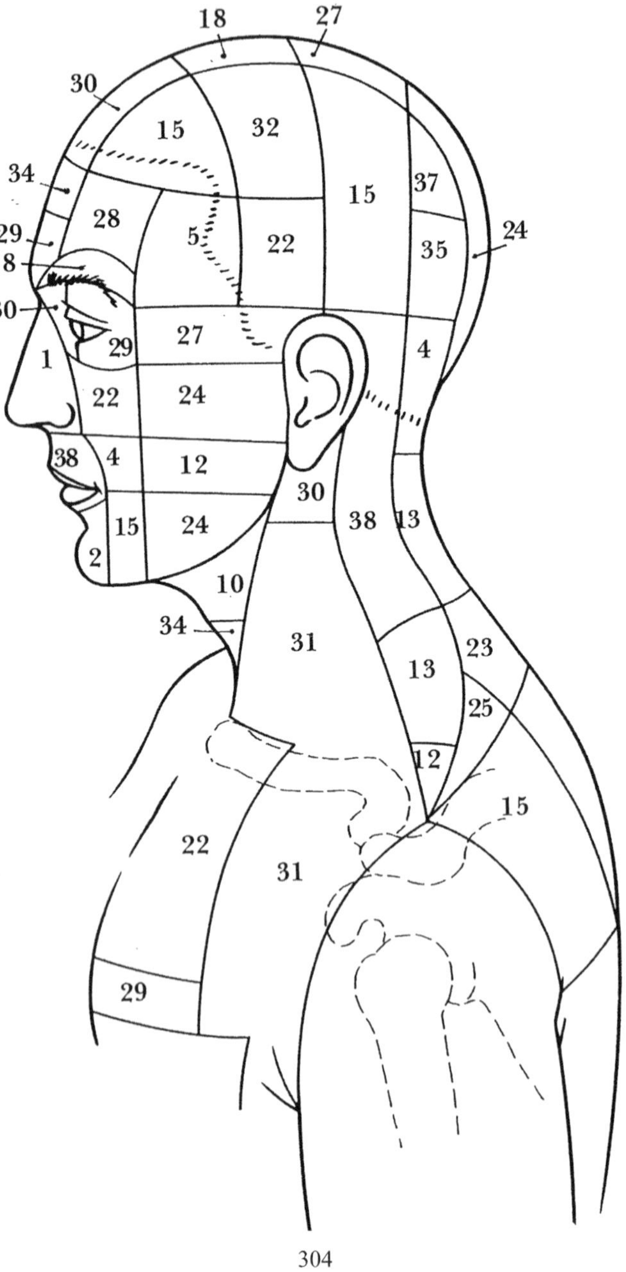

軀幹Trunk

正面

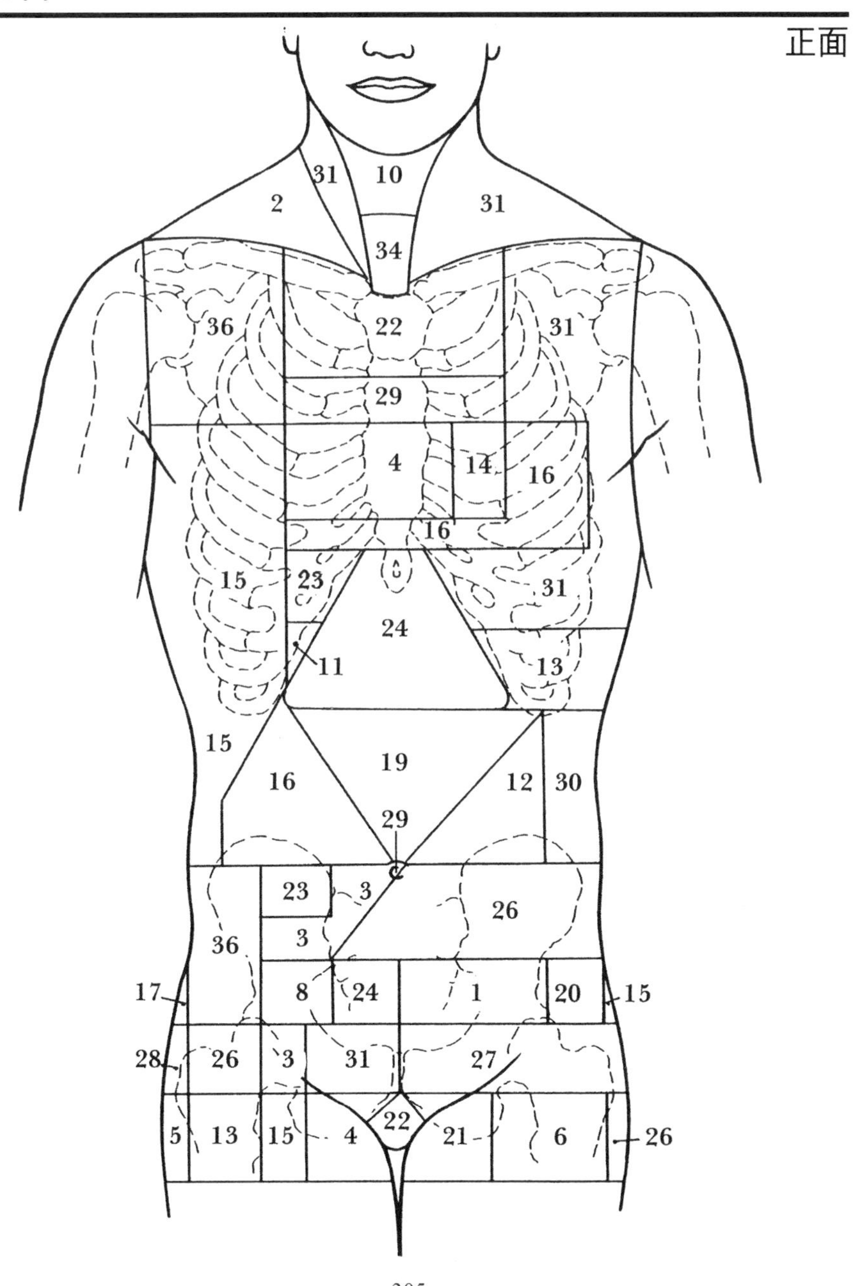
31
10
2
31
34
22
36
31
29
4
14
16
16
15
23
31
24
11
13
15
16
19
12
30
29
23
3
26
3
36
17
8
24
1
20
15
28
26
3
31
27
5
13
15
4
22
21
6
26

軀幹Trunk

背面

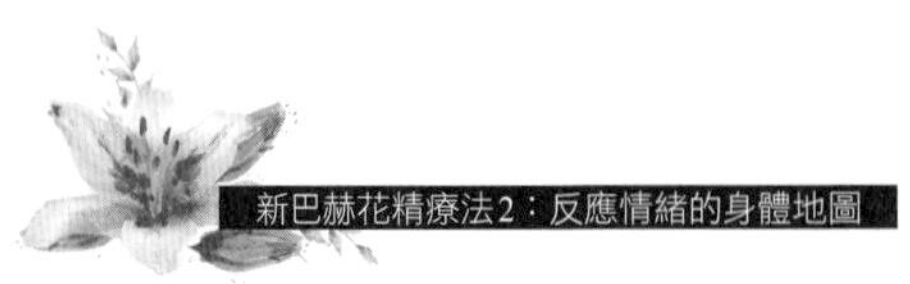

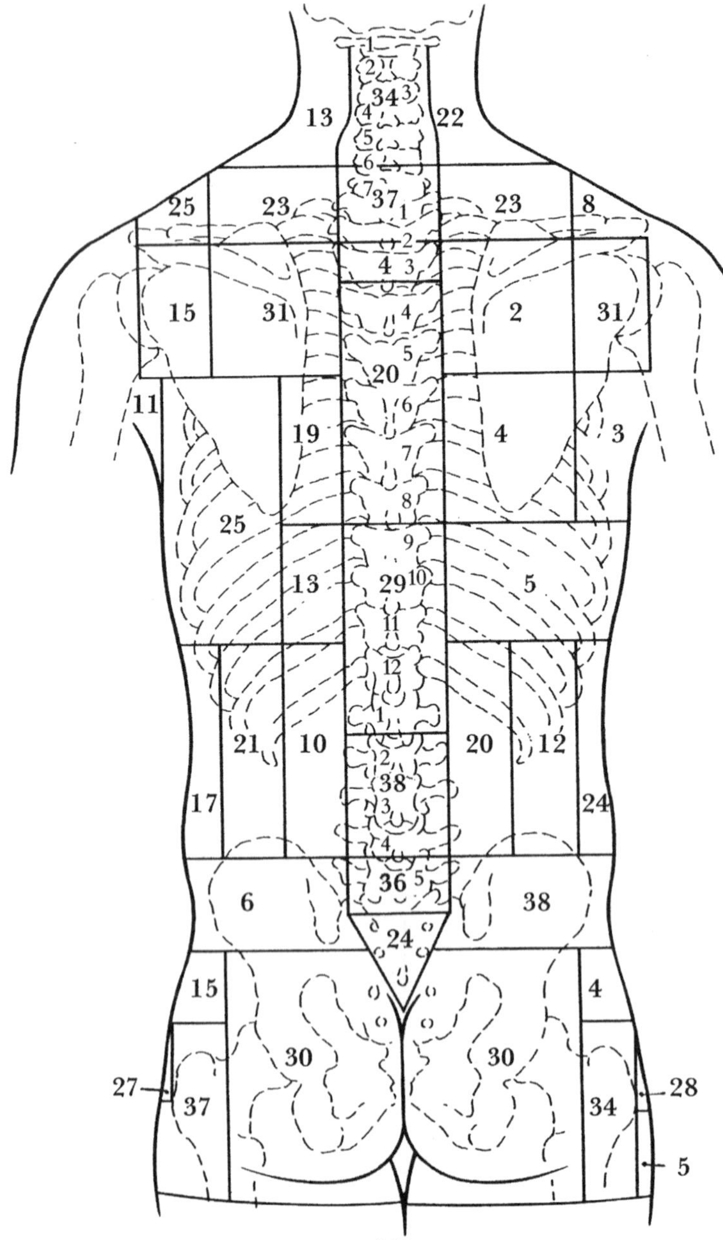
13
34
22
25
23
37
23
8
4
15
31
2
31
20
11
19
4
3
25
13
29
5
21
10
20
12
17
38
24
6
36
38
24
15
4
30
30
27
37
34
28
5

軀幹（右側）Trunk

右側身軀

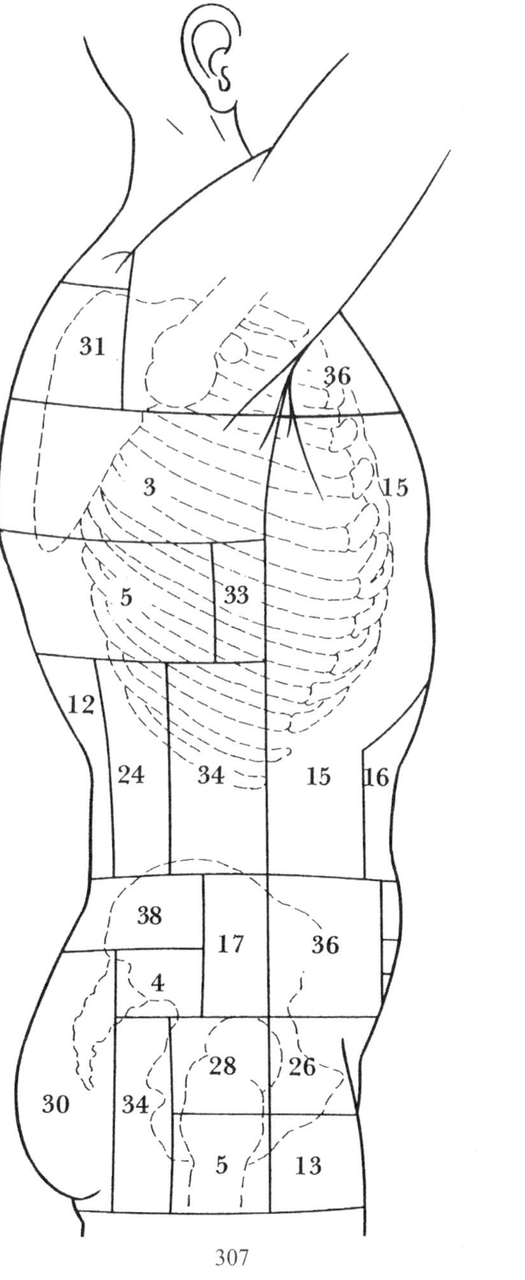

軀幹（左側）Trunk

左側身驅

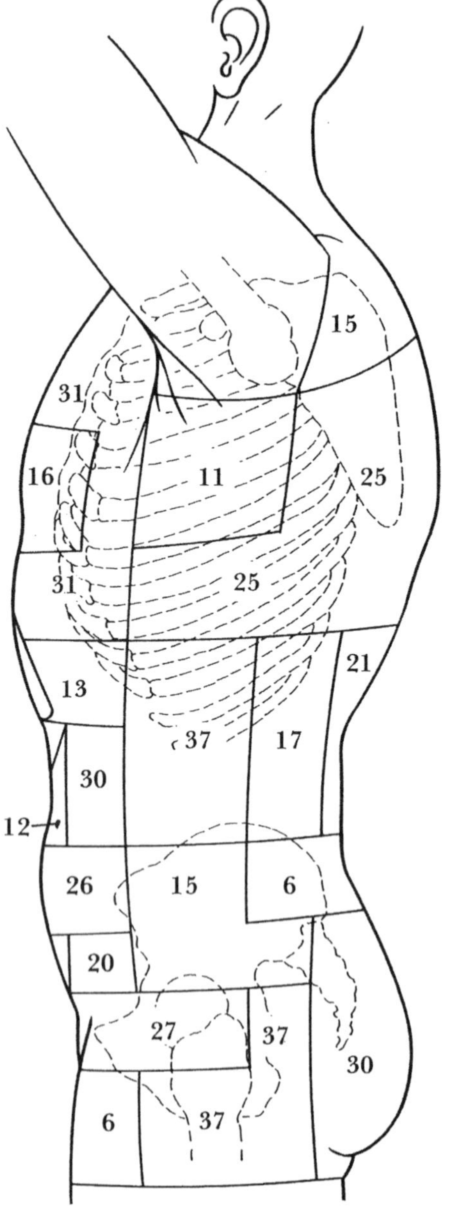

生殖器Genitals

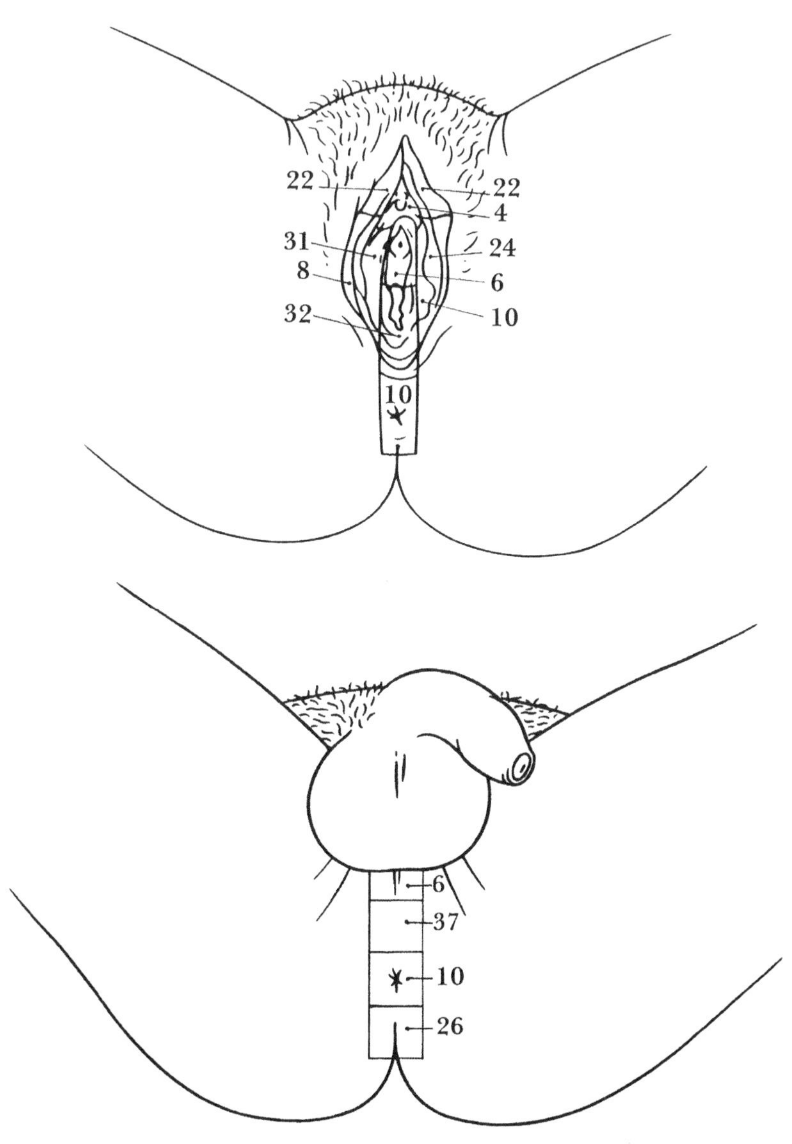

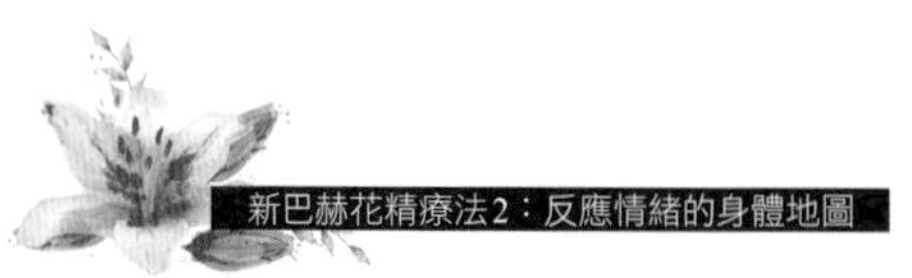

生殖器Genitals

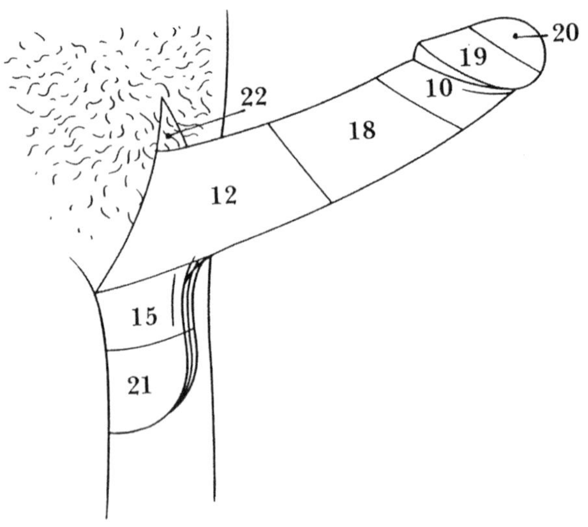

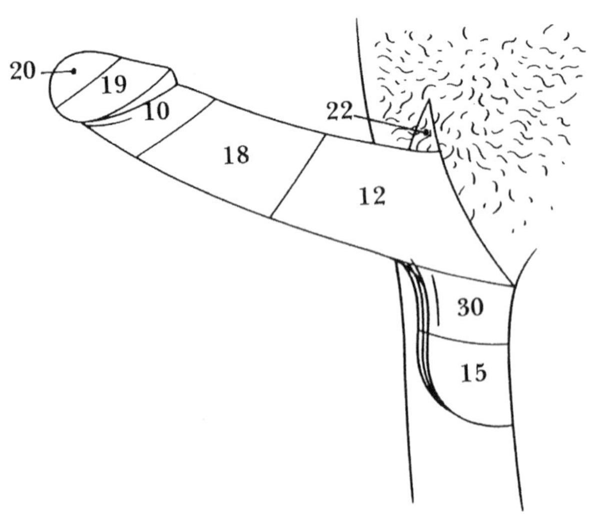

腿部（正面）Legs

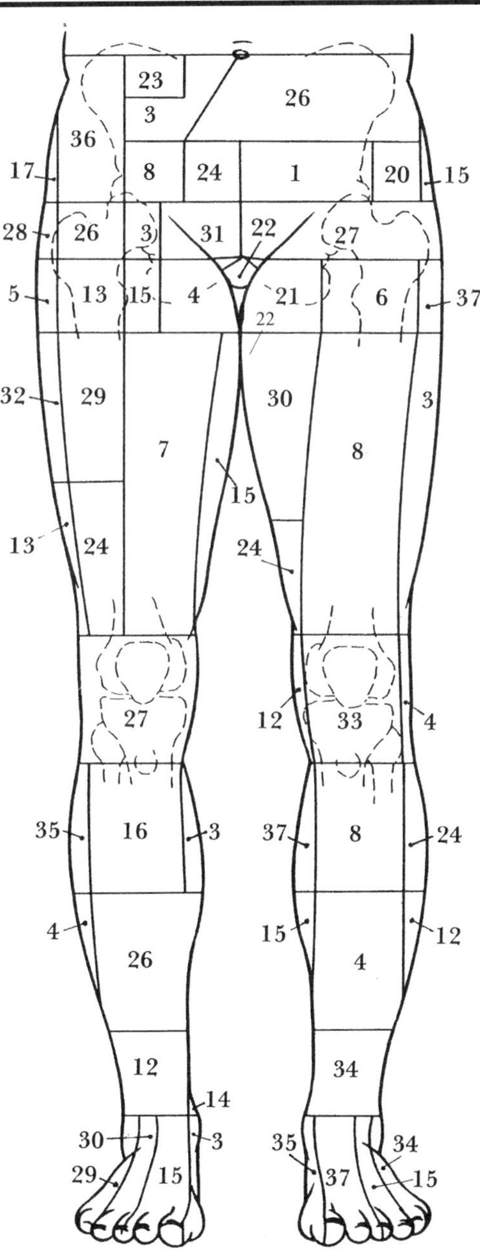
23
26
3
36
17
8
24
1
20
15
28
26
3
31
22
27
5
13
15
4
21
6
37
22
32
29
30
3
7
8
15
13
24
24
27
12
33
4
35
16
3
37
8
24
4
26
15
4
12
12
34
14
30
3
35
34
29
15
37
15

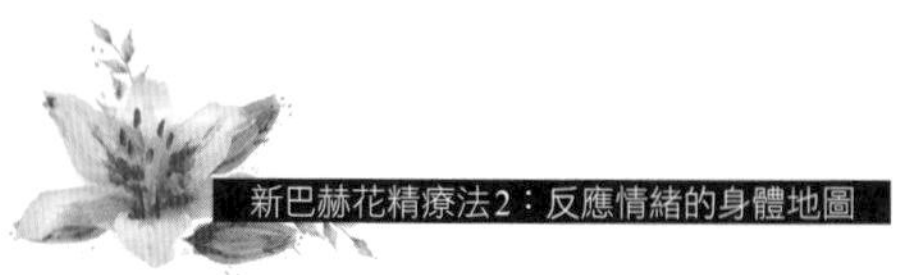

腿部（背面）Legs

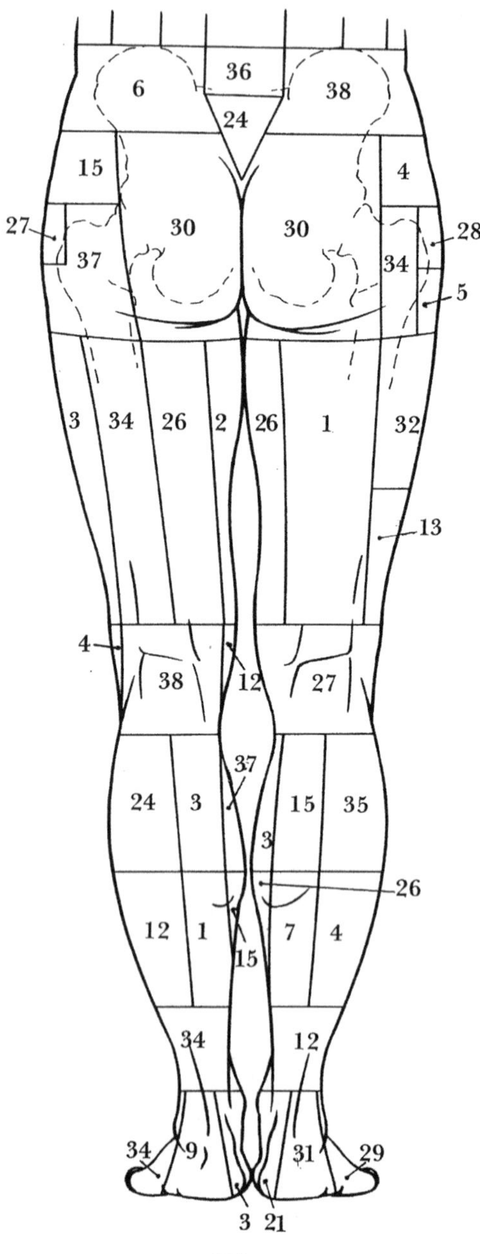
36
6
38
24
15
4
27
28
30
30
37
34
5
3
34
26
2
26
1
32
13
4
38
12
27
37
24
3
15
35
3
26
12
1
7
4
15
34
12
34
9
31
29
3
21

右腿Right Legs

內側　外側

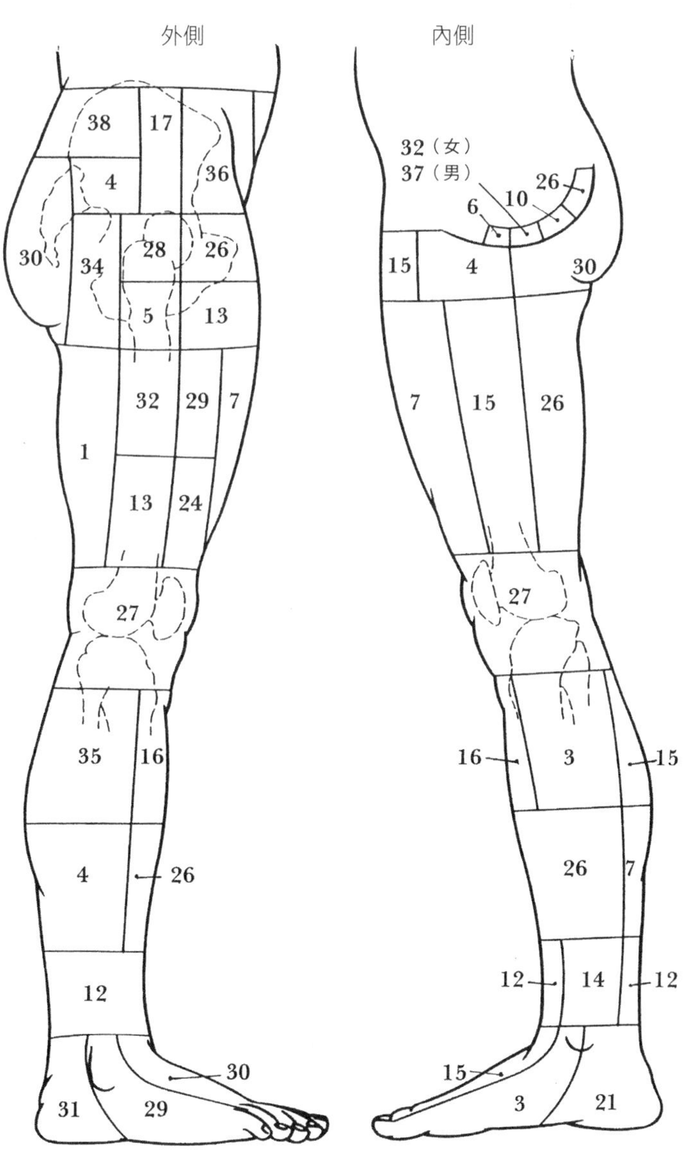

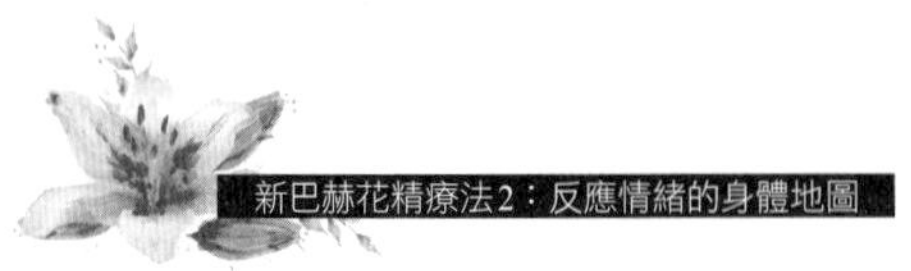

左腿Left Legs

內側　外側

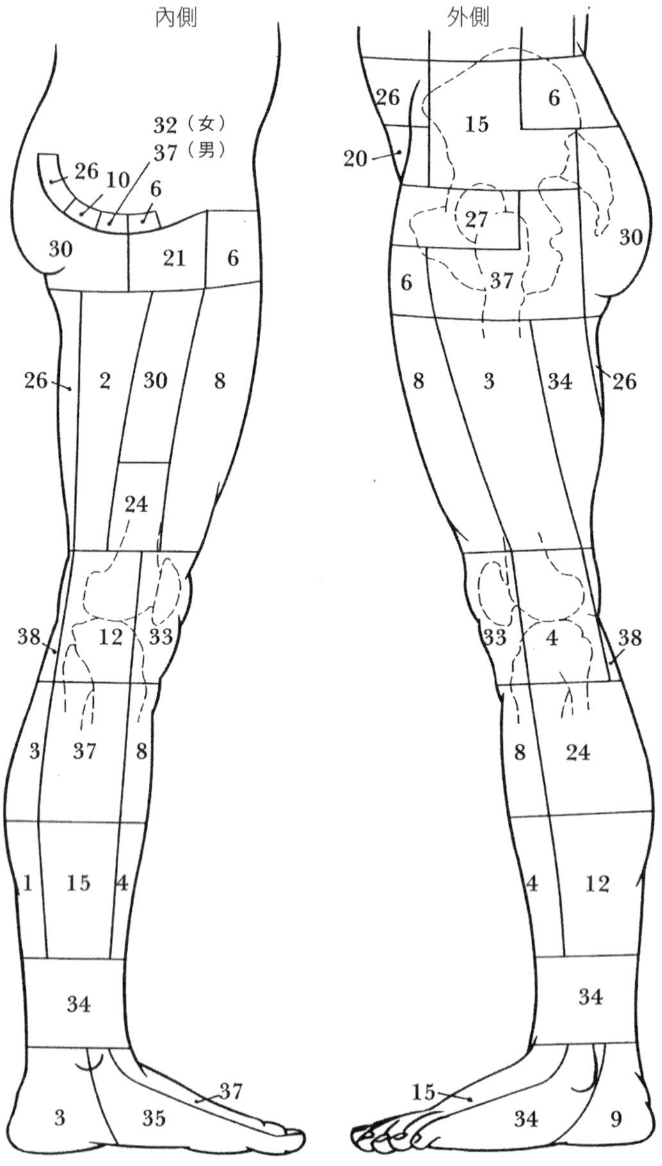

內側

32（女）
37（男）
26 10 6
30 21 6
26 2 30 8
24
38 12 33
3 37 8
1 15 4
34
37
3 35

外側

26 15 6
20
27 30
6 37
8 3 34 26
33 4 38
8 24
4 12
34
15
34 9

腳掌Sole of the Foot

右腳掌

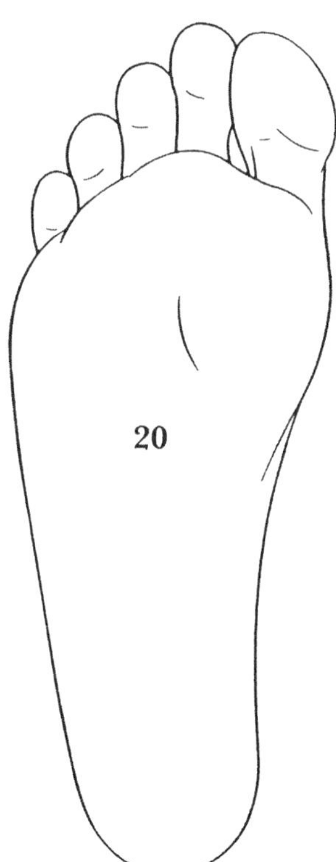

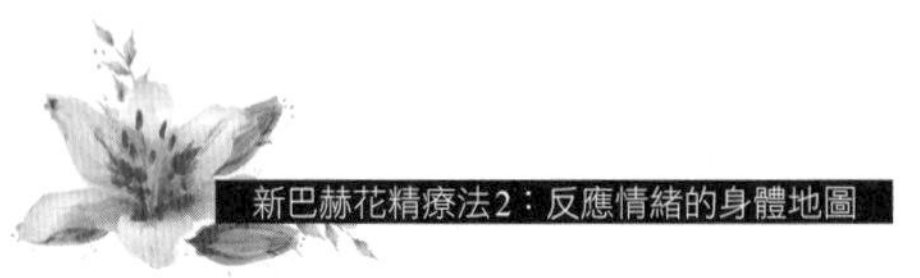

腳掌Sole of the Foot

左腳掌

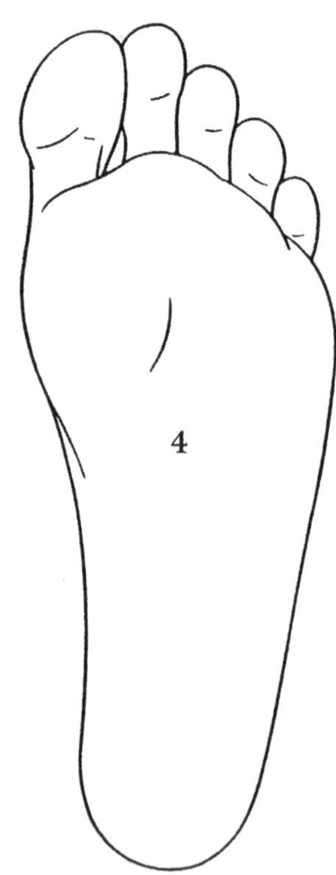

右手臂Right Arm

後方

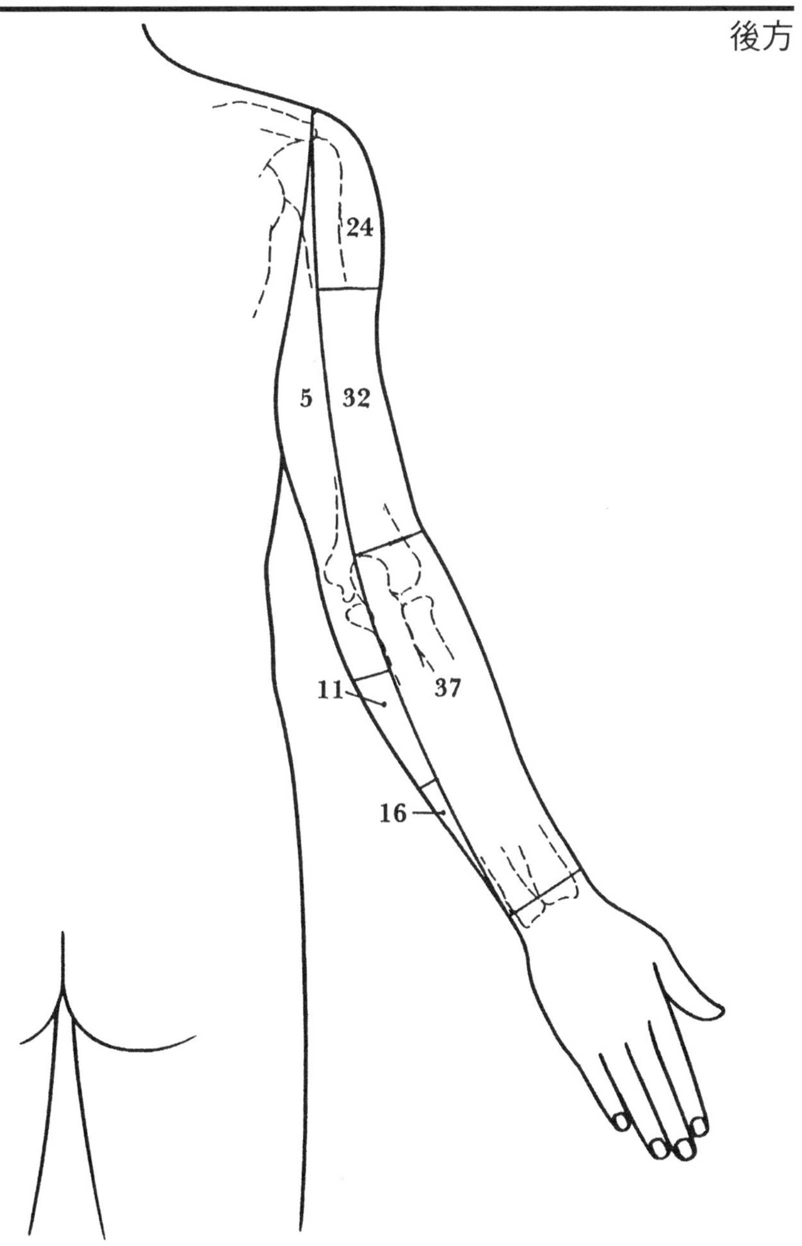

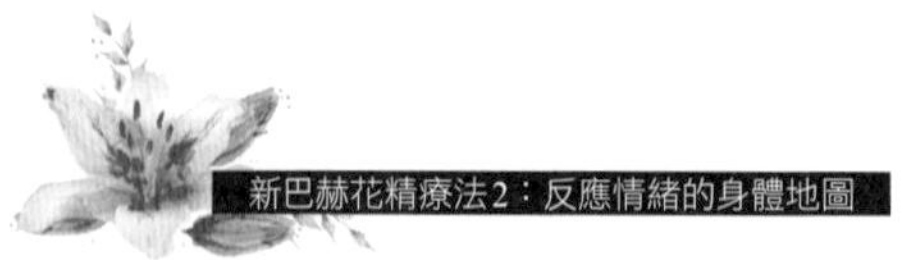

右手臂Right Arm

前方

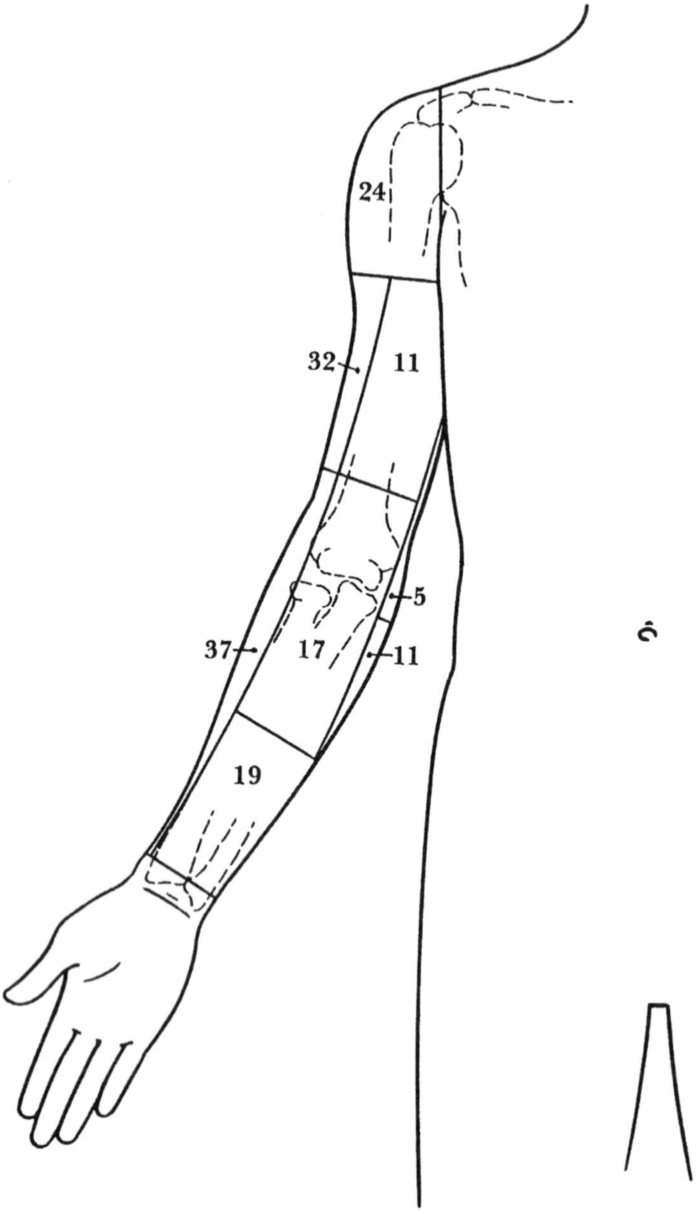

24
32
11
5
37
17
11
19

左手臂Left Arm

後方

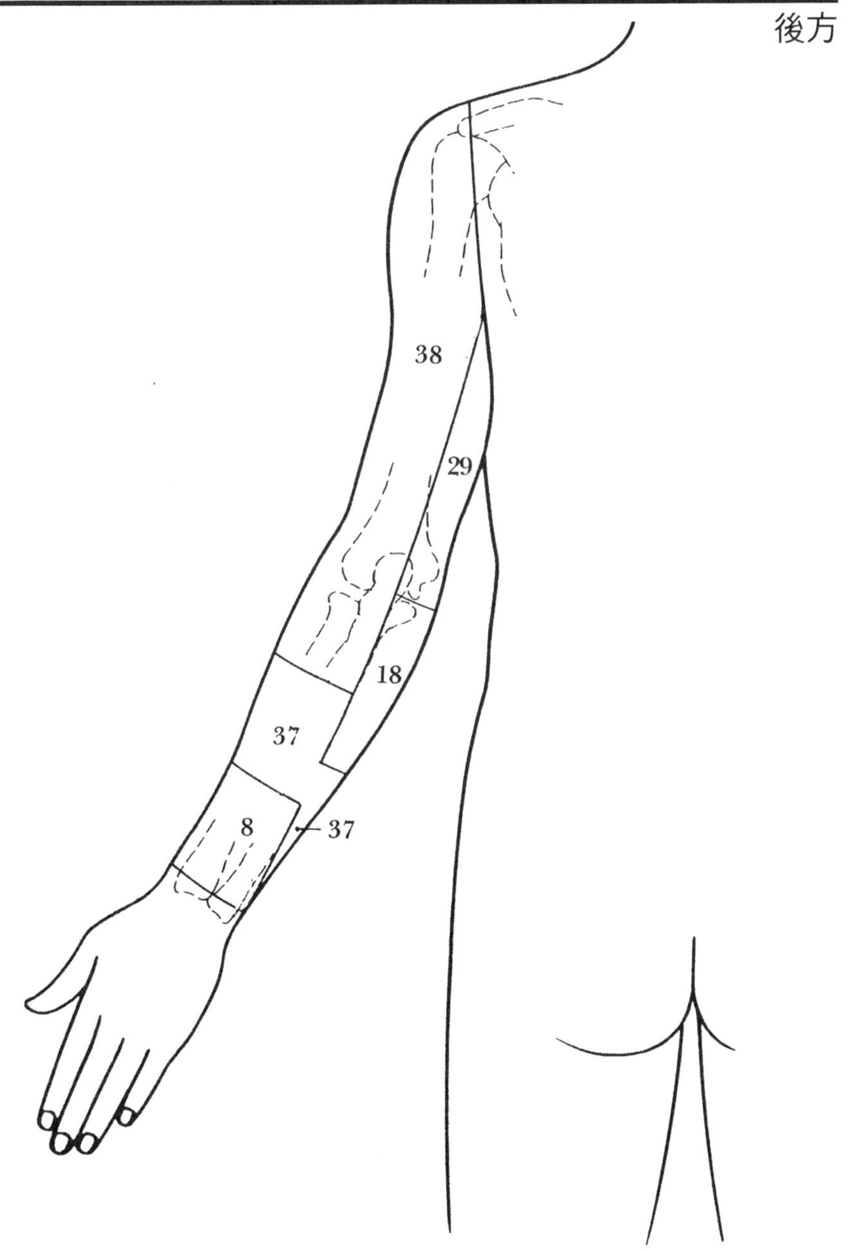

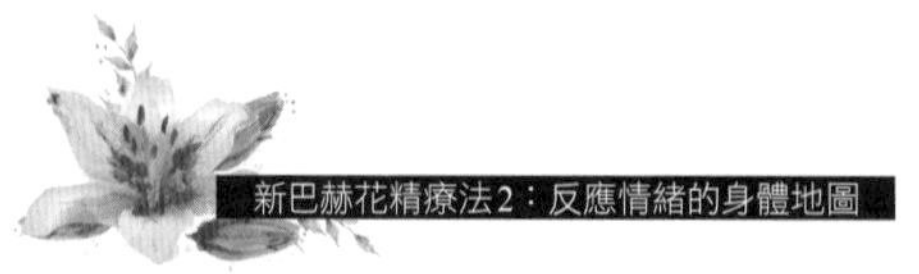

左手臂Left Arm

前方

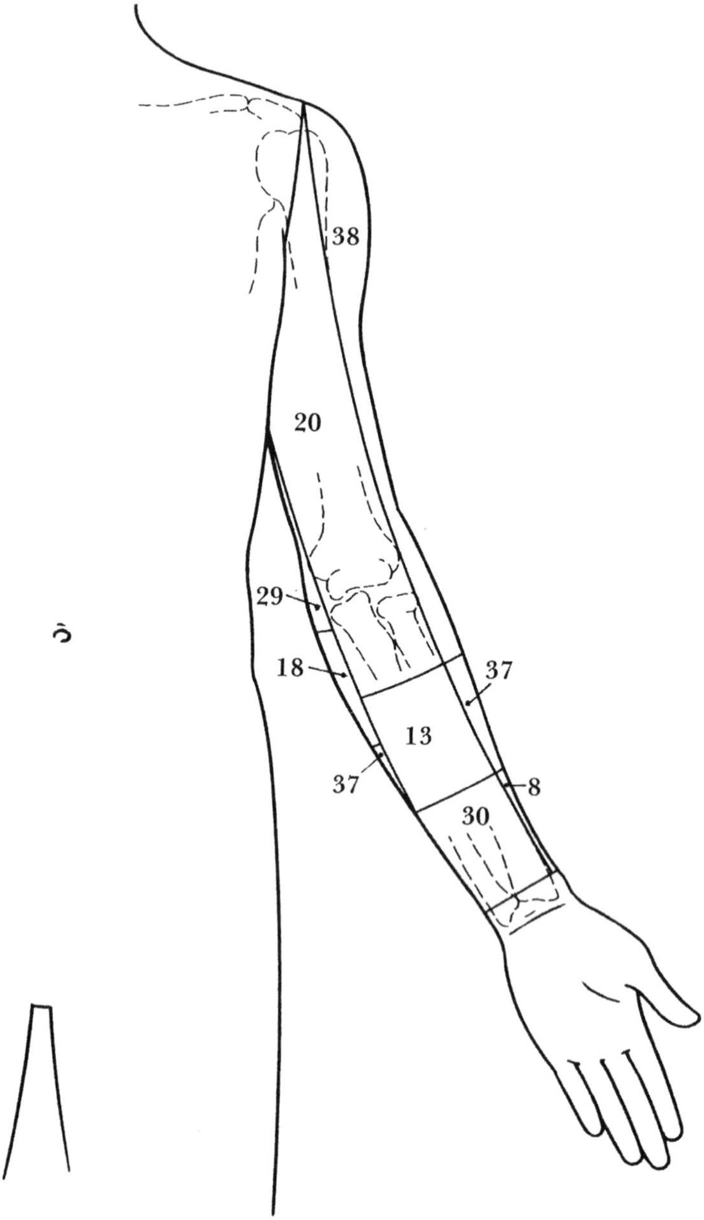

38
20
29
18
37
13
37
8
30

右手Right Hand

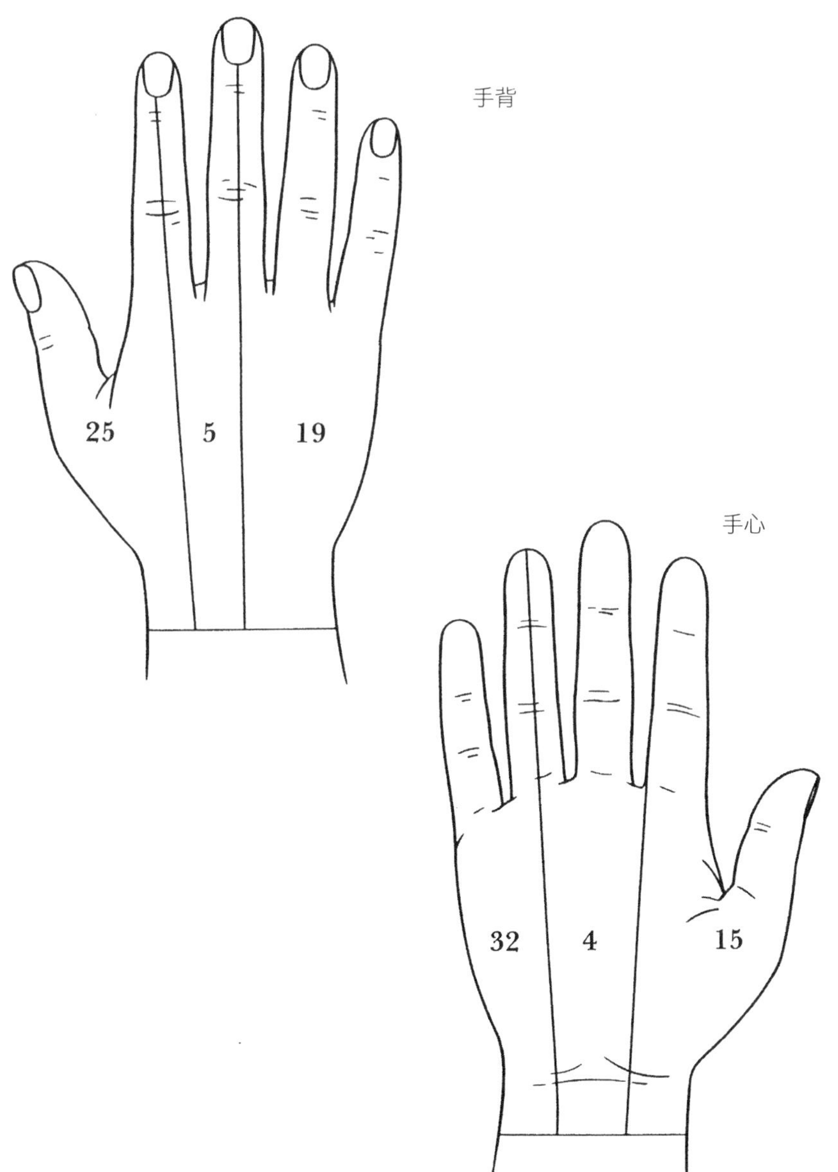

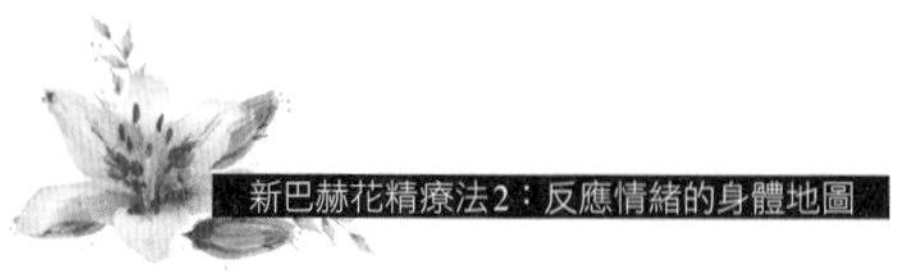

左手Left Hand

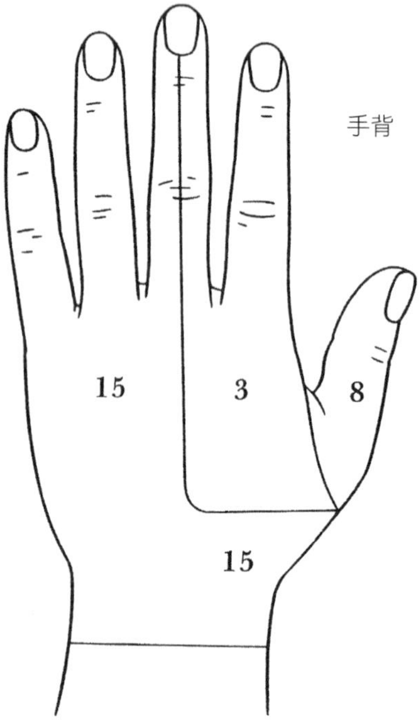

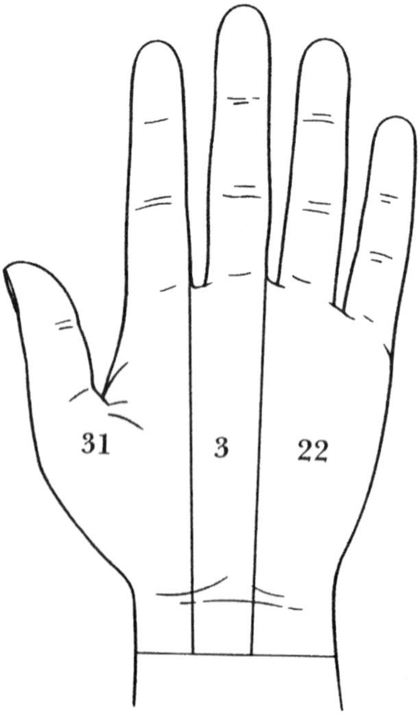

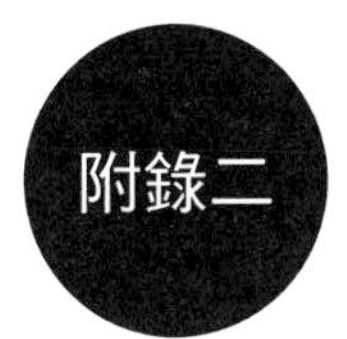

全書註釋

1. Maria Gabriele Wosien，《我是你：喜馬拉雅山的師父帶來的訊息》（*Ich bin Du,Babaji: Botschaften des Meisters vom Himalaya*）， Goettingen 1985, Michael Hesemann，39頁
2. Dr. Edward Bach，《巴赫醫師全集》（*Gesammelte Werke*），Grafing，1989，Aquamarin Verlag，頁31
3. 同上，頁61
4. 同上，頁77
5. Nora Weeks，《愛德華・巴赫醫師》（*Edward Bach*），München，1988，Hugendubel，頁80
6. Dr. Edward Bach，《巴赫醫師全集》，同上，頁149
7. 同上，頁41
8. 同上，頁53
9. Nora Weeks，《愛德華・巴赫醫師》，同上，頁129
10. Cyril Scott，《小男孩的光眼》（*Der Junge mit den lichten Augen*），Grafing，1984，Aquamarin Verlag，頁26f
11. 同上，頁28
12. Lea Sanders，《你的氣場顏色》（*Die Farben Deiner Aura*），München，1989，Goldmann Verlag，頁13
13. Cyril Scott，《小男孩的光眼》，同上，頁79f
14. Lea Sanders，《你的氣場顏色》，同上，頁14
15. 同上，頁16
16. 柯磊墨，《新巴赫花精療法1：療癒身心靈的12種花精軌道》，在此書中巴赫花精有了新的分類法，也詳盡說明了花精軌道。

    有三十二朵花被（作者）稱為「內在花精」，它們可以被歸類為十二個群組

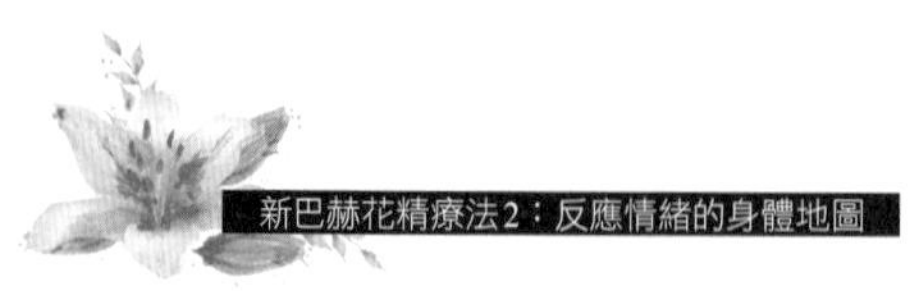

（軌道），每個群組中都有一種溝通花精、一種補償花精與一種失調花精。人類心靈上的問題可以由溝通的狀態透過補償狀態，來到最後的失調狀態。十二個花精軌道如下：

1. 矢車菊—冬青—松樹
2. 水蕨—葡萄藤—野燕麥
3. 線球草—岩水—酸蘋果
4. 龍膽—楊柳—野薔薇
5. 水堇—栗樹芽苞—櫸木
6. 馬鞭草—角樹—白栗花
7. 龍芽草—馬鞭草—甜栗花
8. 岩薔薇—龍芽草—櫻桃李
9. 鳳仙花—橄欖—橡樹
10. 菊苣—紅栗花—忍冬
11. 溝酸漿—石楠—歐白芥
12. 鐵線蓮—鳳仙花—歐白芥

17. 「外在」花精用來療癒一些負面的心靈概念，這些負面情緒是因爲外來影響所引發的反應，或受到外來影響而導致的後果，例如：心靈創傷導致的結果，因爲外界過高的要求引起的不適症狀，生命的新階段引起的不安全感等等。白楊、榆樹、金雀花、伯利恆之星與胡桃是外在花精。

18. Nora Weeks，《愛德華・巴赫醫師》，同上，頁105

19. Dr. Edward Bach, Jens-Erik R. Petersen，《使用巴赫花精療癒自己》（*Heile dich selbst mit den Bach-Blüten*），München 1988，Droemersche Verlaganstalt Th. Knaur Nachf.，頁133

參考書目

- Dr. Edward Bach，《透過心靈療癒人的花朵》（*Blumen, die durch die Seele heilen*），Hugendubel Verlag，München
- Dr. Edward Bach，《巴赫醫師全集》（*Gesammelte Werke*），Aquamarin Verlag，Grafing
- Dr. Edward Bach/Jens-Erik R. Petersen，《使用巴赫花精療癒自己》（*Heile Dich selbst mit den Bach-Blüten*），Droemersche Verlagsanstalt Th. Knaur Nachf.，München
- Julian Barnard，《爲你心靈而造的花朵》（*Blüten fuer die Seele*），Integral Verlag Wessobrunn
- Dr. med. Götz Blome，《花療》（*Mit Blumen heilen*），Bauer Verlag，Freiburg.
- Philipp M. Chancellor，《巴赫花精手冊》（*Handbuch der Bach-Blüten*），Aquamarin Verlag，Grafing
- Peter Damian，《占星術和巴赫花精療法》（*Astrologie und Bach-Blütentherapie*），Aquamarin Verlag，Grafing
- Dietmar Krämer，《新巴赫花精療法1：療癒身心靈的12種花精軌道》
- Dietmar Krämer，《新巴赫花精療法3》（*Neue Therapien mit Bach-Blüten 3*），Ansata-Verlag
- Dietmar Krämer，《奥祕的療癒法1》（*Esoterische Therapien*），Ansata-Verlag，München
- Dietmar Krämer，《奥祕的療癒法2》（*Esoterische Therapien*），Ansata-Verlag，München
- Mechthild Scheffer，《巴赫花精療法的實務經驗》（*Erfahrungen mit der Bach-Blütentherapie*），Hugendubel Verlag，München
- Mechthild Scheffer，《透過巴赫花精療法療癒自己》（*Selbsthilfe durch Bach-Blütentherapie*），Hugendubel Verlag，München
- Gregory Vlamis，《巴赫花精的療癒能量》（*Die heilenden Energien der Bach-Blüten*），Aquamarin Verlag，Grafing

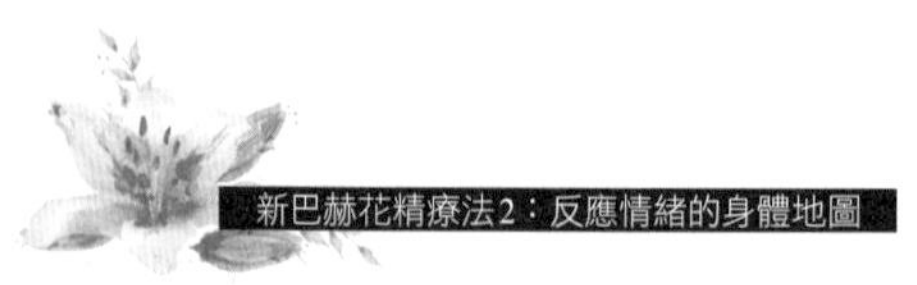

· Nora Weeks，《愛德華．巴赫醫師》（*Edward Bach*），Hungendubel Verlag，München

補充文獻

· Anni Besant，《古老的智慧》（*Die uralte Weisheit*），Adyar Verlag，Graz

· Brunhild Boener-Kray，《精神之道：通往生存的道路》（*Der geitige Weg-der Weg zum Überleben*），Peter Erd Verlag München

· Thorwald Dethlefsen，《疾病作爲眞理之道》（*Krankheit als Weg*），Bertelsmann Verlag，München.

· Shivani S. Goodmann, Babaji，《眞理之源》（*Am Quell der Wahrheit in Haidakhan Vishwa Mahadham*），Gertraud Reichel Verlag Weilerbach

· Stanley Krippner/Daniel Rubin，《靈魂的光圖》（*Lichtbilder der Seele*），Goldmann Verlag München

· C.W. Leadbeater，《可見與不可見的人類》（*Der sichtbare und unsichtbare Mensch*），Bauer Verlag Freiburg i. Br.

· George G. Ritchie/ Elizabeth Sherrill，《從早晨返回》（*Rückkehr von Morgen*），Verlag der Francke Buchhandlung GmbH Marburg an der Lahn

· Lea Sanders，《你的氣場顏色》（*Die Farben Deiner Aura*），Goldmann Verlag München

· Cyril Scott，《小男孩的光眼》（*Der Junge mit den lichten Augen*），Aquamarin Verlag Grafing

· Hubert Scharl，《 器官語言》（*Die Organsprache*），Marcel Verlag München

· Rudolf Steiner，《如何獲得更高世界的知識》（*Wie erlangt man Erkenntnisse der höheren Welten*），Rudolf Steiner Verlag Dornach/Schweiz

· Kurt Tepperwein，《身體帶來的訊息》（*Die Botschaft Deines Körpers*），Carval Verlag Triesen

· Silvia Wallimann，《光橋》（*Brücke ins Licht*），Bauer Verlag Freiburg. i. Br.

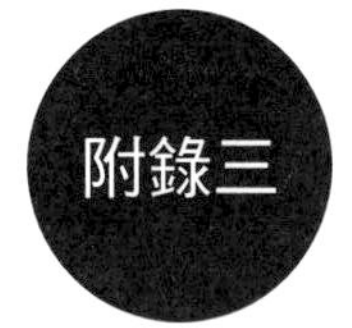

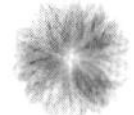 按照字母排列的三十八朵花精

1. 龍芽草 Agrimony
2. 白楊　Aspen
3. 櫸木　Beech
4. 矢車菊 Centaury
5. 水蕨　Cerato
6. 櫻桃李 Cheery Plum
7. 栗樹芽苞 Chestnut Bud
8. 菊苣　Chicory
9. 鐵線蓮 Clematis
10.酸蘋果 Crab Apple
11.榆樹　Elm
12.龍膽　Gentian
13.金雀花 Gorse
14.石楠　Heather
15.冬青　Holly
16.忍冬　Honeysuckle
17.角樹　Hornbeam
18.鳳仙花 Impatiens
19.落葉松 Larch
20. 溝酸漿 Mimulus
21. 歐白芥 Mustard
22. 橡樹　Oak
23. 橄欖　Olive
24. 松樹　Pine
25. 紅栗花 Red Chestnut
26. 岩薔薇 Rock Rose
27. 岩水　Rock Water
28. 線球草 Scleranthus
29. 伯利恆之星 Star Of Bethlehem
30. 甜栗花 Sweet Chestnut
31. 馬鞭草 Vervain
32. 葡萄藤 Vine
33. 胡桃　Walnut
34. 水堇　Water Violet
35. 白栗花　White Chestnut
36. 野燕麥　Wild Oat
37. 野薔薇　Wild Rose
38. 楊柳　Willow

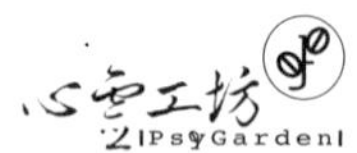

Holistic 137

新巴赫花精療法2：反應情緒的身體地圖

Neue Therapien mit Bach-Blüten 2:
Diagnose und Behandlung über die Bach-Blüten Hautzonen

作者：笛特瑪・柯磊墨（Dietmar Krämer）、賀爾姆・維爾特（Helmut Wild）
譯者：王真心、王雅芳

出版者—心靈工坊文化事業股份有限公司
發行人—王浩威　總編輯—徐嘉俊　責任編輯—黃心宜
內頁設計排版—董子琹
通訊地址—106台北市信義路四段53巷8號2樓
郵政劃撥—19546215　戶名—心靈工坊文化事業股份有限公司
電話—02) 2702-9186　傳真—02) 2702-9286
E-mail—service@psygarden.com.tw　網址—www.psygarden.com.tw

製版・印刷—中茂製版分色印刷事業股份有限公司
總經銷—大和書報圖書股份有限公司
電話—02）8990-2588　傳真—02）2290-1658
通訊地址—248新北市五股工業區五工五路二號
初版一刷—2019年12月　初版二刷—2024年6月
ISBN—978-986-357-169-8　定價—420元

合作出版—療癒綠有限公司

Neue Therapien mit Bach-Blüten 2
Diagnose und Behandlung über die Bach-Blüten Hautzonen. Mit einem topographischen Atlas der Hautzonen By Dietmar Krämer / Helmut Wild

國家圖書館出版品預行編目資料

新巴赫花精療法. 2 : 反應情緒的身體地圖 / 笛特瑪・柯磊墨（Dietmar Krämer），
賀爾姆・維爾特（Helmut Wild）著 ; 王真心、王雅芳譯.
-- 初版. -- 臺北市 : 心靈工坊文化, 2019.12
面；公分.--（HO ; 137）
譯自 : Neue Therapien mit Bach-Blüten. 2 :
Diagnose und Behandlung über die Bach-Blüten Hautzonen Mit einem topographischen Atlas der Hautzonen

ISBN 978-986-357-169-8（平裝）

1.自然療法　2.順勢療法

418.995　　108020721